高等职业教育畜牧兽医类专业教材

动 物 传 染 病

DONGWU CHUANRANBING

刘云　李金岭　主编

U0219841

 中国轻工业出版社

图书在版编目（CIP）数据

动物传染病/刘云，李金岭主编. —北京：中国轻工业出版
社，2020.8
高等职业教育畜牧兽医类专业教材
ISBN 978 - 7 - 5019 - 9094 - 8

Ⅰ.①动… Ⅱ.①刘… ②李 Ⅲ.①动物—传染病—高等职
业教育—教材 Ⅳ.①

中国版本图书馆 CIP 数据核字（2013）第 265118 号

责任编辑：马 妍 责任终审：唐是雯 封面设计：锋尚设计
版式设计：锋尚设计 责任校对：吴大鹏 责任监印：张 可

出版发行：中国轻工业出版社（北京东长安街 6 号，邮编：100740）
印 刷：三河市万龙印刷有限公司
经 销：各地新华书店
版 次：2020 年 8 月第 1 版第 4 次印刷
开 本：720×1000 1/16 印张：18.75
字 数：378 千字
书 号：ISBN 978 - 7 - 5019 - 9094 - 8 定价：36.00 元
邮购电话：010 - 65241695
发行电话：010 - 85119835 传真：85113293
网 址：http://www.chlip.com.cn
Email：club@chlip.com.cn
如发现图书残缺请与我社邮购联系调换
200868J2C104ZBW

全国农业高职院校"十二五"规划教材

畜牧兽医类系列教材编委会

（按姓氏拼音顺序排列）

主　任
蔡长霞　黑龙江生物科技职业学院

副主任
陈晓华　黑龙江职业学院
于金玲　辽宁医学院
张卫宪　周口职业技术学院
朱兴贵　云南农业职业技术学院

委　员
韩行敏　黑龙江职业学院
胡喜斌　黑龙江生物科技职业学院
李　嘉　周口职业技术学院
李金岭　黑龙江职业学院
刘　云　黑龙江农业职业技术学院
解志峰　黑龙江农业职业技术学院
杨玉平　黑龙江生物科技职业学院
赵　跃　云南农业职业技术学院
郑翠芝　黑龙江农业工程职业学院

顾　问
丁岚峰　黑龙江民族职业技术学院
林洪金　东北农业大学应用技术学院

本书编委会

主　编

刘　云　黑龙江农业职业技术学院
李金岭　黑龙江职业学院

副主编

柴洪亮　东北林业大学
王俊全　渭南职业技术学院
赵庆枫　河南周口职业技术学院

参编人员

杨玉平　黑龙江生物科技职业学院
倪士明　黑龙江农业职业技术学院
佟林星　哈尔滨东方绿洲科技有限公司
赵　富　哈尔滨鹏程饲料科技有限公司

审定人员

莫胜军　黑龙江生物科技职业学院
张守红　黑龙江省双城市畜牧兽医局

根据国务院《关于大力发展职业教育的决定》、教育部《关于全国提高高等职业教育教学质量的若干意见》和《关于加强高职高专教育人才培养工作的意见》的精神，2011 年中国轻工业出版社与全国 40 余所院校及畜牧兽医行业优秀企业共同组织编写了"全国农业高职院校'十二五'规划教材"（以下简称规划教材）。本套教材依据高职高专"项目引导、任务驱动"的教学改革思路，对现行畜牧兽医高职教材进行改革，将学科体系下多年沿用的教材进行了重组、充实和改造，形成了适应岗位需要、突出职业能力，便于教、学、做一体化的畜牧兽医专业系列教材。

《动物传染病》是规划教材之一。随着我国畜牧业向现代化、规模化、专业化方向的发展，以及畜产品国际贸易的更加广泛，尤其是我国加入 WTO 以来，国外传染病传入我国的危险增加，一些原来已得到一定控制的传染病又重新流行，一些条件性病原微生物也常引起发病。为有效地控制动物传染病发生和流行，加速我国从畜牧业大国发展为畜牧业强国的进程，迫切需要大量的能够与国际动物疫病防制技术和方法接轨的新一代兽医工作者。这也就要求教学单位对"动物传染病"这门课程的教学内容和防制体系进行深入的改革。在这种形势下，为了适应高职高专教学的需要，我们组织了多家教学、企事业单位的一线教师及技术人员编写了《动物传染病》教材。

本教材是兽医学科中多学科融为一体的实践性很强的专业课教材。因此，在本教材的编写过程中，我们从高职高专的特色出发，以适应社会需求为目标，以阐明基本理论、强化应用为重点，在保证科学性和系统性的基础上，突出实用性和实践性的原则，力求反映当前动物传染病方面的新知识、新技术和新方法，特别是在诊断方法上既要照顾到基层采用最基本的方法，又要体现新技术中快速准确的诊断手段。

教材共分七个模块，包括动物传染病的发生与流行、动物传染病的防制、多种动物共患传染病、猪常见的传染病、禽常见的传染病、牛羊常见的传染病和其他动物传染病。结合我国不同地域实际动物生产、公共卫生安全以及国际间产品贸易的实际情况，选编了 80 多种动物传染病。每个模块中均基于疾病防制的工作过程，以临诊主症为主线，设计学习单元。同时在每个模块后增加了相关知识链接、复习思考题、技能训练，有利于更好地培养学生分析和解决实际问题的能力。教学中要采取多媒体教学和现场教学，真正达到教、学、做一体化的效果。

本教材编写人员分工为：王俊全编写模块一、模块二及其技能训练；刘云编写模块三及其技能训练；赵庆枫编写模块四，赵富编写模块四中的技能训练（即实训十二、实训十三）；李金岭编写模块五，佟林星编写模块五中的技能训练（即实训十四、实训十五）；柴洪亮编写模块六；杨玉平编写模块七中的一至六，倪士明编写模块七中的七至十。全书由刘云统稿，由黑龙江生物科技职业学院的莫胜军和黑龙江省双城市畜牧兽医局首席兽医官张守红审定，在此深表感谢。

由于编者的水平所限，错误和问题在所难免，请同行及教育专家批评指正。

编者

2013 年 11 月

目录 / CONTENTS

模块三　多种动物共患传染病

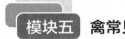

模块五　禽常见的传染病

模块六　牛羊常见的传染病

模块七　其他动物传染病

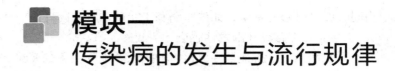

模块一
传染病的发生与流行规律

单元一 | 感染与传染病的发生

一、 感染

（一）感染的概念

病原微生物侵入动物机体，并在一定的部位定居、生长繁殖，从而引起机体一系列病理反应，这个过程称为感染。动物感染病原微生物后会有不同的临床表现，从完全没有临床症状到明显的临床症状，甚至死亡。这是病原微生物的致病性、毒力与宿主特性综合作用的结果。病原微生物对宿主的感染力和使宿主的致病力表现出很大差异，这不仅取决于病原微生物本身的特性（致病力和毒力），也与动物的遗传易感性和宿主的免疫状态以及环境因素有关。

（二）感染的类型

病原微生物在感染过程中表现出各种形式或类型，可归纳为以下 9 种。

1. 外源性感染和内源性感染

外源性感染是指病原微生物由动物体外侵入体内引起的感染，大多数传染病属于这一类。内源性感染是指体内条件性病原微生物引起的感染，这类病原微生物在机体功能正常的情况下，并不表现其病原性，但当机体受到外界环境影响而使其抵抗力下降时，可大量繁殖，毒力增强，导致机体发病，如马腺疫、大肠杆菌病、猪肺疫等。

2. 单纯感染（单一感染）和混合感染

单纯感染是由一种病原微生物引起的感染；混合感染是两种及以上病原微生

物同时参与引起的感染，如牛布病和牛结核、鸡大肠杆菌病和鸡白痢等。

3. 原发性感染和继发性感染

原发性感染是指最早侵入机体的病原微生物引起的感染；继发性感染是指动物感染了一种病原微生物之后，在机体抵抗力减弱的情况下，由新侵入的或原来存在于体内的另外一种病原微生物引起的感染，称为继发性感染。最初的感染称为原发性感染，如猪瘟病毒是猪瘟的原发性病原；但慢性猪瘟常常出现由霍乱沙门菌、链球菌等引起的继发感染。混合感染和继发感染的传染病都会出现较为严重而复杂的临床症状和病理变化，极大地增加了诊断和防制的难度。

4. 显性感染和隐性感染

动物体在临床上出现了该病明显症状的过程称为显性感染；感染后不呈现任何临床症状的过程称为隐性感染。有些隐性感染的动物虽然外表看不到症状，但体内可能出现一定的病理变化；有些隐性感染的动物则既不表现临床症状，也无可见的病理变化，但它们能排出病原微生物，通常只能靠实验室方法检出。隐性感染的动物在机体抵抗力下降时也可能转化为显性感染。

5. 局部感染和全身感染

由于动物机体的抵抗力较强，而侵入的病原微生物毒力较弱或数量较少，病原微生物被局限在一定部位生长繁殖，并引起一定病变，称为局部感染，如化脓性葡萄球菌、链球菌等引起的各种化脓创。在局部感染中，动物机体仍然作为一个整体，其全部防御功能都参加到与病原体的斗争中去。如果动物机体抵抗力较弱，病原微生物毒力强、数量多，则病原微生物冲破了机体的防御屏障侵入血液向全身扩散，将会发生全身感染。其表现形式主要有菌血症、病毒血症、毒血症、败血症和脓毒败血症等。

6. 典型感染和非典型感染

在感染过程中表现出该病的特征性临诊症状者称为典型感染。非典型感染则表现或轻或重的临床症状，与典型症状不尽相同。

7. 良性感染和恶性感染

感染过程并不引起病畜大批死亡的称为良性感染。例如，发生良性口蹄疫时，牛群的病死率不超过2%。感染过程引起病畜大批死亡的称为恶性感染。如恶性口蹄疫，病死率可大大超过2%。

8. 最急性、急性、亚急性和慢性感染

病程短促，数小时至1d内，症状或病变不显著而突然死亡，称为最急性型感染。常见于传染病的流行初期，如鸡霍乱。病程较短，几天至2~3周不等，并伴有明显的典型症状称为急性型感染，如猪瘟、急性炭疽。病程稍长，症状不如急性型显著，比急性缓和称为亚急性型感染，如疹块型猪丹毒。病程发展缓慢，常在1个月以上，临诊症状不明显或不表现出来称为慢性型感染，如结核病、布鲁菌病、鼻疽、慢性猪气喘病等。

9. 病毒的持续性感染和慢病毒感染（长程感染）

持续性感染是指动物长期地持续的感染状态。由于入侵的病毒不能杀死宿主细胞而形成了共生平衡关系，感染动物可长期或终生带毒，而且经常或反复不定期地向外排出病毒，但常缺乏临诊症状或出现与免疫病理有关的症状，此种动物可通过血液或脏器感染同种健康动物。如疱疹病毒、黏膜病毒、反转录病毒和朊病毒等都可导致持续性感染。慢病毒感染是指潜伏期长，发病呈进行性且最后常以死亡为转归的病毒感染，如绵羊痒病、牛海绵状脑病等。

以上感染类型都是从某个侧面或角度相对进行分类的，临床上各类感染常出现交叉、重叠和相互转化。认识这些感染类型，对于传染病的流行病学调查、预后的判断和防制具有重要的意义。

二、 传染病

（一）传染病的概念及其特征

凡是由病原微生物引起，具有一定的潜伏期和临诊表现，并具有传染性的疾病，称为传染病。传染病的表现虽然多种多样，但也具有一些共同特性，根据这些特性可与其他非传染病相区别。

1. 传染病是在一定环境条件下由病原微生物与机体相互作用所引起的

每一种传染病都有其特异的致病性微生物存在，如猪瘟是由猪瘟病毒引起的，没有猪瘟病毒就不会发生猪瘟。

2. 传染病具有传染性和流行性

从患传染病的动物体内排出的病原微生物，侵入另一有易感性的动物体内，能引起同样症状的疾病。这种使疾病从患病动物传染给健康动物的现象，是传染病与非传染病相区别的一个重要特征。当一定的环境条件适宜时，在一定时间内，某一地区易感动物群中可能有许多动物被感染，致使传染病蔓延传播，造成流行。

3. 被感染的机体发生特异性反应

在传染发展过程中由于病原微生物的抗原刺激作用，机体发生免疫生物学的改变，产生特异性抗体和变态反应等。这种改变可以用血清学方法等特异性反应检查出来。

4. 耐过动物能获得特异性免疫

动物耐过传染病后，在大多数情况下均能产生特异性免疫，使机体在一定时期内或终生不再患该种传染病。

5. 具有特征性的临诊表现

大多数传染病都具有该种病特征性的综合症状和一定的潜伏期及病程经过。

（二）构成传染病的必要条件

任何传染病都是由其特异病原微生物引起的，如霍乱是由霍乱弧菌引起，猪瘟是由猪瘟病毒引起等。因此，病原微生物的入侵是传染发生的先决条件。但传染病的发生与传播则是病原微生物与宿主相互联系、相互作用的结果。病原微生物的存在并不意味着一定要发生传染病，必须具备以下三个条件，才能发生传染病。

1. 病原微生物的数量、毒力及侵入门户

病原微生物必须具备一定的数量和毒力，通过适宜的传播途径（感染门户）侵入动物机体，才能引起感染。

2. 具有对该传染病有易感性的动物

病原微生物只有侵入有易感性的动物机体才能引起传染病。同等毒力和数量的病原微生物，侵入抵抗力不同的同一种动物，可产生不同的结果，有的临诊症状严重，有的轻微，有的无任何临床表现。

3. 具有可促使病原微生物侵入易感动物机体的外界环境条件

外界环境条件能影响病原微生物的生命力和毒力，影响动物机体的易感性，对病原微生物接触和侵入易感动物的可能和侵害程度也有影响。没有适宜的外界环境条件，传染病就不可能发生。

传染病发生的过程，是病原微生物的致病作用和机体的防御功能在一定的传播途径和外界环境条件下，不断相互作用的过程。只有具备一定数量和毒力的病原微生物及适当的侵入门户、易感动物和适宜的外界环境这三个条件，传染病才能发生。了解传染病在动物个体中发生的条件，对于控制和消灭传染病具有重要的意义。

（三）传染病的发病经过

动物传染病的发病经过，多数情况下都表现出一定的规律性。一般分为潜伏期、前驱期、明显期（发病期）和转归期。

1. 潜伏期

由病原微生物侵入动物体内并进行繁殖时起，直到疾病最初的临诊症状出现为止，这段时间称为潜伏期。传染病之所以出现潜伏期，是因为病原微生物侵入机体后需要生长繁殖，有一个数量积累的过程；移行到靶器官，到适合的部位定居；产生致病因素，作用于器官、组织并引起病理反应，才会出现症状。这些过程都需要一定的时间。

传染病表现出一定的潜伏期是区别于非传染病的一个特征。不同的传染病其潜伏期长短不同，即使是同一种传染病，它的潜伏期长短也有很大的变动范围。这是因为不同动物种属、品种或个体的易感性不同，病原微生物的种类、数量、毒力及侵入的途径、部位等也有所不同而出现的差异（见表1-1）。例如，猪瘟的潜伏期为2～20d、炭疽为1～14d。一般情况下，急性传染病的潜伏期较短，潜伏期差异范围也比较小；慢性传染病、非典型性传染病潜伏期差异较大，潜伏期也长。同一种传染病潜伏期短促时，疾病经过常较严重；潜伏期延长时，病程通常也较轻缓。处于潜伏期的动物可能排出病原微生物，成为传染源。了解各种传染病的潜伏期，有利于我们进一步认识疾病，为诊断做参考；同时，也是进行隔离检疫、封锁期限的主要依据。

表 1 - 1　　　　　　　　　　　　　　一些主要动物传染病的潜伏期

病　　名	平均时间	最短时间	最长时间
炭疽	1～5d	数小时	2 周
巴氏杆菌病	1～5d	数小时	10d
布鲁菌病	2 周	5～7d	2 个月以上
结核病	16～45d	1 周	数个月
猪丹毒	3～5d	1d	7d
仔猪副伤寒	1～2 周	3d	1 个月
破伤风	1～2d	1d	1 个月以上
口蹄疫	2～4d	14～16h	11d
狂犬病	2～8 周	8d	可达 1 年以上
猪瘟	1 周	2d	3 周
猪水泡病	3～5d	1～2d	1 周左右
猪气喘病	1～2 周	3～5d	1 个月
牛肺疫	2～4 周	8d	4 个月
鸡新城疫	3～5d	2d	15d
鸭瘟	3～4d		

2．前驱期

从出现疾病的最初症状开始，到特征性症状出现为止，这段时期称为前驱期，是疾病的征兆阶段。多数传染病呈现体温升高，食欲缺乏，精神不振，呼吸、脉搏加快，生产性能降低等一般症状，但特征性症状不明显，难以确诊。

3．明显期（发病期）

在前驱期之后，表现特征性症状的阶段，是该病发展的高峰阶段。出现许多具有代表性的特征症状，具有诊断价值。

4．转归期（恢复期）

从特征性症状出现到该传染病的结束，是传染病发展的最后时期。可以表现为痊愈（康复或免疫）或死亡。如病原微生物的致病力强或动物的抵抗力弱，则传染过程以动物死亡为转归。如果机体抵抗力逐渐增强，则临床症状逐渐消退，病理变化逐渐减弱直至消失，机体功能逐步恢复。

应当注意，康复期动物在一定时间内还会带菌（毒）、排毒，可能成为传染源，因此仍要认真防制。

（四）传染病的分类

根据不同的分类方法可以将动物传染病分为不同的种类。通常分类方法如下。

1. 按病原微生物的种类分类

可分为病毒病、细菌病、支原体病、衣原体病、螺旋体病、放线菌病、立克次体病和真菌病等。其中除病毒病外，其他病原体引起的动物传染病通常称为细菌性传染病。

2. 按动物的种类分类

可分为猪传染病、鸡传染病、鸭传染病、鹅传染病、牛传染病、羊传染病、犬传染病、猫传染病、兔传染病及人畜共患传染病等。

3. 按动物传染病的危害程度分类

（1）国家标准 我国政府通常根据动物传染病对人和动物致病的严重程度、造成经济损失的大小和国家扑灭措施的需要，将动物传染病分为一类、二类和三类。

①一类动物传染病：是指对人和动物危害严重，需要采取紧急、严厉的强制性预防控制和扑灭措施的疾病。

②二类动物传染病：是指可造成重大经济损失，需要采取严格控制扑灭措施的疾病。

③三类动物传染病：是指常见多发、可造成重大经济损失、需要控制和净化的动物传染病。

（2）国际上世界动物卫生组织（OIE）将动物传染病分成 A 类和 B 类。

①A 类动物传染病：是指超越国界，具有快速的传播能力，能引起严重的社会经济或公共卫生后果，并对动物和动物产品的国际贸易具有重大影响的传染病。按照《国际动物卫生法典》的规定，应将这类动物传染病的流行状况经常或及时的向 OIE 报告。

②B 类动物传染病：是指在国内对社会经济或公共卫生具有明显的影响，并对动物和动物产品国际贸易具有很大影响的传染病。按规定应每年向 OIE 呈报一次疫情，但必要时也需要多次报告。这类动物传染病的种类较多。

单元二 | 传染病的流行过程

动物传染病的流行过程是指从动物个体感染发病发展到动物群体发病的过程，即传染病在畜禽群中发生、发展和终止的过程。动物传染病能够在动物之间直接接触感染或间接地通过媒介物（生物或非生物）互相感染，构成流行。

一、 构成传染病流行过程的三个基本环节

动物传染病的一个基本特征是能在动物之间直接接触传染或间接地通过媒介物（生物或非生物的传播媒介）互相传染，构成流行。传染病在动物群体中蔓延流行，必须具备三个相互连接的条件，即传染源、传播途径和易感动物。这三个条件常统称为传染病流行过程的三个基本环节，当这三个条件同时存在并相互联系时就会造成传染病的发生和流行。当流行已经形成时，若切断任何一个环节，流行即告终止（图1-1）。因此，掌握传染病流行过程的基本条件及其影响因素，有助于我们制定正确的防疫措施，控制传染病的蔓延或流行。

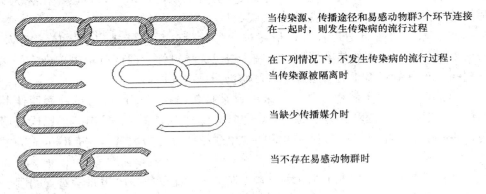

当传染源、传播途径和易感动物群3个环节连接在一起时，则发生传染病的流行过程

在下列情况下，不发生传染病的流行过程：
当传染源被隔离时

当缺少传播媒介时

当不存在易感动物群时

图1-1 传染病流行过程中3个基本环节的联系

（一）传染源

传染源又称传染来源，是指有某种传染病的病原体在其中寄居、生长、繁殖，并能排出体外的动物机体。具体说传染源就是受感染的动物，包括传染病患病动物和带菌（毒）动物。

动物受感染后，可以表现为患病和携带病原体两种状态，因此传染源一般可分为两种类型。

1. 患病动物

患病动物是重要的传染源。不同病期的患病动物，其作为传染源的意义也不相同。前驱期和症状明显期的患病动物，因能排出病原体且具有症状，尤其是在急性过程或者病程转剧阶段可排出大量毒力强大的病原体，因此作为传染源的作用也最大。潜伏期和恢复期的动物是否具有传染源的作用，则随病原种类不同而异。

患病动物能排出病原体的整个时期称为传染期。不同传染病传染期长短不同。各种传染病的隔离期是根据传染期的长短来制定的。为了控制传染源，对患

病动物原则上应隔离至传染期终了为止。

2. 病原携带者

病原携带者是指外表无症状但携带并排出病原体的动物。病原携带者是一个统称，包括带菌者、带毒者、带虫者等。

虽然病原携带者排出病原体的数量一般不及患病动物，但因缺乏症状易被忽视，有时可成为重要的传染源。如果检疫不严，还可以随动物的运输传播到其他地区，造成新的暴发或流行。

病原携带者一般分为潜伏期病原携带者、恢复期病原携带者和健康病原携带者三类。

（1）潜伏期病原携带者　是指感染后至症状出现前即能排出病原体的动物。在这一时期，大多数传染病的病原体数量还很少，此时一般不具备排出条件，因此不能起到传染源的作用。但有少数传染病如狂犬病、口蹄疫和猪瘟等在潜伏期后期能够排出病原体，此时就具有了传染性。

（2）恢复期病原携带者　是指在临诊症状消失后仍能排出病原体的动物。一般来说，这个时期的传染性已逐渐减少或已无传染性。但还有不少传染病如猪气喘病、布鲁菌病等在临诊痊愈的恢复期仍能排出病原体。

（3）健康病原携带者　是指从未患过某种传染病但却能排出该种病原体的动物。一般认为这是隐性感染的结果，通常只能靠实验室方法检出。如巴氏杆菌病、沙门菌病、猪丹毒和马腺疫等病的健康病原携带者为数众多，有时可成为重要的传染源。

病原携带者存在着间歇排出病原体的现象，因此仅凭一次病原学检查的阴性结果不能得出正确的结论，只有反复多次的检查均为阴性时才能排除病原携带状态。防止引入和消灭病原携带者是传染病防制中艰巨的任务之一。

（二）传播途径

病原体由传染源排出后，经一定的方式再侵入其他易感动物所经的途径称为传播途径。研究传染病传播途径的目的在于切断病原体继续传播的途径，防止易感动物受传染，这是防制动物传染病的重要环节之一。传播途径可分两大类：一是水平传播，即传染病在群体之间或个体之间以水平形式横向平行传播；二是垂直传播，即从母体到其后代两代之间的传播。

1. 水平传播

传播方式可分为直接接触传播和间接接触传播两种。

（1）直接接触传播　病原体通过被感染的动物（传染源）与易感动物直接接触（交配、舐咬等）而引起的传播方式。以直接接触为主要传播方式的传染病为数不多，有代表性的是狂犬病。直接接触传播的传染病，其流行特点是一个接一个地发生，形成明显的链锁状。这种方式使疾病的传播受到限制，一般不易造成广泛的流行。

（2）间接接触传播 病原体通过传播媒介使易感动物发生传染的方式称为间接接触传播。从传染源将病原体传播给易感动物的各种外界环境因素称为传播媒介。传播媒介可能是生物，也可能是无生命的物体。

大多数传染病如口蹄疫、牛瘟、猪瘟、鸡新城疫等以间接接触为主要传播方式，同时也可以通过直接接触传播。两种方式都能传播的传染病也可称为接触性传染病。

间接接触一般通过如下几种途径而传播：

①经空气传播：空气不适于任何病原体的生存，但空气可作为传染的媒介物，它可作为病原体在一定时间内暂时存留的环境。经空气而传播的传染主要是通过飞沫、飞沫核或尘埃为媒介而传播的。

飞散于空气中带有病原体的微细泡沫而散播的传染称为飞沫传染。呼吸道传染病主要是通过飞沫而传播的，如口蹄疫、马立克病、结核病、牛肺疫、猪气喘病、猪流行性感冒、鸡传染性喉气管炎等。这类患病动物的呼吸道往往积聚不少渗出液，刺激机体咳嗽或打喷嚏，强气流把带有病原体的渗出液从狭窄的呼吸道喷射出来形成飞沫飘浮于空气中，可被易感动物吸入而感染。一般来说，干燥、光亮、温暖和通风良好的环境，飞沫飘浮的时间较短，其中的病原体（特别是病毒）死亡较快；相反，群体密度大、潮湿、阴暗、低温和通风不良，则飞沫传播的作用时间较长。

从传染源排出的分泌物、排泄物和处理不当的尸体和其他散布在外界环境的病原体附着物，经干燥后，由于空气流动冲击，带有病原体的尘埃在空气中飘扬，被易感动物吸入而感染，称为尘埃传染。尘埃传染的时间和空间范围比飞沫传染要大，可以随空气流动转移到别的地区。但实际上尘埃传染的传播作用比飞沫要小，因为只有少数在外界环境生存能力较强的病原体能耐过这种干燥环境或阳光的曝晒，可借尘埃传播的传染病有结核病、炭疽、痘病等。

经空气飞沫传播的传染病的流行特征是：因传播途径易于实现，病例常连续发生，患病动物多为传染源周围的易感动物。在潜伏期短的传染病如流行性感冒等，易感动物集中时可形成暴发。未进行有效控制时，此类传染病的发病率多有周期性和季节性升高现象，一般以冬春季多见。这类传染病的发生常与畜舍条件及拥挤有关。

②经污染的饲料和饮水传播：以消化道为主要侵入门户的传染病如口蹄疫、牛瘟、猪瘟、鸡新城疫、沙门菌病、结核病、炭疽、鼻疽等，其传播媒介主要是污染的饲料和饮用水。传染源的分泌物、排出物和患病动物尸体及其渗出物污染了饲料、牧草、饲槽、水池、水井、水桶，或由某些污染的管理用具、车船、畜舍等间接污染了饲料、饮用水而传给易感动物。因此，在防疫上应特别注意防止饲料和饮用水的污染，防止饲料仓库、饲料加工场、畜舍、牧地、水源、有关人员和用具的污染，并做好相应的防疫消毒卫生管理。

③经污染的土壤传播：随患病动物排泄物、分泌物或其尸体一起进入土壤而能在其中生存很久的病原微生物可称为土壤性病原微生物。由它们引起的传染病有炭疽、气肿疽、破伤风、恶性水肿、猪丹毒等。

经污染的土壤传播的传染病，其病原体对外界环境的抵抗力较强，疫区的存在相当稳固。因此，应特别注意患病动物排泄物、污染的环境、物体和尸体的处理，防止病原体污染土壤，以免造成难以消除的后患。

④经活的媒介物而传播：非本种动物和人也可能作为传播媒介传播动物传染病。主要有节肢动物、野生动物和人类。

a. 节肢动物：节肢动物中作为动物传染病的媒介主要是虻类、螫蝇、蚊、蠓、家蝇和蜱等。传播主要是机械性的，它们通过在病、健畜间的刺螫吸血而散播病原体；也有少数是生物性传播，某些病原体（如立克次体）在感染动物前，必须先在一定种类的节肢动物（如某种蜱）体内通过一定的发育阶段，才能致病。

b. 野生动物：野生动物的传播可以分为两大类。一类是本身对病原体具有易感性，在受感染后再传染给禽畜，此类野生动物实际上是起了传染源的作用。如狐、狼、吸血蝙蝠等将狂犬病传染给家畜，鼠类传播沙门菌病、钩端螺旋体病、布鲁菌病、伪狂犬病，野鸭传播鸭瘟等。另一类是本身对该病原体无易感性，但可机械地传播疾病，如乌鸦在啄食炭疽病畜的尸体后随粪便排出炭疽杆菌的芽孢，鼠类可能机械地传播猪瘟和口蹄疫等。

c. 人类：饲养人员和兽医在工作中如不注意遵守防疫卫生制度，容易传播病原体。如接触发病或带病动物后，再接触健康动物时可将手上、衣服、鞋底沾染的病原体传播给健康动物。兽医的体温计、注射针头及其他器械若消毒不严格，就可能成为马传染性贫血、猪瘟、炭疽、鸡新城疫等病的传播媒介。有些人畜共患的疾病如口蹄疫、结核病、布鲁菌病等，人也可能作为传染源。

2. 垂直传播

从广义上讲属于间接接触传播，它包括下列三种方式。

（1）经胎盘传播 受感染的怀孕动物经胎盘血流传播病原体感染胎儿称为胎盘传播。可经胎盘传播的疾病有猪瘟、猪细小病毒感染、牛黏膜病、蓝舌病、伪狂犬病、布鲁菌病、弯曲菌性流产、钩端螺旋体病等。

（2）经卵传播 由携带有病原体的卵细胞发育而使胚胎受感染称为经卵传播。主要见于禽类。可经卵传播的病原体有禽白血病病毒、禽腺病毒、鸡传染性贫血病毒、禽脑脊髓炎病毒、鸡白痢沙门菌等。

（3）经产道传播 病原体经怀孕动物阴道通过子宫颈口到达绒毛膜或胎盘引起胎儿感染。或胎儿从无菌的羊膜腔穿出而暴露于严重污染的产道时，胎儿经皮肤、呼吸道、消化道感染母体的病原体。可经产道传播的病原体有大肠杆菌、葡萄球菌、链球菌、沙门菌和疱疹病毒等。

动物传染病的传播途径比较复杂，每种传染病都有其特定的传播途径，有的可能只有一种途径，如皮肤真菌病、虫媒病毒病等；有的有多种途径，如炭疽可经接触、饲料、饮水、空气、土壤或媒介节肢动物等途径传播。掌握病原体的传播方式及各传播途径所表现出来的流行特征，将有助于对现实的传播途径进行分析和判断。

（三）动物的易感性

易感性是指动物对于某种传染病病原体感受性的大小。该地区动物群中易感个体所占的百分比，直接影响到传染病是否能造成流行以及疫病的严重程度。动物易感性的高低虽与病原体的种类和毒力强弱有关，但主要还是由动物体的遗传特征等内在因素和特异免疫状态决定的。外界环境条件如气候、饲料、饲养管理等因素都可能直接影响到动物的易感性和病原体的传播。

疾病的流行与否、流行强度和维持时间，取决于该疾病的潜伏期、致病因子的传染性、动物群体中易感动物所占的比例和易感动物群体的密度（单位面积中动物的头数）。

动物群免疫性并不要求动物群体中的每一个成员都有抵抗力，如果有抵抗力的动物百分比高，一旦引进病原体后，出现疾病的危险性就较少，通过接触可能只出现少数散发的病例。因此，发生流行的可能性不仅取决于动物群体中有抵抗力的个体数，而且也与动物个体间接触的频率有关。一般如果有70%~80%的动物有抵抗力，就不会发生大规模的暴发流行。这个事实可以解释为什么通过免疫接种畜群常能获得良好的保护，尽管不是100%的易感动物都进行了免疫接种，或是应用集体免疫后不是所有动物都获得了充分的免疫力。

当一批新的易感动物引进一个动物群体时，群体免疫性的平均水平可能会出现变化。这些变化可以使群体免疫性逐渐降低以至引起传染病流行。在一次流行之后，动物群免疫性提高而保护了这个群体；但随时间推移，新出生动物的增多，易感动物的比例逐步增加，在一定情况下足以引起新的疾病流行。

二、 传染病流行过程的某些规律

（一）传染病流行过程表现形式

在动物传染病的流行过程中，根据一定时间内发病率的高低和传染范围的大小（即流行强度）可将动物群体中疾病的表现分为下列四种表现形式。

1. 散发性

疾病发生无规律性，随机发生，局部地区病例零星地散在发生，各病例在发病时间与发病地点上没有明显的关系称为散发。传染病能出现这种散发的形式，究其原因可能有如下几种情况。

（1）动物群体对某种传染病的免疫水平较高　如猪瘟本是一种流行性很强的传染病，但在每年进行全面防疫注射后，易感动物这个环节基本上得到控制。如平时预防工作不够细致，防疫密度不够高时，还有可能出现散发病例。

（2）某种传染病的隐性感染比例较大　如动物钩端螺旋体病、流行性乙型脑炎等通常在动物群体中主要表现为隐性感染，仅有一部分动物偶尔表现症状。

（3）某种传染病的传播需要一定的条件　如破伤风、恶性水肿、放线菌病等。破伤风的发病需要有破伤风梭菌和厌氧深创同时存在的条件，因此在一般情况下只能零星散发。

2．地方流行性

在一定的地区和动物群中，发病动物数量虽比较多，但传播范围局限于一定地区，带有局限性传播特征，并且是比较小规模流行的动物传染病称为地方流行性，又称病的发生有一定的地区性。例如，猪丹毒、猪气喘病等常表现为地方流行性。

3．流行性

流行性是指在一定时间内一定动物群出现比正常多的病例，它没有某种病例数值的绝对界限，而仅仅是指疾病发生频率较高的一个相对概念。因此，任何一种传染病当其称为流行时，不同地域动物群体所发生的病例数是很不一致的。流行性疾病的传播范围广、发病率高，如不加防制常可传播到几个乡镇、县市甚至省。这些疾病往往是病原体的毒力较强，能以多种方式传播，动物群体的易感性较高，如口蹄疫、牛瘟、猪瘟、鸡新城疫等重要疫病可能表现为流行性。

"暴发"是一个不太确切的概念，大致可作为流行性的同义词。一般认为，某种传染病在一个动物群单位或一定地区范围内，在短期内（该病的最长潜伏期内）突然出现很多病例时，可称为暴发。

4．大流行

大流行是一种规模非常大的流行，流行范围可扩大至全国，甚至可涉及几个国家或整个大陆。在历史上如口蹄疫、牛瘟和流感等都曾出现过大流行。

上述几种流行形式之间的界限是相对的，并且不是固定不变的。

（二）传染病流行过程的分布特性

某些动物传染病经常发生于一定的季节，或在一定的季节出现发病率显著上升的现象，称为流行过程的季节性。出现季节性的原因，主要有以下几个方面。

1．季节对病原体在外界环境中存在和散播的影响

夏季气温高，日照时间长，这对那些抵抗力较弱的病原体在外界环境中的存活是不利的。例如，炎热的气候和强烈的日光曝晒，可使散播在外界环境中的口蹄疫病毒很快失去活力，因此，口蹄疫的流行一般在夏季减缓或平息。又如在多

雨和洪水泛滥季节，土壤中含有炭疽杆菌芽孢或气肿疽梭菌芽孢，则可随洪水散播，因而炭疽或气肿疽发生的可能性增多。

2. 季节对活的传播媒介（如节肢动物）的影响

夏秋炎热季节，蝇、蚊、虻类等吸血昆虫大量孳生和活动频繁，凡是能由它们传播的疾病，都较易发生。如猪丹毒、日本乙型脑炎、马传染性贫血、炭疽等。

3. 季节对动物活动和抵抗力的影响

冬季舍饲期间，动物聚集拥挤，接触机会增多，如舍内温度降低，湿度增高，通风不良，常易促使经由空气传播的呼吸道传染病暴发流行。季节变化，主要是气温和饲料的变化，对动物抵抗力有一定影响，这种影响对于由条件性病原体引起的传染病尤其明显。若在寒冬或初春，容易发生某些呼吸道传染病和羔羊痢疾等。

除了季节性以外，某些动物传染病如口蹄疫、牛流行热等，经过一定的间隔时期（常以数年计），还可能表现再度流行，这种现象称为动物传染病的周期性。在传染病流行期间，易感动物除发病死亡或淘汰以外，其余动物由于患病康复或隐性感染而获得免疫力，因而使流行逐渐停息。但是经过一定时间后，由于免疫力逐渐消失，或新的一代动物出生，或引进外来的易感动物，使动物群体易感性再度增高，可能重新暴发流行。在牛、马等大家畜群体中每年更新的数量不大，多年以后因易感畜的百分比逐渐增大，疾病才能再度流行，因此周期性比较明显。猪和家禽等动物每年更新或流动的数目很大，疾病可以每年流行，周期性一般并不明显。

三、 影响流行过程的因素

构成传染病的流行过程，必须具备传染源、传播途径及易感畜群三个基本环节。只有这个基本环节相互连接，协同作用时，传染病才有可能发生和流行。保证这三个基本环节相互连接、协同起作用的因素是动物活动所在的环境和条件，即各种自然因素和社会因素。它们对流行过程的影响是通过对传染源、传播途径和易感畜群的作用而发生的。

1. 自然因素对流行过程的影响

（1）作用于传染源 例如，一定的地理条件（海、河、高山等）对传染源的转移产生一定的限制，成为天然的隔离条件。季节变换、气候变化引起机体抵抗力的变动，如气喘病的隐性病猪，在寒冷潮湿的季节里病情恶化，咳嗽频繁，排出病原体增多，散播传染的机会增加。反之，在干燥、温暖的季节里，加上饲养情况较好，病情容易好转，咳嗽减少，散播传染的机会也小。当某些野生动物是传染源时，自然因素的影响特别显著。这些动物生活在一定的自然地理环境（如森林、沼泽、荒野等），它们所传播的疫病常局限于这些环境，往往能形成自然疫源地。

（2）作用于传播媒介 自然因素对传播媒介的影响非常明显。例如，夏季气温上升，在吸血昆虫滋生的地区，作为传播流行性乙型脑炎等病的媒介昆虫的活动增强，因此乙型脑炎病例增多。日光和干燥对多数病原体具有致死作用，反之，适宜的温度和湿度则有利于病原体在外界环境中较长期地生存。当温度降低、湿度增大时，有利于气源性感染，因此呼吸道传染病在冬春季发病率常有增高的现象。洪水泛滥季节，地面粪尿被冲刷至河塘，造成水源污染，易引起钩端螺旋体病、炭疽等的流行。

（3）作用于易感动物 自然因素对易感动物这一环节的影响首先是增强或减弱机体的抵抗力。例如，低温高湿的条件下，不但可以使飞沫传播媒介的作用时间延长，同时也可使易感动物易于受凉、降低呼吸道黏膜的屏障作用，利于呼吸道传染病的流行。在高气温的影响下，肠道的杀菌作用降低，使肠道传染病的发病率增加。应激反应是动物机体对扰乱机体内环境稳定的任何不良刺激的生物学反应的总和，应激可导致动物的病理性损害。例如，长途运输、过度拥挤等，都易使机体抵抗力降低或增加接触机会而使某些传染病暴发流行，如口蹄疫、猪瘟等。饲养管理因素，如饲养方式、圈舍的建筑结构、通风设施、垫料种类等都是影响疾病发生的因素。例如，肉鸡生产采用全进全出制替代连续饲养，疾病的发病率会显著下降。另外，小气候对动物疫病的发生有很大影响。小气候又称微气候，是指在确定小空间中的气候，如动物圈舍的小气候或动物体表几毫米处的小气候。比如，鸡舍密度大或通风换气不足，常会发生慢性呼吸道疾病。

2. 社会因素对流行过程的影响

主要包括社会制度、生产力和人民的经济、文化、科学技术水平及贯彻执行法规的情况等。它们既可能是促进动物传染病广泛流行的原因，也可以是有效消灭和控制传染病流行的关键。这是由于动物和它所处的环境，除受自然因素影响外，在很大程度上是受人类的社会生产活动影响的，而后者又取决于社会制度等因素。

总之，影响流行过程是多因素综合作用的结果。传染源、宿主和环境因素不是孤立地起作用，而是在相互作用下引起传染病的流行。

四、 流行病学的调查与分析

动物流行病学调查是指对动物群体中疾病分布及其决定因素的调查和分析，即研究传染病在动物群体中发生、发展和分布的规律，并依此制定、评价防止传染病的对策和措施，达到预防和消灭动物传染病的目的。通过流行病学调查，了解某地影响传染病发生的条件，在疫情发生时，进行系统观察，掌握传染病发生和发展过程，如流行环节、影响传播的因素、疫区范围、发病率和病死率等，为科学制定防制措施提供依据。

（一）流行病学调查方法

1. 询问调查

询问调查是主要的流行病学调查方法。询问对象主要是动物饲养管理和疫病防疫检疫及生产管理等有关知情人员。在询问调查中可以采用多种方式进行。要注意尊重客观事实，避免凭主观臆断而进行诱导。通过询问，力求查明传染源、传播媒介、自然情况、群体资料、发病和死亡情况等，详细记录收集到的资料。

2. 现场观察

现场观察是指仔细察看疫区的情况，进一步了解传染病流行发生的经过和关键问题。在对现场察看时，应根据疫病的不同种类进行重点项目的调查。如发生肠道传染病时，应特别注意对饲料的来源和质量、水源的卫生条件、粪便和尸体的处理情况进行调查；如发生由节肢动物传播的传染病时，应注意调查当地节肢动物的种类、分布、生态习性和感染情况。同时对疫区的一般兽医卫生情况、地理特点和气候条件等也应进行调查和观察。还要注意查阅兽医资料，了解在传染病发生前后的防制档案资料，如诊断记录、实验室化验记录及检疫记录等。

3. 实验室检查

实验室检查是指根据需要进行必要的实验室检验工作，目的是为了确定诊断，发现隐性传染源，证实传播途径，摸清畜群免疫水平和有关病因等，可采用尸体解剖、病理组织学、血清学和病原学等方法。

4. 疫情统计

疫情统计是指在调查中，应用科学的统计学方法统计疫情。必须对所有的发病动物数、死亡动物数、屠宰头数及预防接种等加以统计、登记和分析整理。

（二）调查内容

流行病学调查的内容根据调查的目的和类型的不同而有所不同。针对诊断疫病和制定防制措施为目的的流行病学调查内容主要有四个方面。

1. 本次流行情况调查

（1）各种时间关系 包括最初发病的时间、患病动物最早死亡的时间、死亡出现高峰和高峰持续的时间，以及各种时间之间的关系等。

（2）空间分布 最初发病的地点、随后蔓延的情况、目前疫情的分布及蔓延趋向等。

（3）发病动物群体的背景及现状资料 疫区内各种动物的数量和分布、发病和受威胁动物的种类、品种、数量、年龄、性别等。

（4）各种频率指标 感染率、发病率、病死率等。

（5）防制措施 采取了哪些措施及效果。

2．疫情来源调查

本地过去是否发生过类似的疫情，流行情况如何，是否经过确诊，何时采取过何种措施，效果如何。若本地未发生过，附近地区是否发生过，这次周边地区有无疫情。是否近期引进畜禽或其产品，是否有外来人员进入本场或本地区进行参观、访问或购销活动等。还应调查可能存在的生物、物理和化学等各种致病因子。

3．传播途径和方式调查

主要包括饲养管理、检疫情况、自然环境和野生动物、昆虫和鼠类等传播媒介的分布和活动情况。

4．相关资料调查

该地区的政治、经济基本情况，人们生产和生活活动及流动的基本情况和特点，动物防疫检疫机构的工作情况，当地有关人员对疫情的看法等。

调查者可根据以上调查内容设计出简明、直观、便于统计分析的表格及提纲，调查中做好记录。

（三）流行病学分析

流行病学分析是用流行病学调查材料来揭示传染病流行过程的本质和相关因素。将现场调查和现有的实验室检查资料汇总，然后对原来提出的假设作直观分析，如果需要还可做统计分析。当一个假设被否定后，必须提出另一个假设。得出结论后，对有效措施做出正确评价，提出预防和消灭传染病的计划和建议，以指导防疫实践。

在流行病学分析中常用的度量指标有以下几种：

1．发病率

发病率是指一定时期内某动物群体中发生某病新病例的频率。发病率能较全面地反映出传染病的流行情况，但还不能说明整个流行过程，因为常有许多动物呈隐性感染，而同时又是传染源。

$$发病率 = \frac{一定时期内某动物群体的新病例数}{同期内该群动物平均数} \times 100\%$$

2．死亡率

死亡率有两种情况：一是指某动物群体在一定时间内死亡总数与该群体同期动物平均数之比；另一情况是按疾病种类计算，则是指某病死亡数占某种动物总数的百分比。

$$死亡率 = \frac{某动物在一定时期内因某病死亡动物数}{同期内该群动物总数} \times 100\%$$

3．病死率

病死率是指一定时期内患某病的动物中因该病而死亡的频率。病死率能表示某病在临诊上的严重程度，因此比死亡率能更为精确地反映出传染病的流行过程。

$$病死率 = \frac{某时期内因某病死亡动物数}{同时期患该病动物数} \times 100\%$$

4. 患病率（流行率、病例率）

患病率是在某一指定时间动物群体中存在某病的病例数的比率，病例数包括该时间内的新老病例，但不包括此时间前已死亡和痊愈者。

$$患病率 = \frac{在某一指定时间动物群中存在的病例数}{在同一指定时间该群动物总数} \times 100\%$$

5. 感染率

感染率是指所有感染动物总数（含隐性感染）占被检查的动物总数的百分比。有些传染病感染后不一定发病，但可以用临诊诊断和各种检验方法（微生物学、血清学、变态反应等）进行检查测定。

$$感染率 = \frac{感染某种传染病的动物总数}{被检查的动物总数} \times 100\%$$

6. 携带率

携带率是与感染率相近似的概念，指群体中携带某病原体的动物数占被检动物总数的百分比。根据病原体的不同又可分为带菌率、带毒率、带虫率等。

$$携带率 = \frac{携带某病原体的动物数}{被检查动物总数} \times 100\%$$

我国法定一、二、三类动物疫病病种名录

一类动物疫病（17 种）

口蹄疫、猪水泡病、猪瘟、非洲猪瘟、高致病性猪蓝耳病、非洲马瘟、牛瘟、牛传染性胸膜肺炎、牛海绵状脑病、痒病、蓝舌病、小反刍兽疫、绵羊痘和山羊痘、高致病性禽流感、新城疫、鲤春病毒血症、白斑综合征。

二类动物疫病（77 种）

多种动物共患病（9 种）：狂犬病、布鲁菌病、炭疽、伪狂犬病、魏氏梭菌病、副结核病、弓形虫病、棘球蚴病、钩端螺旋体病。

牛病（8 种）：牛结核病、牛传染性鼻气管炎、牛恶性卡他热、牛白血病、牛出血性败血病、牛梨形虫病（牛焦虫病）、牛锥虫病、日本血吸虫病。

绵羊和山羊病（2 种）：山羊关节炎脑炎、梅迪－维斯纳病。

猪病（12 种）：猪繁殖与呼吸综合征（经典猪蓝耳病）、猪乙型脑炎、猪细小病毒病、猪丹毒、猪肺疫、猪链球菌病、猪传染性萎缩性鼻炎、猪支原体肺炎、旋毛虫病、猪囊尾蚴病、猪圆环病毒病、副猪嗜血杆菌病。

马病（5 种）：马传染性贫血、马流行性淋巴管炎、马鼻疽、马巴贝斯虫病、

伊氏锥虫病。

禽病（18 种）：鸡传染性喉气管炎、鸡传染性支气管炎、传染性法氏囊病、马立克病、产蛋下降综合征、禽白血病、禽痘、鸭瘟、鸭病毒性肝炎、鸭浆膜炎、小鹅瘟、禽霍乱、鸡白痢、禽伤寒、鸡败血支原体感染、鸡球虫病、低致病性禽流感、禽网状内皮组织增殖症。

兔病（4 种）：兔病毒性出血病、兔黏液瘤病、野兔热、兔球虫病。

蜜蜂病（2 种）：美洲幼虫腐臭病、欧洲幼虫腐臭病。

鱼类病（11 种）：草鱼出血病、传染性脾肾坏死病、锦鲤疱疹病毒病、刺激隐核虫病、淡水鱼细菌性败血症、病毒性神经坏死病、流行性造血器官坏死病、斑点叉尾鮰病毒病、传染性造血器官坏死病、病毒性出血性败血症、流行性溃疡综合征。

甲壳类病（6 种）：桃拉综合征、黄头病、罗氏沼虾白尾病、对虾杆状病毒病、传染性皮下和造血器官坏死病、传染性肌肉坏死病。

三类动物疫病（63 种）

多种动物共患病（8 种）：大肠杆菌病、李斯特杆菌病、类鼻疽、放线菌病、肝片吸虫病、丝虫病、附红细胞体病、Q 热。

牛病（5 种）：牛流行热、牛病毒性腹泻/黏膜病、牛生殖器弯曲杆菌病、毛滴虫病、牛皮蝇蛆病。

绵羊和山羊病（6 种）：肺腺瘤病、传染性脓疱、羊肠毒血症、干酪性淋巴结炎、绵羊疥癣、绵羊地方性流产。

马病（5 种）：马流行性感冒、马腺疫、马鼻腔肺炎、溃疡性淋巴管炎、马媾疫。

猪病（4 种）：猪传染性胃肠炎、猪流行性感冒、猪副伤寒、猪密螺旋体痢疾。

禽病（4 种）：鸡病毒性关节炎、禽传染性脑脊髓炎、传染性鼻炎、禽结核病。

蚕、蜂病（7 种）：蚕型多角体病、蚕白僵病、蜂螨病、瓦螨病、亮热厉螨病、蜜蜂孢子虫病、白垩病。

犬猫等动物病（7 种）：水貂阿留申病、水貂病毒性肠炎、犬瘟热、犬细小病毒病、犬传染性肝炎、猫泛白细胞减少症、利什曼病。

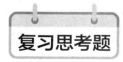

复习思考题

一、名词解释

传染病、流行过程、传染源、易感性、病原携带者、潜伏期、传播媒介、传播途径、垂直传播、水平传播、直接接触传播、间接接触传播、疫源地、疫点、疫区、散发性、地方流行性、流行性、大流行、暴发、发病率、感染率、死亡率、病死率。

二、简答题

1. 简述传染病的基本特征。

2. 传染病的病程发展分为哪几个阶段？

3. 传染病发生必须具备哪些条件？

4. 传染病流行过程的三个基本环节是什么？

5. 影响流行过程的主要因素有哪些？

6. 根据流行强度，传染病流行过程表现形式可分为哪几种？

7. 传染病流行过程的三个基本环节在传染病防制上有何意义？

8. 传染来源包括哪几种？为什么说发病动物是重要的传染源，而病原携带者是更危险的传染源？

9. 动物传染病的传播途径包括哪些？了解这些传播途径有何意义？

10. 影响动物易感性的因素有哪些？如何降低禽群的易感性？

11. 动物传染病流行过程为什么存在季节性？研究动物传染病的季节性在流行病学上有何意义？

12. 流行病学调查的目的和意义是什么？

13. 流行病学调查和分析中常用的频率指标有哪些？如何计算？

实训一　设计传染病的临诊记录表

【技能目标】认识动物传染病的临诊记录的意义；熟悉动物传染病的主要临诊表格及其应用方法。

【内容及方法】

1. 传染病临诊记录的意义

有关动物传染病防制工作部门，应建立相关制度，坚持做好临诊记录工作。从事动物传染病防制工作的人员，都要养成随时做好临诊记录的习惯。临诊记录不仅反映有关兽医机构和人员的业务水平及工作质量，更重要的是，详细的临诊记录，是对疫病进行正确分析，制定预见性防疫计划的重要依据。

2. 动物传染病的临诊记录表（见表1-2）

表 1-2　　　　　　　　　　动物传染病临床记录

动物类别		送检单位		地　　址		送检时间	
发病时间		死亡时间		剖检和取材时间		送到时间	
流行病学、临床症状和病理剖检变化简况							
微生物学检验	镜检						
	培养和生化反应						
	动物接种						
病理组织学检查							
血清学试验							
诊断意见			结果通知时间				
处理意见							

检验者　　　　　年　月　日

【实训报告】

根据临床诊疗结果填写表格相关内容。

实训二 设计传染病的流行病学调查表

【技能目标】学会动物传染病流行病学调查的一般方法和调查资料的初步统计；熟悉传染病流行病学调查表及其使用方法。

【内容及方法】去养殖场进行疫病诊断并填写临诊记录表。

1. 养殖场及居民点的名称及地址。

2. 疫点的一般特征

包括地理状况、地形特点、气象资料（季节、天气、降水量等）、交通情况、养殖场的技术人员情况、饲养动物的数量和品种等。

3. 疫点的兽医卫生特征

（1）动物饲养的形式（散养、笼养）、管理情况。

（2）疫点附近卫生情况。

（3）饲料品质和来源地，其储藏、调配和饲喂方法。

（4）水源状况。

（5）传播媒介的情况（昆虫、啮齿动物）。

（6）粪便清理及其储存情况。

（7）一般预防措施执行情况、尸体处理情况、污水排出情况等。

4. 一般流行病学资料

是否引进动物、预防检疫执行情况、过去有无疫情及发病情况、邻近地区疫情。

5. 本次传染病的流行特征

（1）诊断结果、诊断方法及鉴别诊断。

（2）最早出现病例及在此之前有无不明显的病例。

（3）推测传染源（传染病暴发的原因或由外部传入和传播的途径，利于传播的条件）。

（4）按月、日登记发病率、患病和死亡动物总数、病死率。

（5）传染病的散播情况、周围传染病的发生动态、可能长时间保存病原体的地点，动物倒毙的地方、不安全的贮水池等。

（6）临床资料 典型感染、非典型感染、急性型、亚急性型、慢性型的病例数目。

（7）病理变化资料。

（8）所采取的措施及其效果。

附表：

_____（病）流行病学调查表

说明：为多种动物共患病的，需填写猪等易感动物的相关数据。

本表涉及的单元（流行病学单元）是指处在同一环境、感染某种病原可能性相同的一群动物，如处在同一个封闭圈舍内的动物，或同一个场内（开放式圈舍）的动物，或某个村内饲养的所有易感动物，或者是使用同一个公共设施的一群动物（如水源、公共挤奶站等），均可称其为一个流行病学单元。

1. 基础信息

（1）疫点所在场/养殖小区/村概况（见表1－3）。

表1－3　　　　　　　　疫点所在场/养殖小区/村概况

名　　称			地理坐标	经度：		纬度：
地　　址		县（市、区）		乡（镇）		村（场）
联系电话			启用时间			
易感动物种类	养殖单元（户/舍）数			存栏数/（头/只）		

（2）调查简要信息（见表1－4）。

表1－4　　　　　　　　　调查简要信息

调查原因					
调查人员姓名		单　　位			
发现首个病例日期		接到报告日期		调查日期	

2. 现况调查

（1）发病单元（户/舍）概况（见表1－5）。

表1－5　　　　　　　　　发病单元概况

户名或圈舍编号	动物[①]种类	存栏数[②]（头/只）	最后一次该病疫苗免疫情况							病死情况	
			应免数量	实免数量	免疫时间	疫苗种类	生产厂家	批号	来源	发病数[③]/（头/只）	死亡数/（头/只）

注：　①动物种类：　同一单元存在多种动物的，分行填写。

　　　②存栏数：　是指发病前的存栏数。

　　　③发病数：　是指出现该病临床症状或实验室检测为阳性的动物数。

（2）疫点发病过程（用于计算发病率，见表1–6）。

表1–6   疫点发病过程

自发现之日起	新发病数	新病死数
第1日		
第2日		
第3日		
第4日		
第5日		
第6日		
第7日		
第8日		
第9日		
第10日		

（3）诊断情况（见表1–7）。

表1–7   诊断情况

初步诊断	临床症状： 病理变化： 初步诊断结果： 诊断人员： 诊断日期：						
实验室诊断	样品类型	数量	采样时间	送样单位	检测单位	检测方法	检测结果
诊断结果	疑似诊断			确诊结果			

（4）疫情传播情况（见表1–8）。

表 1-8　　　　　　　　　　疫病传播情况

村/场名	最初发病时间	存栏数/（头/只）	发病数/（头/只）	死亡数/（头/只）	传播途径

（5）周边野生易感动物分布及发病情况（见表1-9）。

表 1-9　　　　　　周边野生易感动物分布及发病情况

野生易感动物种类	病死情况

（6）疫点所在地及周边地理特征　请在县级行政区域图上标出疫点所在位置；注明周边地理环境特点，如靠近山脉、河流、公路等。

（7）疫点所在县（市）易感动物生产信息（为判断暴露风险及做好应急准备等提供信息支持，见表1-10）。

表 1 - 10   疫点所在县易感动物生产信息

易感动物名称	疫　区		受威胁区		全　县（市）	
	养殖场/户数	存栏量（万头/只）	养殖场/户数	存栏量（万头/只）	养殖场/户数	存栏量（万头/只）

（8）当地疫病史。

3. 疫病可能来源调查（追溯）

对疫点发现第一例病例前 1 个潜伏期内的可能传染来源途径进行调查（见表 1 - 11）。

表 1 - 11   疫病可能来源调查

可能来源途径	详细信息
易感动物购买或引进（数量、用途和相关时间、地点等）	
易感动物产品购入情况	
饲料调入情况	
水源	
本场/户人员到过其他养殖场/户或活畜	
交易市场情况	

续表

可能来源途径	详细信息
配种情况	
是否放牧	
泔水饲喂情况	
营销人员、兽医及其他相关人员是否到过本场/户	
外来车辆进入或本场车辆外出情况	
与野生动物接触过情况	
其他	

4. 疫病可能扩散范围调查（追踪）

疫点发现第一例病例前 1 个潜伏期至封锁之日内，对以下事件进行调查（见表 1 - 12）。

表 1 - 12　　　　　　疫病可能扩散范围调查

可能事件	详细信息
家畜调出情况（数量、用途及相关时间地点等）	
配　种	
参展情况	
公共牧场放牧情况	
公共挤奶站挤奶情况	
与野生动物接触过情况	
兽医巡诊情况	
相关人员外出与易感动物接触情况	
其他	

5. 疫情处置情况

包括疫点处置、疫区防控、受威胁区防控等情况（见表 1 - 13）。

表 1 - 13　　　　　　疫情处置情况

疫点处置	扑杀动物数	
	无害化处理动物数	
	消毒情况（频次、药名、面积等）	
	隔离封锁措施（时间、范围等）	
	其他	

续表

疫区防控	封锁时间、范围等	
	扑杀易感动物数	
	无害化处理数	
	消毒情况	
	紧急免疫数	
	监测情况	
	其他	
受威胁区防控	免疫数	
	消毒情况	
	监测情况	
	其他	
其他 （如市场关闭等）		

注：上述表格均应注明填表人姓名、联系电话，并由填表单位和市级动物疫病预防控制机构复核后签章。

【实训报告】 去养殖场进行疫情调查并填写相关表格。

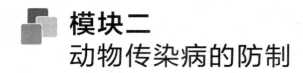

模块二
动物传染病的防制

单元一 兽医生物安全

随着养殖业的发展，单位面积内饲养动物的数量在不断增加；家畜（禽）及其相关产品的广泛流通，使规模养殖场的安全问题面临着严峻考验。一旦发生疫病，特别是病毒性传染病，多无有效疗法，某些烈性疫病可造成灾难性的损失。一些养殖场为了预防和控制疫病，滥用药物和违规药品，造成畜禽产品中药物残留量严重超标，对人体造成了极大危害。因此，养殖场必须高度重视生物安全，建立兽医生物安全体系，真正做到"预防为主、防重于治"。

1. 兽医生物安全体系的概念

兽医生物安全体系是指采取必要措施，最大限度地减小各种致病因子对动物群体造成危害的一种动物生产体系。简要地讲就是防止有害生物（包括微生物、寄生虫、啮齿动物和野生鸟类）进入和感染畜群。

2. 兽医生物安全体系的目标

防止病原微生物的侵袭，保持最佳的生产状态，获得最大的社会经济效益。

3. 兽医安全体系的作用和意义

兽医生物安全是目前最经济、最有效的传染病控制方法，同时也是所有传染病预防的前提，它将疾病的综合性防制作为一项系统工程。

在空间上重视整个生产系统中各部分的联系，在时间上将最佳的饲养管理条件和传染病综合防制措施贯彻于动物养殖生产的全过程，强调不同生产环节之间的联系及其对动物健康的影响。

该体系集饲养管理和疾病防疫为一体，通过提高饲养管理水平和完善防疫免疫措施来阻止各种致病因子的侵入，防止动物群体受到疾病的危害，其不仅对疾病的综合性防制具有重要意义，而且对提高动物生长性能，保证其处于最佳生长状态也是必不可少的。因此，它是动物传染病综合性防疫措施在集约化养殖条件下的发展和完善。

4. 兽医生物安全体系内容

主要包括动物及其养殖环境的隔离，人员物品流动控制及疫病控制等。广义地说，包括用以切断病原体的传入途径的所有措施。就动物生产而言，包括养殖场规划与布局、环境的隔离、生产制度制定、消毒、人员物品流动的控制、免疫程序、主要传染病的监测和动物废弃物的管理等。

单元二 | 防疫工作的原则和内容

防疫工作是用严格的立法手段和先进的技术措施来防止动物疫病、寄生虫病入侵传播的一项防范性工作，对保护畜牧生产和人民身体健康，保护生态环境，促进畜产品国内、国际间的贸易发展发挥着重要作用。

一、 防疫工作的基本原则

1. 建立和健全各级防疫机构

动物传染病的防疫工作是一项与农业、商业、外贸、卫生、交通等部门和人们的经济活动都有密切关系的重要工作。只有在有关部门的密切配合下，从全局出发，大力合作，统一部署，全面安排，才能把防疫工作做好。

2. 坚决贯彻"预防为主、防重于治，养防结合"的方针

要认真落实饲养管理、防疫卫生、预防接种、检疫、隔离、消毒等综合性防疫措施，努力提高动物的健康水平和抗病能力，控制和杜绝传染病的发生、传播和蔓延，降低发病率和死亡率。实践证明，只有做好平时的预防工作，很多传染病才能避免发生，一旦发生传染病，也能及时得到控制。

3. 落实和执行有关法规

我国于1991年颁布了《中华人民共和国进出境动植物检疫法》，对我国动物检疫的原则和办法做了详细的规定。2007年修订的《中华人民共和国动物防疫法》，对我国动物防疫工作的方针政策和基本原则做了明确而具体的规定。这两部法律是我国目前执行的主要兽医法规。

二、 防疫工作的具体原则

1. 坚持"自繁自养"原则

"自繁自养"是防止从异地带进传染病的一项重要措施。在市场经济情况下，动物的流通范围大，流动频繁，易引起传染病的发生和流行。因此，为防止疫病侵入，从源头上抓起是十分重要的。多年的养殖经验已经证明，凡是坚持自繁自养的养殖场很少发生或不发生传染病。作为集约化养殖业，必须建立较完善的繁育体系，至少应建有良种繁殖基地和商品繁殖场。

2. 坚持"全进全出"原则

即全群畜禽同时进场，同期出场，全场消毒。至少每一栋圈舍应饲养同批或同日龄的畜禽并同时出场。这样，一方面可以减少传染病发生的危险性，有效预防圈舍传染病传给新进入的畜禽。另一方面有利于圈舍的彻底清洁、消毒，减少应激反应，有助于疾病的预防。

3. 坚持"早、快、严、小"原则

即坚持"早发现、快行动、严处置、小范围"的原则。一旦有疫情发生时，确保能够及早发现，迅速反应，及时处理，不加重，不扩散，将疫情消灭在疫点上。

4. 坚持"五强制、两强化"原则

即"强制扑杀、强制封锁、强制消毒、强制免疫、强制检疫和强化疫情报告管理、强化动物防疫监督"，确保"有疫不流行，有病不成灾"。

三、 防疫工作的基本内容

动物传染病的流行是由传染源、传播途径和易感动物等三个因素相互联系而构成的复杂过程。因此，采取适当的防疫措施来消除或切断构成流行的三个因素的相互联系，就可以使疫病不能继续传播。针对传染源主要是消除传染源，包括对病原体污染的物体进行消毒；对患畜、可疑患病动物及病原携带者采取扑杀、深埋或焚烧处理；对以慢性病原携带者为主的传染源，如结核病牛和布氏杆菌病牛，主要采取定期检疫，阳性牛进行扑杀或送隔离区酌情处理。对传播途径的主要防疫措施是消毒、检疫、隔离和培育 SPF 动物。对易感动物的主要防疫措施是增强其免疫水平，即通过免疫接种增强群体对传染病的抵抗力。其次是抗病育种和饲料中添加抗生素药物。但是只进行一项单独的防疫措施是不够的，必须采取包括"养、防、检、治"四个基本环节的综合性措施。综合性防疫措施可分为平时的预防措施和发生疫病时的扑灭措施两方面的内容。

1. 平时的预防措施

（1）加强饲养管理，搞好卫生消毒工作，增强动物机体的抗病能力。力求做到自繁自养的原则，引入动物要隔离观察并严格检疫，减少疫病传播。

（2）拟订和执行定期预防接种和补种计划。

（3）定期杀虫、灭鼠，对粪便进行无害化处理。

（4）认真贯彻执行国境检疫、交通检疫、市场检疫和屠宰检验等各项规章制度，及时发现并消灭传染源。

（5）各地（省、市）兽医机构应调查研究当地疫情分布情况，组织相邻地区对动物传染病的联防协作，有计划地进行消灭和控制，防止外来疫病的侵入。

2. 发生疫病时的扑灭措施

（1）及时发现、诊断和上报疫情并通知邻近单位做好预防工作。

（2）迅速隔离病畜，污染的地方进行紧急消毒。若发生危害性大的疫病如口蹄疫、炭疽等应采取封锁等综合性措施。

（3）用疫苗实行紧急接种，对病畜进行及时而又合理的治疗。

（4）合理处理死亡动物和淘汰患病动物。

以上预防措施和扑灭措施不是截然分开的，而是互相联系、互相配合和互相补充的。

从流行病学的意义上来看，疫病预防是指采取各种措施将疫病排除于一个未受感染的畜群之外。通常包括采取隔离、检疫、免疫、药物预防及改善饲养管理和加强环境保护等措施，不让传染源进入尚未发生疫病的地区，保护一定的畜群不受已存在于该地区的疫病传染。疫病的防制是指采取各种措施，减少或消除疫病的病源，以降低已出现于畜群中疫病的发病数和死亡数，并把疾病限制在局部范围内。疫病的消灭是指一定种类病原体的消灭，即采用一系列综合性防制措施，如查明病畜、选择屠宰、畜群淘汰、隔离检疫、畜群集体免疫、集体治疗、环境消毒、控制传播媒介、控制带菌者等，经过长期不懈的努力将所发生的疫病控制、消灭在一定的区域范围内。

单元三 | 传染病的综合防制措施

一、 传染病综合防制措施的制定

（一）动物传染病综合防制的原则

1. 健全机构原则

县以上农牧部门是兽医行政机关，县级人民政府和乡级人民政府应当采取有效措施，加强村级防疫员队伍建设，还可根据动物防疫工作需要，向乡、镇或者特定区域派驻兽医机构，共同担负动物传染病的预防与扑灭工作。

2. 预防为主原则

动物生产过程中，搞好综合性的防疫措施是极其重要的。随着集约化畜牧业的发展，"预防为主"方针的重要性显得更加突出；否则兽医防疫工作将会陷入完全被动的局面，畜牧生产也会走向危险的境地。

3. 调查监测原则

由于不同传染病在时间、地区及动物群体中的分布特征、危害程度和影响流行的因素有一定的差异。因此，要制定适合本地区或养殖场的传染病防制计划或措施，必须在对该地区展开流行病学调查和研究的基础上进行。

4. 突出重点原则

动物传染病的控制或消灭，需要针对流行过程的三个基本环节采取综合性防制措施。但在实施和执行综合性措施时，必须考虑不同传染病的特点及不同时期、不同地点和动物群体的具体情况，突出主要因素和主导措施，即使为同一种动物传染病，在不同情况下也可能有不同的主导措施，在具体条件下究竟应采取哪些主导措施要根据具体情况而定。

（二）动物传染病综合防制的基本内容

1. 认真选址，合理规划与布局

养殖场场址应建在地势高，地面干燥，排水方便，水源充足，水质良好，交通和供电方便，离公路、河道、村镇、厂矿500m以外的上风处，尤其是应远离其他养殖场、屠宰场、畜产品加工厂。四周应有天然屏障或开挖防疫沟，种植防疫林带等。

2. 完善消毒设施，建立严格的兽医卫生消毒制度

养殖场大门和生产区大门入口处，要设置宽同大门、长为机动车轮一周半的消毒池，并建立人员过往消毒通道。所有人员、车辆不经消毒严禁入内，非生产人员不得擅自进入生产区。工作服与胶鞋禁止穿出场外，应在指定地点存放，每周须清洗消毒1次。场区的消毒要求每半个月消毒1次，不留死角，舍内走道每5～7d消毒1次，必要时可增加消毒次数。养殖场一旦发现患病动物，要及时隔离治疗，对于处理的病死动物，要在指定的隔离地点烧毁或深埋，严禁在场内随意处理或解剖。对患病动物接触过的地方，应及时清除粪便和垃圾，然后清除表土，进行消毒。

3. 加强饲养管理，搞好环境卫生

加强饲养管理工作，建立健全符合动物卫生的饲养管理制度，搞好环境卫生，防止病原微生物的侵入。同时，也要求饲养人员要认真遵守饲养管理制度，细致观察饲料有无霉变、动物的采食状况和排粪状况等，发现病情及时报告。场区内严禁养狗、猫等宠物，并禁止其他动物进入，要定期进行灭鼠、灭蚊蝇。

4. 搞好预防接种和药物预防

预防接种是动物传染病综合防制的重要技术环节，特别是对病毒性动物传染病尤为重要。规模化养殖场预防接种应做到有计划地进行，制定出适合本地区或本养殖场的合理免疫程序。药物预防是动物群体保健的一项重要技术措施，通过

在饲料或饮水中加入适量的抗生素或保健添加剂等药物，不仅可以起到预防传染病的目的，而且可以提高饲料的利用率，促进动物增长，这也是遵循群防群制原则的重要措施。

5. 建立疫情监测制度

建立疫情监测制度是及时发现、预防控制动物疫病的重要技术手段。兽医人员应每天定时深入栏舍巡视，检查内外的卫生状况，观察动物的精神状态及运动、采食、饮水等是否正常，再结合饲养员的饲养记录，及时将有异常的动物隔离观察，进行确诊和处理。对死亡的动物应及时解剖和化验，并做好记录分析，以了解疫情动态。对于某些重大疫病如鸡新城疫、猪瘟等应用血清学方法进行定期疫情监测，以便检出患病动物，掌握疫情动态。从场外引进的动物，要严格进行检疫，隔离观察 20～30d，确认无病后方可合群饲养。

二、 传染病的诊断与疫情报告

（一）传染病的诊断

及时而正确的诊断是预防工作的重要环节，它关系到能否有效地组织防制措施，以减少损失。诊断动物传染病常用的方法有：临诊诊断、流行病学诊断、病理学诊断、病原学诊断和免疫学诊断等。诊断的方法很多，但并不是每一种传染病和每一次诊断工作都需要全面去做。由于传染病的特点各有不同，常需根据具体情况而定，有时仅需采用其中的一两种方法就可以及时做出诊断。若不能立即确诊，应采集病料尽快送到相关单位进行检验。在未得出诊断结果前，应根据初步诊断，及时采取相应紧急措施，防止疫病蔓延。

1. 临诊诊断

临诊诊断是最基本的诊断方法，是利用人的感官或借助一些最简单的器械如体温计、听诊器等直接对患病动物进行检查。有时也包括血、粪、尿的常规检验。对于某些具有特征临诊症状的典型病例如破伤风、放线菌病、马腺疫、猪气喘病等，经过仔细的临诊检查，一般不难做出诊断。

但是临诊诊断有其一定的局限性，特别是对发病初期尚未出现有诊断意义的特征症状的病例和非典型病例，依靠临诊检查往往难于做出诊断。在很多情况下，临诊诊断只能提出可疑疫病的大致范围，必须结合其他诊断方法才能做出确诊。在进行临诊诊断时，应注意对整个发病群体所表现的综合症状加以分析判断，不能单凭个别或少数病例的症状轻易下结论，以免误诊。

2. 流行病学诊断

流行病学诊断是在流行病学调查的基础上进行的，即针对患传染病的动物群体，常常与临诊诊断联系在一起的一种诊断方法。疫情调查可在临诊诊断过程中进行，调查的内容或提纲按各种不同的疫病和要求而制定。对于某些动物疫病，临诊症状虽然基本上是一致的，但其流行的特点和规律不一致。例如，口蹄疫、水疱性口炎、水疱病和水疱性疹等病，在临诊症状上几乎是完全一样的，无法区别，但从流行病学方面却不难区分。

3. 病理学诊断

病理学诊断是指应用病理解剖学的方法，对患传染病而死亡的动物尸体进行剖检，观察其病理变化。患传染病死亡的动物尸体剖检的病理变化，可作为诊断的依据之一，如猪瘟、猪气喘病、鸡新城疫、禽霍乱、牛肺疫，都有特征性的病理变化，常有很大的诊断价值。有的患病动物，特别是最急性死亡的病例和早期屠宰的病例，有时特征性的病变尚未出现，所以进行病理剖检诊断时尽可能多检查几例患病动物，并选择症状较典型的病例进行剖检。有些传染病除肉眼检查外，还需作病理组织学检查。有些病，还需检查特定的组织器官，如疑为狂犬病时应取脑海马角组织进行包涵体检查。

4. 微生物学诊断

运用动物微生物学的方法进行病原学检查是诊断动物传染病的重要方法之一。一般常用下列方法和步骤。

（1）病料的采集　正确采集病料是微生物学诊断的重要环节，可以直接影响到检验结果的准确性。病料力求新鲜，最好能在濒死时或死后数小时内采集，尽量减少杂菌污染，用具器皿应严格消毒。通常可根据所怀疑病的类型和特性来决定采取哪些器官或组织的病料。原则上要求采取病原微生物含量多、病变明显的部位，同时易于采集、保存和运送。如果难于分析诊断为何种病时，应比较全面地采集病料，例如血液、肝、脾、肺、肾、脑和淋巴结等，要注意带有病变的部分。如怀疑炭疽，不准做尸体剖检，只取一块耳朵就可以了。

（2）病料涂片镜检　通常用有显著病变的不同组织器官和不同部位涂抹数片，进行染色镜检。此法对于一些具有特征性形态的病原微生物如炭疽杆菌、巴氏杆菌等可以迅速做出诊断，但对大多数传染病来说，只能提供进一步检查的依据或参考。

（3）分离培养和鉴定　用人工培养方法将病原微生物从病料中分离出来。细菌、真菌、螺旋体等可选择适当的人工培养基，病毒等可选用禽胚，各种动物或组织培养等方法分离培养，分离病原微生物后，根据其形态、培养特性、动物接种及免疫学试验等方法做出鉴定。

（4）动物接种试验　通常选择对该种传染病病原最敏感的动物进行人工感染试验。将采取的病料用适当的方法进行人工接种，然后根据对不同动物的致病力、症状和病理变化特点来帮助诊断。当实验动物死亡或经一定时间杀死后，剖检观察体内变化，并采取病料进行涂片检查和分离鉴定。

一般应用的实验小动物有家兔、小鼠、豚鼠、仓鼠、家禽、鸽子等。如实验小动物对该病原微生物无感受性时，可以采用有易感性的大动物进行试验，但费用大，而且需要严格的隔离条件和严格的消毒措施，因此只有在非常必要和条件许可时才能进行。

从病料中分离出病原微生物，虽是确诊的重要依据，但也应注意动物的"健康带菌"现象，其结果还需与临诊及流行病学、病理变化结合起来进行分析判断。有时即使没有发现病原微生物，也不能完全否定该种传染病的诊断。

5. 免疫学诊断

免疫学诊断是传染病诊断和检疫中常用的重要方法，包括血清学试验和变态反应两类。

（1）血清学试验　利用抗原和抗体特异性结合的免疫学反应进行诊断。可以用已知抗原来测定被检动物血清中的特异性抗体，也可以用已知的抗体（免疫血清）来测定被检材料中的抗原。血清学试验有中和试验、凝集试验、沉淀试验、溶细胞试验、补体结合试验及免疫荧光试验、免疫酶技术、放射免疫测定、单克隆抗体和核酸探针等。近年来，由于与现代科学技术相结合，血清学试验在方法上日新月异，发展很快，其应用也越来越广，已成为传染病快速诊断的重要工具。

（2）变态反应　动物患某些传染病（主要是慢性传染病）时，可对该病病原体或其产物（某种抗原物质）的再次进入产生强烈反应。能引起变态反应的物质（病原体、病原体产物或抽提物）称为变态原。如结核菌素、鼻疽菌素等，将其注入患病动物时，可引起局部或全身反应。

6. 分子生物学诊断

分子生物学诊断又称基因诊断。主要是针对不同病原微生物所具有的特异性核酸序列和结构进行测定。在传染病诊断方面，具有代表性的技术主要有三大类：PCR 技术、核酸探针技术和 DNA 芯片技术。

（1）PCR 技术　又称体外基因扩增技术，是目前使用最广泛的基因诊断技术。主要用于检测病原，做传染病的早期诊断和传染源的鉴定。传染病的病原体主要有真核生物，原核生物和非细胞型生物（病毒、朊病毒等）三大类。每类病原体都有其特异性的核酸。检测出特异性核酸就能确定致病的微生物，就能确诊是哪种传染病。PCR 即是在 DNA 聚合酶催化下，以母链 DNA 为模板，以特定引物为延伸起点，通过变性、退火、延伸等步骤，体外复制出与母链模板 DNA 互补的子链 DNA 的过程，是一项 DNA 体外合成放大技术，能快速特异地在体外扩增任何目的片段，从而可检测出许多动物传染病病原。

（2）核酸探针技术　核酸探针又称基因探针、核酸分子杂交技术。该方法有三大组成部分：①待检核酸（模板）；②固相载体（NC 硝酸纤维膜或尼龙膜）；③用放射性核素、酶、荧光标记的核酸探针。

（3）DNA 芯片技术　该项技术在兽医传染病的诊断上还未见报道，但在人医的传染病诊断上已有研究报道。

（二）疫情报告

任何饲养、生产、经营、屠宰、加工、运输动物及其产品的单位和个人，当发现动物发生传染病或疑似病例时，必须立即报告当地动物防疫检疫机构。特别是可疑为口蹄疫、禽流感、炭疽、狂犬病、牛瘟、猪瘟、鸡新城疫、牛流行热等重要传染病时，一定要迅速将发病动物种类、发病时间、地点、发病及死亡数、症状、剖检变化、疑似病名及防疫措施情况，详细向上级有关部门报告，并及时通知邻近有关单位和部门注意预防工作。上级部门接到报告后，除及时派人到现场协助诊断和紧急处理外，应根据具体情况逐级上报。若为紧急动物疫情，应以最快方式上报有关领导部门。

当动物突然死亡或怀疑发生传染病时，应立即通知兽医人员。在兽医人员尚未到场或尚未做出诊断之前，应采取以下措施：将疑似传染病的动物进行隔离，派专人管理；对患病动物停留过的地方和污染的环境、用具等进行消毒；兽医人员未到达前，动物尸体应保留完整；未经兽医检查同意，不得随便宰杀；允许宰杀后的皮、肉、内脏未经兽医检验，不许食用。

三、 传染病的扑灭与净化

动物传染病的控制、扑灭和净化是动物传染病综合防制的重要内容。从传染病流行病学角度考虑，传染病流行的不同时期应采取不同的措施。如在急性、烈性动物传染病流行的早期，疾病在动物群中还没有出现广泛的传播和扩散，此时应以临床检查、淘汰或扑杀感染或发病动物为主，同时进行污染场地的严格消毒处理和周围动物群体的紧急免疫接种；慢性传染病的处理则应以检疫、淘汰感染动物为主。不同动物传染病的消灭及净化技术不同，如对口蹄疫、高致病力禽流感、非洲猪瘟等危害性大的传染病，应采取以封锁疫区、检疫、隔离、扑杀和销毁为主的消灭措施；对鸡白痢、禽白血病、结核病、布鲁菌病、牛白血病、副结核病等传染病应采取以严格检疫、及早淘汰为主的消灭或净化技术，也可通过建立健康动物群等方法加以净化；对于大肠杆菌病和链球菌病等应采取以加强环境控制，结合敏感药物治疗为主的综合性控制措施。

（一）隔离

隔离是指将患病动物和疑似感染动物控制在一个有利于防疫和生产管理的环境中进行单独饲养和防疫的一种措施。它是控制和扑灭动物传染病的重要措施之一，其目的是为了控制传染源，防止动物继续受到传染，控制动物传染病蔓延，以便将疫情控制在最小范围内并加以就地扑灭。因此，在发生传染病时，应首先查明疫病的蔓延程度，逐头检查临诊症状，必要时进行血清学和变态反应检查，同时要注意检查工作不能成为散播传染的因素。根据诊断检疫结果，可将全部受检动物分为患病动物群、可疑感染动物群和假定健康动物群三类，以便分别对待。

1. 患病动物

患病动物是指有典型症状或类似症状，或其他诊断方法检查为阳性的动物。

它们是最主要的传染源，应选择不易散播病原体、消毒处理方便的场所进行隔离。如患病动物数量较多时，可集中隔离于原动物舍内，而将少数疑似感染动物移出观察。对有治疗价值的，要及时治疗；对危害严重、缺乏有效治疗办法或无治疗价值的，应扑杀后深埋或销毁。对患病动物要设专人护理，禁止闲散人员出入隔离场所。隔离区内的饲料、物品、粪便等，未经彻底消毒处理不得运出，对人畜共患病还要做好个人防护。

2. 可疑感染动物

可疑感染动物是指在发生某种动物传染病时，与患病动物同群或同舍，并共同使用饲养管理用具、水源等的动物。这些动物有可能处在潜伏期，并有排菌（毒）的危险，故应经消毒后另选地方将其隔离、看管、限制活动范围，详细观察，出现症状的则按患病动物处理。有条件时可进行紧急预防接种或药物预防。隔离观察时间的长短，可根据该病潜伏期的长短而定，经一定时间观察不再发病后，要在彻底消毒后解除隔离。

3. 假定健康动物

假定健康动物是指与患病动物有过接触或患病动物邻近畜舍的动物，在临床上没有任何症状，假定健康的动物。对这类动物应采取保护措施，必须与患病动物和可疑感染动物分开饲养管理，加强防疫消毒，及时进行紧急预防接种和药物预防。必要时可根据实际情况分散喂养或转移至偏僻场地。

（二）封锁

封锁是指当某地或养殖场暴发法定一类传染病和外来传染病时，为了防止传染病扩散及安全区健康动物的误入而对疫区或其动物群体采取划区隔离、扑杀、销毁、消毒和紧急免疫接种等强制性措施。

1. 封锁的对象和程序

根据《中华人民共和国动物防疫法》的规定，当确诊为一类动物传染病或当地新发现的动物传染病时，当地县级以上地方人民政府兽医主管部门应当立即派人到现场，划定疫点、疫区、受威胁区，调查疫源，及时报请同级人民政府对疫区实行封锁。疫区范围涉及两个以上行政区域的，由有关行政区域共同的上一级人民政府对疫区实行封锁，或者由各有关行政区域的上一级人民政府共同对疫区实行封锁。必要时，上级人民政府可以责成下级人民政府对疫区实行封锁。封锁的目的是保护广大地区畜群的安全和人民健康，把动物传染病控制在封锁区之内和集中力量就地扑灭。

2. 封锁的原则和封锁区的划分

执行封锁时应掌握"早、快、严、小"的原则进行。"早"是早封锁，"快"是行动果断迅速，"严"是严密封锁，"小"是把疫区尽量控制在最小范围内。封锁区的划分，必须根据该病的流行规律特点、疫病流行的具体情况和当地的具体条件进行充分研究，确定疫点、疫区和受威胁区。

3．封锁措施

封锁是针对传染源、传播途径、易感动物群三个环节采取的措施。根据我国有关兽医法规的规定，具体措施如下。

（1）封锁的疫点应采取的措施

① 当某地暴发法定一类传染病、外来传染病及人兽共患病时，其疫点内的所有动物，无论其是否实施过免疫接种，在兽医行政部门的授权下，迅速宰杀感染动物及同群动物，并在必要时宰杀直接接触动物或可能传播病原体的间接接触动物，尸体一律焚烧或深埋处理。扑杀政策是动物传染病控制上采取的一项最严厉的强制性措施，也是兽医学中特有的传染病控制方法。

② 严禁人、动物、车辆出入和动物产品及可能污染的物品运出。在特殊情况下人员必须出入时，需经有关兽医人员许可，经严格消毒后方可出入。

③ 对病死动物及其同群动物，县级以上农牧部门有权采取扑灭、销毁或无害化处理等措施，畜主不得拒绝。

④ 疫点出入口必须有消毒设施，疫点内用具、圈舍、场地必须进行严格消毒，疫点内的动物粪便、垫草、受污染的草料等必须在兽医人员监督指导下进行无害化处理。

（2）封锁的疫区应采取的措施

① 在封锁区的边缘设立明显标志，指明绕行线路，设置监督岗哨，禁止易感动物通过封锁线。在交通要道设立检验消毒站，对必须通过的车辆、人员和非易感动物进行消毒。

② 停止集市贸易和疫区内动物及其产品的采购。

③ 未污染的动物产品必须运出疫区时，需经县级以上农牧部门批准，在兽医防疫人员监督指导下，经包装消毒后运出。

④ 非疫点的易感动物，必须进行检疫或预防注射。农村城镇饲养及牧区动物与放牧水禽必须在指定疫区放牧，役畜限制在疫区内使役。

（3）受威胁区应采取的措施 疫区周围地区为受威胁区，其范围应根据传染病的性质、疫区周围的具体情况而定。受威胁区应采取如下主要措施。

① 对受威胁区内的易感动物应及时进行预防接种，以建立免疫带。

② 易感动物禁止出入疫区，并禁止饮用由疫区流过来的水。

③ 禁止从封锁区购买动物、草料和畜产品。注意对解除封锁后不久的地区买进动物或其产品应进行隔离观察，必要时对动物产品进行无害处理。

④ 对受威胁区内的屠宰场、加工厂、动物产品仓库进行兽医卫生监督，拒绝接受来自疫区的动物及其产品。

⑤ 解除封锁：疫区内（包括疫点）最后一头患病动物扑杀或痊愈后，经过该病一个最长潜伏期以上的检测、观察、未再出现患病动物时，经彻底消毒清扫，由县级以上农牧部门检查合格，经原发布封锁令的政府发布解除封锁令后，

并通报相邻地区和有关部门。疫区解除封锁后，病愈动物需根据其带菌（毒）时间，控制在原疫区范围内活动，不得将它们调入安全区。

（三）尸体处理

发生动物传染病后，除对疫点和疫区要进行随时消毒外，还要对因传染病死亡的动物尸体合理而及时地处理。因为患病动物尸体内含有大量的病原微生物，是一种特别危险的"传染源"，如不及时做无害化处理，会污染外界环境，引起人和动物发病。因此，合理而及时地处理尸体，在预防动物传染病的发生和对传染病的扑灭与净化，以及维护公共卫生上都有重大意义。合理处理尸体的方法有以下四种。

1. 化制

将某些传染病的动物尸体放在特设的加工厂中加工处理，既进行了消毒，又保留许多有利用价值的东西，如工业用油脂、骨粉、肉粉等。

2. 掩埋

方法简单易行，但不是彻底的处理方法。掩埋尸体时应选择干燥、平坦、距离住宅、道路、水井、牧场及河流较远的偏僻地点，深度在2m以上。

3. 焚烧

此种方法最为彻底。适用于特别危险的传染病尸体的处理，如炭疽、气肿疽等。禁止地面焚烧，应在焚尸炉中进行。

4. 腐败

将尸体投入专用的直径3m、深6～9m的腐败坑井中，坑用防水材料砌成，有严密的盖子，内有通气管。此法较掩埋法方便合理，通过充分发酵分解达到消毒的目的，取出可做肥料。但此法不适用于炭疽、气肿疽等杆菌所引起的传染病的尸体处理。

四、治疗

（一）治疗的意义

动物传染病的治疗，一方面是为了挽救患病动物，减少损失；另一方面也是为了消除传染源，是综合性防制措施中的重要组成部分。从流行病学观点来看，传染病的治疗还应考虑经济问题。当患病动物无治疗价值时，或患病动物对周围的人畜有严重的传染威胁时，尤其是当某地传入过去没有发生过的危害性较大的传染病时，为了防止疫病蔓延扩散，应在严格消毒的情况下将病畜淘汰处理。患传染病动物的治疗必须在严密封锁或隔离的条件下进行，务必使治疗的病畜不会成为播散病原的传染源。

（二）治疗的方法

1. 针对病原体的疗法

在动物传染病的治疗方面，帮助动物机体杀灭或抑制病原体，或消除其致病作用的疗法是很重要的。一般可分为特异性疗法、抗生素疗法和化学疗法等。

（1）特异性疗法　主要采用针对某种动物传染病的高度免疫血清、痊愈血清（或全血）、卵黄抗体等特异性生物制品进行治疗。因为这些制品只对某种特定的传染病有疗效，而对其他病无效，故称为特异性疗法。例如，破伤风抗毒素血清只能治疗破伤风，对其他病无效。使用血清时如为异种动物血清，应特别注意防止过敏反应。一般高度免疫血清很少生产，而且并非随时可以购得，因此在兽医实践中的应用远不如抗生素类药物广泛。

（2）抗生素疗法　抗生素为细菌性传染病的主要治疗药物，在兽医实践中的应用日益广泛，并已取得显著成效。合理地应用抗生素，是发挥抗生素疗效的重要前提。不合理地应用或滥用抗生素往往引起种种不良后果。一方面可能使敏感病原体对药物产生耐药性，另一方面可能对机体产生不良反应，甚至引起中毒。使用时一般要注意如下几个问题。

① 掌握抗生素的适应证：抗生素各有其主要适应证，可根据临床诊断，估计致病菌种，选用适当药物。最好以分离的病原菌进行药物敏感性试验，选择对此菌敏感的药物用于治疗。

② 要考虑到用量、疗程、给药途径、不良反应、经济价值等问题：开始剂量宜大，以便集中优势药力给病原体以决定性打击，以后再根据病情酌减用量；疗程应根据疾病的类型、病畜的具体情况而定，一般急性感染的疗程不必过长，可于感染控制后3d左右停药。

③ 不要滥用抗生素：滥用抗生素不仅对病畜无益，反而会产生各种危害。例如常用的抗生素对大多病毒性传染病无效，一般不宜应用；若在病毒性感染继续加剧的情况下，对病畜也是无益而有害的。此外，还应注意食用动物在屠宰前一定时间内不准使用抗生素等药物治疗，因为这些药物在畜产品中的残留量对人类是有害的。

④ 抗生素的联合应用：抗生素联合应用时应结合临诊经验通过协同作用增进疗效，如青霉素与链霉素的合用主要表现为协同作用。但是，不恰当的联合使用，如土霉素与链霉素合用常产生对抗作用，不仅不能提高疗效，反而会影响疗效，而且增加了病菌对多种抗生素的接触机会，易产生耐药性。

（3）化学疗法　使用有效的化学药物帮助动物机体消灭或抑制病原体的治疗方法称为化学疗法。治疗动物传染病最常用的化学药物有：磺胺类药物、抗菌增效剂、喹诺酮类药等。抗病毒感染的药物近年来有所发展，但在兽医临诊上应用的还很少。

2. 针对动物机体的疗法

在动物传染病的治疗工作中，既要考虑帮助机体消灭或抑制病原体，消除其致病作用；又要帮助机体增强一般的抵抗力和调整、恢复生理功能，促使机体战胜疫病，恢复健康。

（1）加强护理 对病畜护理工作的质量，直接关系到医疗工作的效果，因此要加强护理，防寒防暑，隔离舍要光线充足，通风良好，应保持安静、干爽清洁，随时消毒。给予可口、新鲜、柔软、优质、易消化的饲料，饮水要充足。

（2）对症疗法 在传染病治疗中，为了减缓或消除某些严重的症状，调节和恢复动物机体的生理功能而进行的内外科疗法，均称为对症疗法。如使用退热、止痛、止血、镇静、兴奋、强心、利尿、轻泻、止泻、防止酸中毒和碱中毒、调节电解质平衡等药物及某些急救手术和局部治疗等。

（3）针对群体的治疗 在大型饲养场，传染病的危害更为严重。在治疗方面，除对患畜进行护理（改善饮水、饲料、通风等）和对症疗法之外，主要是针对整个群体的治疗；除药物治疗外，还需紧急注射疫（菌）苗、血清等。

3. 微生态制剂调整治疗

微生态制剂是利用正常微生物群的成员制成的活的微生物制剂，它具有补充或调整充实微生物群落，维持或调整微生态平衡，达到治疗传染病、增进健康的目的。例如，调痢生，主要用于治疗仔猪黄痢、白痢等。

4. 中药制剂的治疗

中药制剂的治疗作用主要是通过调整动物机体的整体功能，直接或间接起治疗作用。中药制剂的一些有效成分对动物机体直接起缓解症状的作用，即对症治疗作用。如柴胡的有效成分柴胡苷，有显著的镇静作用和较强的镇咳作用。有些中草药被动物机体吸收后，通过从不同方面对动物机体的功能进行综合调整，可增强机体的免疫功能和抗病力。如党参、黄芪、白术、何首乌、熟地等具有增加营养、增强体质、提高机体免疫功能和抗病力的作用；还有些中草药的有效成分可直接具有抗菌和抗病毒的作用，如金银花的含氯原酸类等具有抑制金黄色葡萄球菌、痢疾杆菌、伤寒杆菌、肺炎球菌等的作用。中药的治疗作用，往往是以上几种兼而有之，是中药治疗疾病的独到之处。

五、 免疫接种与药物预防

（一） 免疫接种

免疫接种是激发动物机体产生特异性抵抗力，使易感动物转化为不易感动物的一种手段。有组织有计划地进行免疫接种，是预防和控制畜禽传染病的重要措施之一，在某些传染病如牛瘟、猪瘟、鸡新城疫等病的防制措施中，免疫接种起到了关键性的作用。根据免疫接种进行的时机不同，可分为预防接种和紧急接种两类。

1. 预防接种

在经常发生某些传染病的地区，或有某些传染病潜在的地区，或受到邻近地区某些传染病经常威胁的地区，为了防患于未然，在平时有计划地给健康畜群进行免疫接种，称为预防接种。预防接种通常使用疫苗、菌苗、类毒素等生物制剂作抗原激发免疫。用于人工自动免疫的生物制剂可统称为疫苗，包括用细菌、支原体、螺旋体制成的菌苗和用病毒制成的疫苗、用细菌外毒素制成的类毒素。根据所用生物制剂品种的不同，采用皮下、皮内、肌内注射或皮肤刺种、点眼、滴鼻、喷雾、口服等不同的接种方法。接种后经一定时间（数天至三周），可获得数月至一年以上的免疫力。

在实际预防接种工作中，应注意以下几点。

（1）制定免疫程序时，应考虑母源抗体水平和持续时间、接种动物的年龄、畜群免疫率、本地区该病原体污染状况、传染病的发生和流行史、媒介动物出现的季节等。

（2）免疫接种前要观察畜群的健康状态，如是否有发热、下痢和其他异常行为等。

（3）妊娠母畜在产前和产后 10d 不准免疫接种。

（4）接种弱毒疫苗后，致弱的病毒或细菌在体内增殖，使机体抵抗力下降，可能继发或混合感染细菌或支原体，应注意观察。

（5）接种灭活苗时，应考虑因注射大量异物引起的发热和疼痛等反应，以及多次注射灭活苗所引起的过敏反应。

（6）冻干疫苗一经溶解应尽快使用，剩余的疫苗要做无害化处理。

（7）接种弱毒疫苗后用过的空瓶要消毒或深埋处理，以免造成污染导致其他动物感染发病。

免疫接种须按合理的免疫程序进行。一个地区、一个畜牧场可能发生的传染病不止一种，而可以用来预防这些传染病的疫苗的性质又不尽相同，免疫期也长短不一。因此，畜牧场往往需用多种疫苗来预防不同的病，也需要根据各种疫苗的免疫特性来合理地制定预防接种的次数和间隔时间，这就是所谓的免疫程序。

目前，国际上还没有一个可供统一使用的疫苗免疫程序，各国都在实践中总结经验，制定出合乎本地区、本牧场具体情况的免疫程序，而且还在不断研究改进中。

2. 紧急接种

在发生传染病时，为了迅速控制和扑灭疫病的流行，对疫区和受威胁区尚未发病的畜禽进行的应急性免疫接种，称为紧急接种。从理论上说，紧急接种以使用免疫血清较为安全有效，但因血清用量大、价格高、免疫期短，且在大批畜禽接种时往往供不应求，因此在实践中很少使用。多年来的实践证明，在疫区内使用某些疫苗进行紧急接种是切实可行的。如在发生猪瘟、口蹄疫、鸡新城疫和鸭瘟等急性传染病时，已广泛应用疫苗作紧急接种，取得了较好的效果。

在疫区应用疫苗做紧急接种时，必须对所有受到传染威胁的动物逐个进行详细观察和检查，只有对正常无病的动物才可以进行疫苗紧急接种；对患病动物及可能已受感染的潜伏期动物，必须在严格消毒的情况下立即隔离，不能再接种疫苗。由于在表面正常无病的动物中可能混有一部分潜伏期的动物，这一部分患病动物在接种疫苗后不能获得保护，反而促使它更快发病，因此在紧急接种后一段时间内，畜群中发病反有增多的可能，但由于这些急性传染病的潜伏期较短，而疫苗接种后又很快就能产生抵抗力，因此发病率不久即可下降，最终能使流行终止。由此可见，使用的疫苗产生免疫力的时间比潜伏期短时，才能使紧急接种产生良好的效果。

紧急接种是在疫区及周围受威胁区进行，其目的是建立"免疫带"以包围疫区，就地扑灭疫情。免疫带的大小视受威胁区传染病的性质而定。某些流行性强的传染病如口蹄疫等，其免疫带在疫区周围 5 ~ 10km 以上。建立"免疫带"这一措施必须与疫区的封锁、隔离、消毒等综合措施相配合才能取得较好的效果。

（二）免疫监测

免疫监测有两个含义：①接种后检验疫苗是否接种有效。由于受疫苗的质量、接种方法和操作过程、机体的健康状况等因素影响，接种了疫苗并不等于一定有效。所以接种疫苗后 2 ~ 3 周要抽样进行监测，但不是所有接种的疫苗都能进行监测，因还缺乏行之有效的便于操作的检验方法。现在能被广泛使用的有鸡新城疫、禽流感、产蛋下降综合征、鸡痘等。②对整个免疫期监测是否有足够的免疫力。这在规模化养禽场受到了高度重视，特别是对一些危害严重的传染病要经常进行抽样检查，确保有足够的免疫力。

（三）药物预防

药物预防是为了预防某些疫病，在畜群的饲料饮水中加入某种安全的药物进行集体化学预防，在一定时间内可以使受威胁的易感动物不受疫病的危害，这也是预防和控制动物传染病的有效措施之一。群体化学预防和治疗是防疫的一个较新途径，某些疫病在具有一定条件时采用此种方法可以收到显著的效果。所谓群体是指包括没有症状的动物在内的畜群单位。

畜牧场可能发生的疫病种类很多，其中有些动物传染病目前已研制出有效的疫苗，但还有不少动物传染病尚无疫苗可利用；另外还有些动物传染病虽有疫苗但实际应用还有问题。因此，防制这些疫病，除了加强饲养管理，搞好检疫诊断、环境卫生和消毒工作外，应用药物防制也是一项重要措施。群体防制应使用安全而价廉的化学药物，以安全药物加入饲料和饮水中进行的群体化学预防，即所谓保健添加剂。

现代化畜牧业进行工厂化生产，必须尽力做到使畜群无病、无虫、健康。而密闭式的饲养制度，又极易使动物流行传染病和寄生虫病，因而保健添加剂在近20 年发展很快。常用于生产的有磺胺类药物、抗生素。近年来，常用的保健添加剂还有诺氟沙星、吡哌酸等。上述药物中除青霉素、链霉素等抗生素供注射外，大多可混于饮水或拌入饲料中进行口服。在饲料中添加上述药物对预防仔猪腹泻、雏鸡白痢、猪气喘病、鸡慢性呼吸道病等有较好效果；但反刍动物及马口服土霉素等抗生素时常能引起肠炎等中毒反应，必须注意。

长期使用化学药物预防，容易产生耐药性菌株，影响防制效果，因此需要经常进行药物敏感试验，选择有高度敏感性的药物用于防制。长期使用抗生素等药物预防某些疾病如仔猪大肠杆菌病、雏鸡沙门菌病等还可能对人类健康带来严重危害，因为一旦形成耐药性菌株后，则往往会影响疾病的治疗，若有机会感染人类，则易使人致病。因此，目前在某些国家倾向于以疫苗来防制这些疾病，而不主张采用药物预防的方法。

六、 消毒、 杀虫、 灭鼠

（一）消毒

消毒是指通过物理、化学或生物学方法杀灭或清除外界环境中活的病原体。消毒是贯彻"预防为主"方针和执行综合性防疫措施中的重要环节，目的是消灭被传染源散播于外界环境中的病原体，以切断传播途径，阻止传染病的蔓延。对于不同途径传播的动物传染病其消毒的重点不一样，预防消化道传播的传染病应着重抓好草料、饮水、饲养用具和粪尿卫生管理；预防呼吸道传播的传染病应着重保持空气流通、多晒太阳、适时空气消毒和降低饲养密度等；预防虫媒性传播的传染病主要改善环境卫生，采取杀虫、驱虫、灭虫的措施；预防经皮肤传播的传染病主要搞好固定鞍挽具消毒，防止外伤并及时处理外伤等。

1. 消毒的种类

根据消毒的目的不同可将消毒分为预防性消毒、随时消毒和终末消毒。

（1）预防性消毒　结合平时的饲养管理对畜舍、空气、场地用具和饮水或动物群体等进行定期消毒，以达到预防一般动物传染病的目的。

（2）随时消毒　是指在发生动物传染病时，为了及时消灭从患病动物体内排出的病原微生物而进行的反复多次的消毒。消毒对象是患病动物所在的厩舍、隔离场地、患病动物的分泌物、排泄物及可能污染的一切场所、用具和物品。通常在疫区解除封锁前，应定期多次消毒，患病动物隔离圈舍应每天随时消毒。

（3）终末消毒　在患病动物解除隔离、转移、痊愈或死亡后，或者在疫区解除封锁之前，为了消灭疫区内可能残留的病原体所进行的全面彻底的消毒。消毒对象是传染源污染和可能污染的所有畜舍、饲料饮水、用具、场地及其他物品等。

2. 消毒的方法

消毒的方法可概括为机械性清除、物理消毒法、化学消毒法和生物学消毒法。

（1）机械性清除　是指用清扫、洗刷、通风、过滤等机械方法消除病原体。

随着污物的清除，大量病原体也被清除，因而是最普通而又常用的方法。在清除之前，可根据需要先用清水或某些化学消毒剂喷洒，以免打扫时尘土飞扬，造成病原体散播。此种方法不能达到彻底消毒的目的，可将其作为一种辅助方法，与其他消毒方法配合进行。

通风也具有消毒的意义，它虽不能杀灭病原体，但可在短期内使舍内空气交换，减少病原体的数量。通风时间视温差大小可适当掌握，一般不少于30min。

（2）物理消毒法　是指以阳光、紫外线、高温、干燥等物理方法对环境和物品中病原体的清除或杀灭。

①阳光、紫外线消毒：阳光是天然的消毒剂，其消毒原理是利用阳光光谱中的紫外线、热能及其他射线进行消毒的一种常用的方法。其中紫外线具有较强的杀菌能力，阳光的灼热和水分蒸发造成的干燥也有杀菌作用。一般病毒和非芽孢性病原菌，在直射的阳光下几分钟至几小时可以被杀死；抵抗力很强的细菌芽孢，连续几天在强烈的阳光下反复曝晒，也可以变弱或被杀灭。因此，此法对于牧场、草地、运动场、畜栏、饲养用具及环境等的消毒很有实际意义。在实际工作中常采用紫外灯进行空气消毒，消毒时灯管与污染物体表面的距离不大于1.5m。消毒时间应根据污染的程度确定，通常为1～2h，但随着照射时间的适当延长，能够增强消毒效果。各种病原体对紫外线的抵抗力由小至大的顺序为革兰阴性菌、革兰阳性菌、病毒、细菌芽孢，抵抗力较强的病原体需要的照射量或照射时间应适当延长。

②焚烧：是一种简单易行可靠的消毒方法。但其缺点是很多物品由于烧灼而被损坏，因此实际应用并不广泛。当发生抵抗力强的病原体引起的传染病（如炭疽、气肿疽等）时，患病动物的粪便、饲料残渣、垫草、污染的垃圾和其他价值不大的物品，以及死亡动物的尸体，均可以焚烧灭菌。对厩舍墙壁、地面可用喷灯进行喷火消毒，金属制品可用火焰烧灼和烘烤进行消毒，但应用时必须注意房舍物品和周围环境的安全。

③湿热灭菌法：包括煮沸消毒、高压蒸汽消毒和间歇蒸汽消毒等。

a. 煮沸消毒：是日常最为常用而且效果确定的消毒方法。大多数非芽孢病原体在100℃的沸水中迅速死亡。大多数芽孢在煮沸15～30min内也能死亡，煮沸1～2h可以消灭所有的病原体。常用于耐煮的金属器械、木质和玻璃器具、工作服等的消毒。在煮沸金属器械和玻璃器皿时，可加1%～2%碳酸钠或0.5%肥皂等碱性物质，以提高沸点，增强杀菌效果。塑料、皮革制品易变形，不能煮沸消毒。

b. 高压蒸汽消毒：相对湿度80%～100%的热空气可携带许多能量，当遇到消毒物品时凝集成水，并放出大量热能，从而达到消毒的目的，农村可用铁锅和蒸笼进行；在实验室主要利用高压蒸汽消毒，通常在121℃维持30min，可杀死细菌和芽孢。

c. 间歇蒸汽消毒：利用反复多次的流通蒸汽加热，杀灭所有微生物，包括芽孢。其方法是在常压条件下，采用100℃流通蒸汽加热杀灭微生物的方法，灭菌时间通常为30min，但要重复3次以上，每次间歇是将要灭菌的物体放到37℃孵箱过夜，目的是使芽孢发育成繁殖体。若被灭菌物不耐100℃高温，可将温度降至75~80℃，加热延长为30~60min，并增加次数。

（3）化学消毒法　是用化学药物杀灭病原体的方法，常用化学药品溶液或蒸汽进行消毒。用于杀灭病原体的药物称为消毒剂。在选用消毒剂时应考虑其杀菌谱广、有效浓度低、作用快、效果好、对人畜无害、性质稳定、易溶于水、不易受有机物和其他理化因素影响、使用方便、价廉、易于推广，无味、无臭、不损坏被消毒物品，使用后残留量少或不良反应小等。临床实践中常用的消毒剂种类很多，根据其化学特性分为：酚类、醛类、醇类、酸类、碱类、氯制剂、氧化剂、碘制剂、染料类、重金属盐和表面活性剂等。

（4）生物学消毒法　主要用于粪便、污水和其他废物的生物发酵处理，也是简便易行、普遍推广的方法。在粪便堆沤过程中，利用粪便中的微生物发酵产热，可使温度高达70℃以上，经过一段时间后，就可以杀死病毒、细菌（芽孢除外）、寄生虫虫卵等病原而达到消毒的目的，同时又保持了粪便的良好肥效。但这种方法不适用于含芽孢粪便的消毒。

3. 消毒程序和制度

（1）消毒程序　根据消毒的对象、环境温度、病原体性质及传染病流行特点等因素，将多种消毒方法科学合理地加以组合而进行的消毒过程称为消毒程序。以全进全出制生产系统中的消毒为例，空栏消毒的程序通常为粪污清除、高压水枪冲洗、消毒剂喷洒、干燥后熏蒸消毒或火焰消毒、再次喷洒消毒剂、清水冲洗、晾干后再将动物群转入栏内。

消毒程序的制定应根据本场的生产方式、主要流行的传染病、消毒剂的特点和消毒设备及设施的种类等因素确定，但消毒前将动物圈舍内的粪便、污物清扫冲洗干净是提高消毒效果的前提。条件较好的养殖场应在消毒后对生产的关键环节，如育雏舍、产仔舍等实施消毒效果的检查。

（2）消毒制度　养殖场通常应将各种消毒工作制度化，明确规定和记录消毒工作的管理者和执行人，使用消毒剂的种类、浓度和方法，消毒的间隔期限，消毒剂的轮换使用情况以及消毒设施、设备的管理和维护等内容。

（二）杀虫

主要是指消灭虻、蝇、蚊、蜱等节肢动物。杀虫的方法主要有物理杀虫法、生物杀虫法、药物杀虫法三种。

1. 物理杀虫法

利用喷灯火焰烧杀，机械拍打捕捉，沸水、蒸汽或干热空气杀灭。

2. 生物杀虫法

以昆虫的天敌或病菌及雄虫绝育技术等方法杀灭昆虫。如养柳条鱼或草鱼灭蚊，或利用辐射使雄性昆虫绝育，或使用过量激素来抑制昆虫的变态或脱皮、影响昆虫的生殖，或利用病原微生物感染昆虫致其死亡，或消灭昆虫孳生繁殖的环境等，这些方法都具有无公害、不产生抗药性等优点，已日益受到重视。

3．药物杀虫法

主要是应用化学杀虫剂来杀虫。根据杀虫剂对节肢动物的毒杀作用可分为胃毒药剂、接触毒药剂、熏蒸毒药剂、内吸毒药剂等。常用的杀虫剂如下。

（1）有机磷杀虫剂　具有用量小、毒杀作用迅速、多数在环境中易分解等优点。如敌百虫、敌敌畏、马拉硫磷、辛硫磷等。

（2）昆虫生长调节剂　可阻碍或干扰昆虫正常发育生长而致其死亡，不污染环境，对人畜无害。如保幼激素、昆虫生长调节剂等。

（3）拟除虫菊酯类杀虫剂　此类杀虫剂具有广谱、高效、击倒快、残效短、毒性低、用量小等特点，对抗药性昆虫有效。如胺菊酯等。

（4）驱避剂　使用最多的是驱蚊剂，常用的有邻苯二甲酸二甲酯、避蚊胺等。

（三）灭鼠

鼠类是许多人畜共患传染病的传播媒介和传染源，它们可以传播的动物传染病有炭疽、布鲁菌病、结核病、土拉杆菌病、李氏杆菌病、钩端螺旋体病、伪狂犬病、口蹄疫、猪瘟、猪丹毒、巴氏杆菌病和立克次体病等。因此，灭鼠对防制传染病的传播和保护人畜健康具有重大意义。

灭鼠的工作应从两个方面进行：一方面根据鼠类的生态学特点防鼠、灭鼠，从动物栏舍建筑和卫生措施方面着手，阻断鼠类的繁殖生存和活动，把鼠类在各种场所生存的可能性控制到最低限度，使它们难以得到食物和藏身之处；另一方面，应采取方法直接杀灭鼠类。灭鼠的方法大体上可分为两种。

1．器械灭鼠

即利用各种工具以不同方式扑杀鼠类，如关、夹、压、扣、套、翻、堵、挖、灌等。此类方法能就地取材，简便易行。

2．药物灭鼠

根据药物进入鼠体途径可分为消化道药物和熏蒸药物两类。消化道药物主要有磷化锌、杀鼠灵、安妥、敌鼠钠盐和氟乙酸钠。熏蒸药物包括氯化苦（三氯硝基甲烷）和灭鼠烟剂。

知识
链接

一、　免疫程序的制定

免疫程序是指在动物的整个生产周期中，为了预防某种传染病而制定免疫接种的次数、间隔时间、疫苗种类、用量、用法等。免疫程序不是通用的，更不是固定不变的，只有根据本场或本地区疫情流行的实际情况，参考已有的成功经验，结合免疫学的基本理论，制定出适合本场或本地的免疫程序才是合理的。制定科学合理的免疫程序是提高机体的抗病能力，控制传染病发生的有效措施。因此，在制定免疫程序时，应遵循以下原则。

（1）免疫程序是由传染病分布特征决定的　传染病所在的地区、流行时间、危害程度。

（2）免疫程序是由疫苗的免疫学特性决定的　疫苗的种类、接种途径、产生免疫力的时间、免疫力持续期的长短等。

（3）免疫程序应具有相对的稳定性　制定某一免疫程序，在防疫实践中证明此程序是稳定的，并在执行过程中无某些传染病流行，则说明此程序合理而有效；否则应及时查明原因并做出调整。

（4）对国家规定或本地规定的强制性免疫的动物疫病，必须列在免疫程序的预防接种计划内。

（5）充分利用免疫监测结果。

二、 免疫失败原因的分析

免疫接种是传染病综合预防措施中的重要一环，但在防疫实践中，接种疫苗后未能获得满意的免疫效果则时有发生，原因可能是多方面的。

1. 疫苗质量不符合要求

疫苗质量不合标准，如病毒或细菌的含量不足、冻干或密封不佳、油乳剂疫苗水分层、氢氧化铝佐剂颗粒过粗等；疫苗在运输或保管中因温度过高或反复冻融减效或失效；油佐剂疫苗被冻结或已超过有效期等。

2. 疫苗选择不当

（1）疫病诊断不准确，造成使用的疫苗与发生疾病不对应。例如，鸡群患了新城疫，却使用传染性喉气管炎疫苗等。

（2）弱毒活疫苗或灭活疫苗、血清型、病毒株或菌株选择不当。例如，在传染性法氏囊病流行的地区仅选用低毒力或单一血清型的疫苗；对已接种传染性支气管炎 H_{52} 疫苗之后，又再使用 H_{120} 株疫苗等。

（3）使用与本场本地区血清型不对应的禽出血性败血症菌苗、大肠杆菌菌苗等。

3. 免疫程序安排不当

4. 疫苗稀释差错

（1）稀释液不当，如马立克病疫苗没有使用指定的特殊稀释液进行稀释。

（2）饮水免疫时仅用自来水稀释而没有加脱脂乳。

（3）用一般井水稀释疫苗时，其 pH 及离子均会对疫苗有较大的影响。

（4）有时由于操作人员粗心大意造成稀释液量的计算或称量差错。

（5）在直射阳光下或风沙较大的环境下稀释疫苗。

（6）对于一些用液氮罐低温保存的疫苗，如不按规程操作，疫苗的质量会受到严重的破坏。

（7）从稀释后到免疫接种之间的时间间隔太长。这样越往后用的疫苗，效价就越低，尤其是在稀释液质量不好或环境温度偏高的情况下，效果更差。

（8）在稀释液中加入过量的抗生素或其他化学药物，如庆大霉素、链霉素等，这些药物对疫苗病毒虽无直接杀灭作用，但当浓度较高时，随着 pH 的改变，对疫苗中的病毒会产生不良影响。

5. 接种途径的选择不当

每一种疫苗都具有其最佳接种途径，如随便改变可能会影响免疫效果。例如当鸡新城疫Ⅰ系疫苗以饮水免疫、喉气管炎疫苗以饮水或者肌内注射免疫时，效果都较差。

6. 接种操作的失误或错漏

（1）采用饮水免疫时饮水的质量，饮水器的数量、分布、卫生不符合标准。

（2）在喷雾免疫时气雾的雾滴大小、喷雾的高度或速度不恰当，以及环境、气流不符合标准等。

（3）滴眼、滴鼻免疫操作不正确，有时在疫苗滴尚未进入眼内或鼻内，就将鸡放回地面，因而就没有足够的疫苗液进入眼内或鼻内。

（4）注射的部位不当或针头太粗，当针头拔出后注射液体即倒流出来；或针头刺在皮肤之外，疫苗液喷射出体外；或将疫苗注射入胸腔、腹腔内；或连续注射器的定量控制失灵，使注射量不足等。

7. 多种疫苗之间的干扰作用

严格地说，多种疫苗同时使用或在相近时间接种时，疫苗病毒之间可能会产生干扰作用。

8. 抗生素、抗病毒药对弱毒活菌苗、疫苗的影响作用

一些人在接种弱毒活菌苗期间，如接种禽出血性败血症弱毒菌苗时使用抗生素，会明显影响菌苗的免疫效果；在接种病毒疫苗期间使用抗病毒药物，如病毒唑、盐酸吗啉胍等也可能影响疫苗的免疫效果。

9. 免疫缺陷

动物群内如有某些个体的体内 r - 球蛋白、免疫球蛋白 A 缺乏等，则对抗原的刺激不能产生正常的免疫应答，影响免疫效果。

10. 免疫麻痹

在一定限度内，抗体的产量随抗原的用量而增加。但抗原量过多，超过一定的限度，抗体的形成反而受到抑制，这种现象称为免疫麻痹。有些养殖

场超剂量多次注射免疫，这样可能引起机体的免疫麻痹，往往达不到预期的效果。

11. 免疫抑制

由于免疫抑制因素的存在，使机体在接种疫苗后，不能产生预期的免疫保护作用。

三、 规模化养殖场常见参考免疫程序

1. 猪传染病免疫程序

猪传染病免疫程序见表2-1至表2-3。

表2-1　　　　　　　　　　商品猪免疫程序

日龄/d	疫（菌）苗	接种方法	备　注
新生仔猪哺乳前	猪瘟弱毒弱苗	皮下注射	
7	猪喘气病灭活苗	肌内注射	
20	猪瘟弱毒弱苗	皮下注射	
21	猪喘气病灭活苗	肌内注射	
23~25	PRRS 灭活苗	肌内注射	依本地疫情选择免疫
	猪传染性胸膜肺炎灭活苗	肌内注射	
	链球菌Ⅱ型灭活苗	肌内注射	
28~35	FMD 灭活苗	肌内注射	依本地疫情选择免疫
	猪丹毒、猪肺疫或丹毒-肺疫二联苗	肌内注射	
	副伤寒弱毒苗	皮下注射	
	萎缩性鼻炎弱毒苗	皮下注射	
55	伪狂犬基因缺失弱毒苗	皮下注射	
55	萎缩性鼻炎弱毒苗	皮下注射	
60	FMD 灭活苗	肌内注射	
	猪瘟弱毒弱苗	皮下注射	
70	猪丹毒、猪肺疫或丹毒-肺疫二联苗	肌内注射	依本地疫情选择免疫

注：猪瘟的乳前免疫可在母猪带毒严重、垂直感染引发哺乳仔猪猪瘟的猪场实施，且活苗不可选用脾淋苗；其他日龄的猪瘟弱毒苗建议使用脾淋苗。

表2-2　　　　　　　　　　　　　种母猪免疫程序

时　间	疫（菌）苗	接种方法	备　注
每隔4~6个月	FMD 灭活苗	肌内注射	
初产母猪配种前	猪瘟弱毒苗	皮下注射	建议使用脾淋苗
	PRRS 灭活苗	肌内注射	
	猪细小病毒弱毒苗	皮下注射	
	伪狂犬基因缺失弱毒苗	皮下注射	
经产母猪配种前	猪瘟弱毒苗	皮下注射	建议使用脾淋苗
	PRRS 灭活苗	肌内注射	
产前4~6周	伪狂犬基因缺失弱毒苗	皮下注射	
	大肠杆菌双价基因工程苗	按说明操作	依本地疫情选择免疫
	TGE-PED 二联苗	按说明操作	

注：（1）种猪70日龄前免疫程序同商品猪；

（2）乙型脑炎流行或受威胁区，可在每年3~5月（蚊虫出现前1~2个月）用乙型脑炎疫苗间隔一个月免疫2次。

表2-3　　　　　　　　　　　　　种公猪免疫程序

时　间	疫（菌）苗	接种方法	备　注
每隔4~6个月	FMD 灭活苗	肌内注射	
每隔6个月	猪瘟弱毒苗	皮下注射	建议使用脾淋苗
	PRRS 灭活苗	肌内注射	
	伪狂犬基因缺失弱毒苗	皮下注射	

注：（1）种猪70日龄前免疫程序同商品猪；

（2）乙型脑炎流行或受威胁区，可在每年3~5月（蚊虫出现前1~2个月）用乙型脑炎疫苗间隔1个月免疫2次。

2. 鸡传染病免疫程序（见表2-4、表2-5）

表2-4　　　　　　　　　　　　　肉用仔鸡免疫程序

日龄/d	疫　苗	接种方法
1	马立克病疫苗	皮下或肌内注射
7~14	鸡新城疫Ⅱ系或 Lasolta 系苗	点眼、滴鼻或饮水
	法氏囊弱毒疫苗	饮水、点眼或滴鼻
	传染性支气管炎疫苗	饮水、点眼或滴鼻
25~35	鸡新城疫Ⅱ系或 Lasolta 系苗	点眼、滴鼻或饮水
	鸡痘弱毒疫苗	刺种

表2-5 种鸡、蛋鸡免疫程序

日龄/d	疫 苗	接种方法
1	马立克病疫苗	皮下或肌内注射
7~14	鸡新城疫Ⅱ系或Lasolta系苗	点眼、滴鼻或饮水
	法氏囊弱毒疫苗	饮水、点眼或滴鼻
	传染性支气管炎疫苗	饮水、点眼或滴鼻
25~35	鸡新城疫Ⅱ系或Lasolta系苗	点眼、滴鼻或饮水
25~35	鸡痘弱毒疫苗	刺种
	传染性支气管炎疫苗	饮水、点眼或滴鼻
70	鸡新城疫Ⅱ系或Lasolta系苗	点眼、气雾、滴鼻或饮水
	法氏囊弱毒疫苗	饮水、点眼或滴鼻
	传染性支气管炎疫苗	饮水、点眼或滴鼻
140~154	鸡新城疫Ⅱ系、F系或Lasolta系苗	气雾、饮水
	法氏囊弱毒疫苗	皮下注射
	传染性支气管炎疫苗	饮水、气雾
	鸡痘弱毒疫苗	刺种
161~全群淘汰	(1) 在140~154日龄免疫接种后，要每隔3~6个月，再重复免疫1次（同140~154日龄） (2) 也可在140~154日龄时用鸡新城疫Ⅰ系苗接种，每年1次，以代替鸡新城疫Ⅱ系苗和Lasolta系苗（刺种、滴鼻、饮水或气雾）	

3. 羊传染病免疫程序（见表2-6至表2-8）

表2-6 羔羊免疫程序

日龄/d	疫 苗	接种方法
产羔前42~56	羊梭菌病三联四防灭活苗破伤风类毒素	皮下或肌内注射
产羔前14~28	羊梭菌病三联四防灭活苗破伤风类毒素	皮下注射
产后30	牛O型口蹄疫灭活苗	肌内注射
	羊梭菌病三联四防灭活苗	皮下或肌内注射
	Ⅱ号炭疽芽孢苗	皮下注射
产后45	羊链球菌灭活苗	皮下注射
	山羊传染性脑膜肺炎灭活苗	皮下注射
	山羊痘灭活苗	尾根皮内注射
	布鲁菌病灭活苗	肌内注射或口服

表 2 - 7 妊娠母羊免疫程序

日龄/d	疫苗	接种方法
7	羊传染性脓疱皮炎灭活苗	口腔黏膜注射
15	山羊传染性胸膜肺炎灭活苗	皮下注射
60	山羊痘灭活苗	尾根皮内注射
75	牛 O 型口蹄疫灭活苗	肌内注射
90	羊梭菌病三联四防灭活苗	皮下或肌内注射
	气肿疽灭活苗	皮下注射
105	羊梭菌病三联四防灭活苗、Ⅱ号炭疽芽孢苗	皮下或肌内注射
	气肿疽灭活苗	皮下注射
120	羊链球菌灭活苗	皮下注射
150	布鲁菌病灭活苗	肌内注射或口服
210	牛 O 型口蹄疫灭活苗	肌内注射

表 2 - 8 成年公羊免疫程序

日龄/d	疫苗	接种方法
配种前 14	牛 O 型口蹄疫灭活苗	肌内注射
	羊梭菌病三联四防灭活苗	皮下或肌内注射
配种前 7	羊链球菌灭活苗	皮下注射
	Ⅱ号炭疽芽孢苗	皮下注射

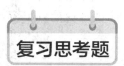

复习思考题

一、名词解释

生物安全、免疫接种、预防接种、紧急接种、免疫程序、免疫监测、消毒、预防消毒、终末消毒、隔离、封锁、可疑感染动物、假定健康动物。

二、简答题

1. 生物安全的含义是什么？养殖场为什么要建立生物安全体系？包括哪些内容？

2. 何谓全进全出？养殖场实行全进全出的饲养制度有何重要意义？

3. 在防疫工作中平时的预防措施有哪些？发病后应采取哪些措施扑灭传染病？

4. 免疫接种的方法有哪些？紧急免疫接种要注意什么？

5. 空舍的消毒程序有哪些？

6. 兽医卫生消毒的主要方法有哪些？

7. 对疫区实行封锁的对象及解除封锁的条件是什么？

8. 对因传染病死亡的动物尸体处理的方法有哪些？

9. 现有一高度 2.5m、面积为 200m² 的有天花板的育雏室，需要熏蒸消毒。问需要 40% 甲醛溶液和高锰酸钾各多少（mL 或 g）？

10. 动物传染病的诊断方法有哪些？

实训三　传染病病畜尸体的处理

【技能目标】通过本项目的训练，使学生掌握传染病病畜尸体的运送及处理方法。

【设备材料】铁锹、运尸车、塑料袋、绳子、棉花、纱布、工作服、口罩、风镜、胶鞋、手套、消毒剂、燃料等。

【内容及方法】

1. 尸体的运送

尸体运送前，工作人员均要穿戴工作服、口罩、风镜、胶鞋及手套。运送尸体应用特制的运尸车（车的内壁衬钉有铁皮，以防漏水）运送。装车前应将尸体各天然孔用蘸有消毒剂的湿纱布、棉花严密填塞，小动物和禽类可用塑料袋包装严密，以免流出粪便、分泌物、血液等污染周围环境。在尸体躺过的地方，应用消毒剂喷洒消毒，如为土壤地面，应铲去表层土，连同尸体一起运走。运送过尸体的用具、车辆应严加消毒，工作人员用过的手套、衣物及胶鞋等也应进行消毒。

2. 处理尸体的方法

应按 GB16548—1996《畜禽病害肉尸及其产品无害化处理规程》的规定，不同疫病采取不同方法处理。

（1）掩埋法　这种方法虽不够可靠，但比较简单，所以在实际工作中仍常应用。

① 地点的选择：应选择远离住宅、道路、农牧场、放牧地及水源等偏僻地方，地势高、地下水位低，以沙质土壤为好。

② 挖坑掩埋：坑的长度和宽度以能容纳侧卧的尸体即可，从坑沿到尸体表面不得少于 1.5 ~ 2m。坑底铺以 2 ~ 5cm 厚的石灰，填土夯实。

（2）焚烧法　是销毁尸体最彻底的方法，可在焚尸炉中进行。如无焚尸炉，则可挖掘焚尸坑焚烧。

常用长方形焚尸坑，坑长 2.5m、宽 1.5m、深 0.7m，将挖出的土堆在坑的四周做为土埂。坑内装满木柴，在坑口放上 3 根用水泡湿的横木，将尸体放在横木上，在尸体和木柴上浇柴油点燃，直至将尸体烧成黑炭为止，最后就地埋在坑内。适用对象为国家规定的烈性传染病。

（3）化制法　这是一种较好的尸体处理方法，既做到了无害化处理，又保留了有价值的畜产品，如工业用油脂、骨粉及肉粉。此法要求在有一定设备的化制厂进行。对烈性传染病的病畜尸体可用高压灭菌，普通传染病的病畜尸体可煮沸。

（4）发酵法　这种方法是将尸体抛入专门的尸体坑内，利用生物热的方法将尸体发酵分解以达到消毒的目的。尸体坑为圆井形，深 6~9m、直径 3m，坑壁和坑底用不透水的材料制成，坑口有盖并高出地面约 30cm，坑内有通气管。坑内尸体可堆至距坑沿 1.5m 处。经 3~5 个月后，尸体完全腐败分解，此时可以挖出做肥料。

【实训报告】根据操作过程，写出两种畜禽病害尸体的处理方法。

实训四　疫苗的免疫接种

【技能目标】掌握预防接种的方法及步骤，熟悉兽医生物制品的安全使用。

【设备材料】

（1）待免动物　禽、猪、牛、羊等动物。

（2）疫苗　弱毒疫苗及相应的稀释液、灭活疫苗。

（3）器材　金属注射器（5mL、10mL、20mL）、玻璃注射器（1mL、5mL、10mL）、连续注射器、兽用皮下注射针头、肌内注射针头、刺种针、消毒锅、带盖搪瓷盘、镊子、乳头滴管、剪毛剪、体温计、气雾免疫发生器、5% 碘酊、70% 酒精、来苏儿或苯扎溴铵等消毒剂、脸盆、毛巾、工作服、口罩、帽子、纱布、脱脂棉、登记册或卡片、保定动物的用具等。

【内容及方法】

1. 免疫接种前的准备

（1）根据当地动物传染病的分布及流行情况，制定出预防接种的计划，包括统计接种对象及数目，确定接种日期（应在疾病流行季节前进行接种），准备足够的生物制剂、器材和药品，编制登记表册或卡片，安排及组织接种和保定动物的人员。按照免疫程序有计划地进行免疫接种。

（2）免疫接种前应对饲养人员及相关人员进行免疫接种知识的教育，明确免疫接种的重要性，注意对免疫接种后动物的管理与观察。

（3）免疫接种前应对免疫接种的动物进行了解和临床观察，必要时进行体温检查。凡体质过于瘦弱的动物、妊娠后期的母畜、未断奶的幼畜、体温升高或疑似病畜，均不应接种疫（菌）苗。对这类未接种的动物，条件适宜时再及时进行接种。

（4）将所用器械利用高压蒸汽灭菌器灭菌 20～30min 或煮沸消毒 30min，冷却后用无菌纱布包裹备用。

2．兽医生物制品的用前检查

免疫接种前，必须对所使用的生物制剂进行仔细检查，不符合要求的一律不得使用。有下列情况之一者不得使用：

（1）没有瓶签或瓶签模糊不清、没有经过合格检查者。

（2）过期失效者。

（3）生物制品的质量与说明书不符合者，如有色泽、沉淀变化等。

（4）瓶塞松动或瓶壁破裂者。

（5）没有按规定方法保存者。

3．兽医生物制品的保存和运送

（1）兽医生物制品的保存　生物制品应保存在低温、阴暗及干燥的场所。弱毒疫苗一般在 -15℃条件下保存，灭活疫苗在 2～8℃条件下保存。

（2）生物制品的运送　运送生物制品时必须妥善包装，防止疫苗瓶碰坏及疫苗流失。运送途中避免日光直射和高温，并尽快运送到保存地点或免疫接种场所。弱毒疫苗应在低温条件下运送，大量运送应用冷藏车，少量运送可装在盛有冰块的保温瓶内，以免降低或丧失疫苗性能。

4．疫苗的稀释

各种疫苗使用的稀释液、稀释倍数和稀释方法都有明确规定，必须严格地按照生产厂家的使用说明书进行。稀释疫苗用的器械必须无菌，否则会使疫苗受到污染，影响免疫效果。

（1）注射用疫苗的稀释　用 70% 酒精棉球擦拭消毒疫苗瓶的瓶盖，然后用带有针头的灭菌注射器吸取少量稀释液注入疫苗瓶中，充分振荡溶解后，再加入全量的稀释液。

（2）饮水用疫苗的稀释　饮水（或气雾）免疫时，疫苗最好用蒸馏水或去离子水稀释，也可用洁净的深井水或泉水稀释。但不能用自来水，因为自来水中的消毒剂会把疫苗中活的微生物杀死，使疫苗失效。稀释前先用酒精棉球消毒疫苗瓶的瓶盖，然后用灭菌注射器吸取少量的蒸馏水注入疫苗瓶中，充分振荡溶解后，将吸取溶解的疫苗放入干净的容器中，再用蒸馏水把疫苗瓶冲洗几次，使全部疫苗所含病毒（或细菌）都被冲洗下来，然后按一定剂量加入蒸馏水。

5．免疫接种的方法

根据不同生物制剂的使用要求，应采用相应的接种方法，主要有以下几种。

（1）皮下注射法

① 注射部位：牛、马等大动物一律采用颈侧部位，猪在耳根后方，家禽在颈部或大腿内侧，羊在股内侧、肘后及耳根处，兔在耳后或股内侧。

② 注射方法：左手拇指与食指捏取皮肤成皱褶，右手持注射器在皱褶底部稍倾斜快速刺入皮肤与肌肉间，缓缓推药。

（2）皮内注射法　目前仅羊痘弱毒疫苗采用皮内注射，注射部位多在尾根或尾下。

注射方法：常规消毒，用左手捏起皮肤成皱褶，右手持针从皱褶顶部与之呈20°~30°角向下刺入皮肤内，缓慢注入疫苗，注射部位出现一豌豆大的小包为正确。

（3）肌内注射法

① 注射部位：马、牛、猪、羊一律采用臀部或颈部肌肉，禽多在胸部肌肉。

② 注射方法：左手固定注射部位，右手拿注射器，针头垂直刺入（禽为45°角，防止刺伤内脏）肌肉内，然后左手固定注射器，右手将针芯回抽一下，如无回血，将药液慢慢注入。若发现有回血，应变更位置。如动物不安或皮厚不易刺入，可将注射针头取下，右手拇指、食指和中指紧持针尾，对准注射部位迅速刺入肌肉，然后针尾与注射器连接可靠后，注入疫苗。

③ 注意事项：注射时要将针头留有 1/4 在皮肤外面，以防折针后不易拔出。

（4）口服免疫法　将可供口服的疫苗混于饮水中或将疫苗用冷水稀释后拌入饲料，动物通过饮水或吃食而获得免疫。口服免疫时，应按动物头数和每头动物平均饮水量或吃食量，准确计算需用的疫苗剂量。免疫前应停饮或停喂半天，以保证每一个体都能饮到一定量的水或吃入一定量的饲料，并保证疫苗稀释后在较短时间内（2h）用完。稀释疫苗的水应纯净，不能含有消毒剂（如自来水中有漂白粉）。饮水免疫稀释疫苗时，加入 0.3%~0.5% 的脱脂奶粉，可提高免疫效果。稀释疫苗用的饮水和饲料的温度，以不超过室温为宜。由于动物的饮水量或吃食量多少不一，口服免疫时应分 2 次完成，即连续 2d，1 次/d，这样可缩小个体间的差距。此法具有省时省力的优点，适用于大群动物的免疫。

（5）刺种法　在翅下无毛处避开血管，用刺种针蘸取疫苗刺入皮下，为可靠起见，最好重复一次，目前鸡痘活疫苗常采用刺种法免疫。

（6）滴鼻、点眼法　用细乳头滴管吸取疫苗（0.02~0.04mL）滴于鼻孔或眼内 1~2 滴（小鸡 1 滴、大鸡 2 滴），如鸡新城疫克隆苗的免疫接种。

（7）气雾免疫法　将稀释的疫苗用带有压缩空气的气雾发生器喷射出去，使疫苗形成直径 1~10μm 的雾化离子，均匀地悬浮于空气中，动物通过呼吸吸入肺内，以达到免疫的目的。此法适用于大群免疫。如畜禽有慢性呼吸道疾病时，应慎重采用气雾免疫法免疫。

① 室内气雾免疫法：疫苗用量主要根据房舍大小而定。

计算公式：

$$疫苗用量 = DA/TV$$

式中：D——计划免疫剂量；

　　　A——免疫室容积；

　　　T——免疫时间（min）；

　　　V——呼吸常数，即动物每分钟吸入的空气量（L/min），如对绵羊免疫，则为 $3 \sim 6$。

疫苗用量计算好后，即可将动物赶入室内，关闭门窗。操作者将喷头由门窗缝伸入室内，使喷头保持与动物头部同高，向室内四面均匀喷射。喷射完毕后，让动物在室内停留 $20 \sim 30$min。操作人员要注意防护，戴上大而厚的口罩，如出现临诊症状，应及时就医。

② 野外气雾免疫法：疫苗用量主要以动物数量而定。实际应用时，往往要比计算用量略高一些。喷雾应选择无风或微风的天气进行。免疫时，将畜群赶入四周有矮墙的圈内，操作人员手持喷头，站在畜群中，喷头与动物头部同高，朝动物头部喷射。操作人员要随时走动，使每只动物都有吸入机会。如有微风，应站在上风处喷射。喷射完毕，让动物在圈内停留数分钟即可放出。进行野外气雾免疫时，操作人员更要注意个人防护。

【注意事项】

（1）工作人员须穿工作服，必要时戴口罩。工作前应洗手消毒，工作中不应吸烟及吃食物。

（2）接种时应严格执行消毒及无菌操作。注射器、针头、镊子应高压或煮沸消毒，注射时最好每注射一头动物调换一个针头。在针头不足时可每吸一次调换一个针头，但每注射一头后，应用酒精棉球将针头拭净消毒后再用。注射部位的皮肤用5%碘酊消毒，皮内注射及皮肤刺种可用70%酒精消毒，被毛较长的须剪毛后再消毒注射。

（3）吸取疫苗时，先除去封口上的火漆或石蜡，用酒精棉球消毒瓶塞。瓶塞上固定一个消毒的针头专供吸取药液，吸液后不拔出，用酒精棉包裹，以便再次吸取。注射用过的针头不能吸液，以免污染疫苗。

（4）疫苗使用前，必须充分振荡，使其均匀混合后才能应用。须经稀释后才能使用的疫苗，应按说明书的要求进行稀释。已经打开瓶塞或稀释过的疫（菌）苗，必须当天用完，未用完的必须处理后弃去。

（5）针筒排气溢出的药液，应吸积于酒精棉球上，并收集后烧毁。吸入注射器内未用完的疫苗应注入专用空瓶内，进行消毒处理。

（6）接种疫苗前3d和接种后3d应禁止消毒；免疫菌苗（活）前3d和免疫后7d，不能应用抗生素类药物，以免造成免疫失败。

（7）接种疫苗的动物，应加强护理，适当减轻使役，以免加重接种后的反应。接种后观察 7~10d，有明显反应的动物，视具体情况进行隔离治疗（注射免疫血清或对症治疗），反应极严重者应予以宰杀。

【实训报告】结合所在地区，根据实际操作情况，写出猪场或鸡场免疫接种的实训报告。

实训五　消毒技术

【技能目标】通过本项目的训练，使学生掌握圈舍常用的消毒方法及发生疫情时采用的消毒方法。

【设备材料】氢氧化钠、新鲜生石灰、漂白粉、来苏儿、高锰酸钾、福尔马林，喷雾消毒器、天秤、量筒、盆、桶、缸、清扫及洗刷用具、高筒胶鞋、工作服、橡胶手套等。

【内容及方法】

1. 圈舍的消毒

分如下两个步骤进行。

（1）机械清扫　机械清扫是搞好圈舍环境卫生最基本的方法。据试验，采用清扫方法，可以使圈舍的细菌数减少 21.5%；清扫后再用清水冲洗，则圈舍内细菌数即可减少 54%~60%；清扫冲洗后，再用药物喷雾消毒，圈舍内的细菌减少 90%。

（2）化学消毒剂消毒　用化学消毒剂消毒时，圈舍内消毒液的用量一般为 $1L/m^2$。消毒时，先门里后门外，先喷洒地面，后喷洒墙壁，再喷天花板，最后再开门窗通风，用清水刷洗饲槽，将消毒药液味除去。在进行圈舍消毒时也应将附近场院及发病动物污染的地方和物品同时进行消毒。

2. 圈舍的预防消毒

在一般情况下，每年可进行 2 次（春秋各 1 次）。在进行圈舍预防消毒的同时，凡是畜禽停留过的处所也需要消毒。在采取"全进全出"管理方法的机械化养殖场，应在全出后进行消毒。

圈舍的预防消毒常用的液体消毒剂有 10%~20% 的石灰乳和 5%~10% 的漂白粉溶液，需现用现配。圈舍的预防消毒也可用蒸气消毒。常用福尔马林，用量按圈舍空间计算，福尔马林 $25mL/m^3$、水 $12.5mL/m^3$，两者混合后再放高锰酸钾（或生石灰）$25g/m^3$。消毒前将动物赶出畜舍，舍内用具、物品等适当摆开，紧闭门窗，室温保持在 15~18℃以上。药物置于陶瓷容器内，用木棒搅拌，经几秒钟产生甲醛蒸气，人员立即离开，将门关闭。经 12~24h 后打开门窗通风，待药气消失后动物方可进入。如急需使用圈舍，可用氨气中和，按氯化铵 $5g/m^3$、生石灰 $2g/m^3$、75℃水 $7.5mL/m^3$，混合于桶内放入畜舍；也可用氨水代替，按 25% 氨水 $12.5mL/m^3$，中和 20~30min，打开门窗通风 20~30min，即可启用。

在集约化饲养场，为了预防传染病，平时可以用消毒剂"带畜消毒"。如用

0.3%过氧乙酸对圈舍进行气雾消毒，对圈舍地面、墙壁及被毛表面上的常在菌和肠道菌有较强的杀灭作用。如0.3%的过氧乙酸按30mL/m³剂量喷雾消毒，对畜禽均无不良影响。"带畜消毒"法在疫病流行时，对畜禽及时进行消毒，对扑灭疫病能起到一定作用，可作为综合防制措施之一。0.5%以下浓度的过氧乙酸对人、畜无害，为了减少对工作人员的刺激，在消毒时可佩戴口罩。

3. 畜舍的临时消毒和终末消毒

发生各种传染病时，需要进行临时消毒和终末消毒。其中消毒剂的选择因疫病的种类的不同而异。一般的肠道菌、病毒性疾病可选用上述所介绍的几种消毒剂，如0.5%漂白粉乳剂、1%~2%氢氧化钠热溶液。但如发生细菌芽孢引起的传染病时，需应用10%~20%的漂白粉乳剂、10%~20%氢氧化钠热溶液或其他强力消毒剂。在消毒禽舍的同时，在病禽舍、隔离舍的出入口处应放置设有消毒液的麻袋或草垫。

【实训报告】结合所在地区，根据实际操作情况，写出一个全进全出的猪场或鸡场常规消毒的实训报告。

实训六　养殖场消毒效果检测技术

【技能目标】通过本项目的实训，使学生掌握了消毒效果检测的方法。

【设备材料】营养琼脂培养基、蒸馏水、中和剂、无菌棉签、规板（规格5cm×5cm）、空气微生物采样器、灭菌平板、无菌1mL吸管、无菌试管、酒精灯等。

【内容及方法】消毒效果的检测主要是针对养殖场内圈舍的墙壁、地面、门窗、笼具、水槽、食槽等设备和用具表面消毒后效果的检测。另外，还包括工作人员体表的消毒是否合理等。

1. 物体表面及工作人员体表的消毒效果检测

物体表面采样时，将内径为5cm×5cm的无菌规板放于被检物体的表面。

在装有5mL加入中和剂的蒸馏水的试管中浸湿无菌棉签，在试管壁上挤去多余的水分，然后在规板范围内滚动棉签涂抹取样。

剪去棉签的手持端，使棉签落入蒸馏水的试管内，塞紧试管塞，进行试验室检测。

以相同的方法，在同一物体的不同表面采集4~5个样品。另外，工作人员手采集样本时，按上述方法在右手的每个手指掌面取样。

利用提拉棉签或敲打取样试管的方法将棉签上可能带的细菌全部洗入试管内的蒸馏水中。

用无菌的吸管从采样试管中吸取1mL菌悬液转入另一只盛有9mL蒸馏水的试管中，做1:10倍递增稀释。

根据物体表面污染的程度选择3个稀释度，每个稀释度分别取1mL放入无菌的平皿内，用营养琼脂倾注培养，每个稀释度做平行样品 3 个。置于 37℃ 温箱，培养 24h。取出观察并计数平板上的菌落数。计算公式为：

$$物体表面菌落数（个/cm^2）=$$

$$（同一稀释度 3 次平行的平均菌落数 × 稀释倍数）/ 采样面积（cm^2）$$

　　2. 养殖场空气消毒效果的检测

　　空气中细菌含量的检测有两种方法：空气采集器法、平板暴露法。

　　（1）空气采集器法　用空气微生物采样器，在圈舍内四周和中央采样，采样 1 min，然后将营养琼脂平板置于 37℃ 温箱，培养 24h。取出观察并计数平板上的菌落数，求出 5 个采样点的平均菌落数。计算公式为：

$$空气中平均菌落数（个/m^3）=$$

$$（同一稀释度 3 次平行的平均菌落数 ×1000）/（每分钟空气流量 × 采样时间）$$

　　（2）平板暴露法　将营养琼脂平板或血琼脂平板水平的放于鸡舍的四角及中央各一个。将平皿盖打开，扣放在平皿底部。据鸡舍内的污染程度，暴露 10~20min。然后盖好皿盖，把平皿置于 37℃ 温箱，培养 24h。取出观察并计数平板上的菌落数，求出 5 个采样点的平均菌落数。

　　据测试，5 min 内在 $100cm^2$ 面积上降落的细菌数，相当于 10L 空气中所含的细菌数，因此可以按下列公式计算：

$$菌落数［个/（cm^2 \cdot min）］= N×100/A×5/T×100 = 50000×N/（A×T）$$

式中：A——平板面积（cm^2）

　　　　T——平板暴露于空气中的时间（min）

　　　　N——平均菌落数（个）

　　【结果与分析】圈舍空气中细菌允许量：一般认为，在有动物的情况下，圈舍每立方米空气中微生物（细菌和真菌）数不得超过 25 万~35 万个；笼养雏鸡每立方米空气中微生物总数不得超过 13 万个，其中大肠菌群不得超过 1900 个。否则可引起临床大肠杆菌病，必须采取预防措施。对于一些传染病的预防，养殖场消毒效果的检测是一个很好的方法。

　　【实训报告】根据你的实际检测结果写一个实训报告，并对其结果进行分析。

模块三
多种动物共患传染病

单元一 | 常见的病毒性共患传染病

一、 口蹄疫

口蹄疫（Foot and Mouth Disease，FMD）俗名"口疮"、"蹄癀"，是由口蹄疫病毒所引起的偶蹄动物（如猪、牛、羊、鹿等）的一种急性、热性、高度接触性传染病。临床以发热、口腔黏膜及蹄部和乳房皮肤发生水泡和溃烂为特征，易通过空气传播，传染性强，流行迅速，偶尔感染人，主要发生在与患畜密切接触的人员，多为亚临床感染。该病在世界范围内对畜牧业及相关产业造成相当大的影响，是国际兽疫局规定的 A 类传染病，我国将其列在一类动物传染病的首位。

【病原】口蹄疫病毒（Foot and Mouth Disease Virus，FMDV）属小核糖核酸（BNA）病毒科，口蹄疫病毒属。呈球形或六角形，20 面体立体对称，无囊膜，核酸类型为单股正链 RNA，约有 8500 个核苷酸，病毒衣壳由 4 种结构蛋白（即 VP1 ~ VP4）组成，其中 VP1 和 VP3 是主要免疫性抗原。

目前已知口蹄疫病毒在全世界有七个主型，即 A、O、C、SAT1（南非 1）、SAT2（南非 2）、SAT3（南非 3）和 Asial（亚洲 1 型），以及 65 个以上亚型，其中 A 型有 35 个亚型、O 型 15 个、C 型 5 个，南非 1 型 7 个、南非 2 型 3 个、南非 3 型 3 个和亚洲 1 型 3 个。O 型口蹄疫为全世界流行最广的一个血清型，我国流行的口蹄疫主要为 O、A、C 三型及 ZB 型（云南保山型）。各主型之间几乎没有交叉免疫保护性，同主型各亚型之间有一定的交叉免疫保护性。同亚型内各毒株之间也有明显的抗原差异。口蹄疫病毒在疾病流行过程中、甚至在制苗时的致弱或传代过程中均易发生变异，因此常有新的亚型出现，这给本病的检疫和防疫造成很大困难。当动物耐过某一型病毒所致的口蹄疫后，对其他型病毒仍有感受性，与疫苗株不同亚型的野毒也可引起一定数量的动物发病。所以，当预防接种时，使用的疫苗应与当地流行的病毒型相一致，才能达到预防的目的。

本病毒对外界环境的抵抗力很强，耐干燥。在冰冻情况下，血液及粪便中的病毒可存活 120~170d。病毒对热敏感，阳光直射下 60min 即可杀死；加温 85℃经 15min 或煮沸 3min 即可死亡。病毒对化学消毒剂抵抗力也很强，3% 的来苏儿 6h 不能杀灭，在 1% 的苯酚溶液中可存活 5 个月，70% 酒精中可存活 2~3d。但对酸碱的作用敏感，故 1%~2% 氢氧化钠、30% 热草木灰、1%~2% 甲醛等都是良好的消毒液。

【流行病学】口蹄疫能侵害多种偶蹄动物，以牛（奶牛、黄牛）最易感；水牛和猪次之，再次为绵羊、山羊。但以幼畜感染最为严重，且病死率也较高。本病具有流行快、传播广、发病急、危害大等流行病学特点，疫区发病率可达 50%~100%，犊牛病死率较高，其他则较低。本病较易从一种动物传染给另一种动物，但也常见在牛羊中严重流行时而猪很少感染，或在猪中严重流行时牛羊很少发病。

病畜和隐性带毒动物是最危险的传染源。病畜的水疱液、乳汁、尿液、口涎、泪液和粪便中均含有病毒。该病感染途径主要是消化道，也可经呼吸道传染。该病病愈后动物的带毒现象可能具有重要的流行病学及生态学意义。因病愈后动物的带毒期长短不一，一般为 2~3 个月。但大约 50% 的牛可带毒 4~6 个月，甚至将康复后一年的牛运到非疫区而引起口蹄疫流行。病羊因症状轻微，仅引起短期跛行，发病时间短，易被忽视，可在羊群中成为长期带毒的传染源。病猪经呼吸道排至空气中的病毒量相当于牛的 20 倍，因此认为猪在口蹄疫的流行上起着决定性的作用。近年来研究发现大多数分离的毒株与疫苗毒株有关，据此认为疫苗毒株的散毒和变异是欧洲口蹄疫暴发的主要根源。

本病传播虽无明显的季节性，且春秋两季较多，尤其是春季。其传播方式有蔓延式和跳跃式两种，一旦发生往往呈流行性。口蹄疫的暴发，还具有周期性的特点，每隔一二年或三五年流行一次。风和鸟类也是远距离传播的因素之一。

【临床症状】

1. 牛

潜伏期平均为 2~4d，最短为 24h，最长为 14d。病牛体温升高到 40~41℃，稽留 8~48h，食欲缺乏，精神沉郁，流涎，开口时有吸吮声。发病 1~2d 后，病牛齿龈、舌面、唇内面可见到蚕豆到核桃大的水疱，涎液增多并呈白色泡沫状挂于嘴边。约经一昼夜水疱破溃，形成边缘整齐、浅表红色的糜烂。此时，病牛体温下降。在口腔发生水疱的同时或稍后，趾间及蹄冠皮肤上迅速出现水疱，并很快破溃形成糜烂，以后干燥结痂逐渐愈合。有时在乳头皮肤上也可见到水疱。本病一般呈良性经过，经一周左右即可自愈；若蹄部有病变则可延至 2 ~ 3 周或更久；病死率 1% ~ 2%，该病型称为良性口蹄疫。有些病牛当水疱病变逐渐痊愈，趋向恢复时，病情突然恶化，表现全身虚弱，战栗发抖，行走不稳，心跳加快，节律不齐，因心脏麻痹而突然倒地死亡，病死率可达 20% ~ 50%，此型称为恶性口蹄疫。

犊牛感染时，主要表现为出血性胃肠炎和心肌炎，水疱病变不明显。病死率可高达 60% ~ 90%。

2. 羊

潜伏期 1 周左右。发病率较低且症状较轻。绵羊水疱以蹄部为主。山羊多发生于口腔，呈弥漫性口炎，但不常流涎。羔羊也可发生出血性胃肠炎和心肌炎而死亡。

3. 猪

潜伏期 1 ~ 2d。病初体温 40 ~ 41℃，水疱主要发生于蹄部。在蹄冠、蹄叉、蹄踵等处发生水疱，破溃后出血和形成烂斑。如无细菌感染，1 周左右痊愈。如继发细菌感染，波及深部组织，可致蹄甲脱落，病猪卧地不起。水疱也可发生于鼻盘和唇部皮肤，以及母猪乳头和口腔黏膜。哺乳仔猪多呈急性胃肠炎和心肌炎而突然死亡。病死率达 60% ~ 80%。

4. 鹿

鹿的口蹄疫具有与牛相同的临诊症状。

【病理变化】患病动物除口腔和蹄部的水疱和烂斑外，牛有时可见咽喉、气管、食管以及前胃黏膜发生圆形烂斑和溃疡。真胃和大小肠黏膜呈出血性炎症。具有诊断意义的是心脏病变，心外膜有弥漫性或点状出血，心外膜和心肌切面有灰白色或淡黄色斑点或条纹，称为"虎斑心"。心肌松软似煮肉样。左心室充满血凝块。猪有时可有出血性肠炎和"虎斑心"变化。

【诊断】根据本病的流行特点、临床症状和病理变化多可做出初步诊断，确诊需进行实验室诊断。

1. 被检材料的采集

应选择上皮组织或水疱液，最好是未破裂或刚破裂的水疱皮进行实验室诊断。被检材料送检时，采样应至少 1g，除血清外其他病料应放在由等量甘油、pH7.2 ~ 7.6，0.04mol/L 的磷酸缓冲液中，最好加抗生素（青霉素 1 000IU、硫酸新霉素 100IU、黏菌素 B 50IU、制霉菌素 100IU）经密封包装运送。样品在送达实验室以前应冷冻或冰凉保存。对不能采到上皮组织的反刍动物，如感染前期或康复期的病例，或无临床症状的疑似病例，可用食道探杯（猪用喉拭子）采集食管至咽部黏液，送实验室做病毒分离。

2. 病毒鉴定

（1）病毒分离　取出送检的组织样品，置于无菌研钵中，加入少量组织培养液和抗生素，制备成悬液。再加入组织培养液，最终使其为 20% 组织悬液。以 2000r/min 转速离心 10min，取澄清液。将经过处理的怀疑含 FMDV 的样品接种细胞培养物或未断奶乳鼠。敏感的细胞培养系统包括原代牛甲状腺细胞和原代猪、犊牛和羔羊肾细胞。细胞培养分离时，48h 应该检查致敏细胞病变效应（CPE）。如果没有 CPE 出现，细胞培养物应该冻融，再接种到新鲜细胞培养物，培养 48h 检查 CPE；也可用未断奶乳鼠代替细胞培养，但必须是 2~7d 的纯系小鼠。

（2）免疫学方法　目前，检测 FMDV 抗原和鉴定病毒血清型的优选方法是 ELISA 方法，ELISA 方法逐步取代体结合试验（CFT），因为它更敏感，并且不受前补体和抗补体因子的影响，能直接鉴定病毒的亚型，并且能同时检测水疱性口炎病毒和猪水疱病病毒。

（3）核酸识别方法　聚合酶链反应（PCR）可用于扩增诊断材料 FMDV 的基因组片段。已设计出区别 7 个血清型的特异引物。已建立原位杂交技术检测组织样品中 FMDV 的 RNA，但这种技术只能在专门的实验室中应用。

3. 血清学试验

通过检测特异性抗体应答反应，可诊断 FMDV 感染。国际贸易中指定使用的方法是 ELISA 和病毒中和试验方法。ELISA 是指利用血清型专一的单或多克隆抗体的阻断或竞争 ELISA，并同样具有敏感性高、型特异性，定量、快捷、稳定性高和不需要组织培养等优点。中和试验具有型特异性，但需要较好的实验室和细胞培养设施，需 2~3d 才能获得结果。FMDV 非结构（NS）蛋白抗体测定已用于鉴别 7 个血清型病毒（既往或当前）感染和动物是否接种疫苗。

【防制】不同国家和地区对口蹄疫的防制采取了不同的政策，可归纳为三种：扑杀政策、扑杀与疫苗接种相结合政策和疫苗接种政策。那些无口蹄疫国家一旦发现病畜，采取扑杀所有患病及疫区易感动物以根除本病。

我国防制口蹄疫的基本政策是扑杀与疫苗接种相结合政策，即以免疫接种为主，配合以扑杀、流行病学监测、流通检测、进口检疫以及生物安全控制等辅助措施。平时加强检疫，禁止从疫区引进动物、饲料、动物产品、生物制品等；引进动物时必须隔离观察，确认健康方可混群；常发地区定期应用相应毒型的口蹄疫疫苗做好预防接种，防止本病发生。口蹄疫的预防遵照"早、快、严、小"的原则，采取综合防疫措施。

1. 免疫接种

在未发生口蹄疫的地区，应做好平时的预防性免疫接种，并强化兽医卫生监督，加强防疫检测，禁止从疫区引进易感动物及畜产品。接种时，要弄清当地流行的口蹄疫病毒型，注射相应型的疫苗，疫苗接种仅限于未感染口蹄疫病毒的畜群。

2. 及时发现和报告疫情

发现牛、羊、猪等偶蹄动物的口腔、蹄部和乳房等处皮肤有水疱和溃烂，出现流涎和跛行或怀疑有口蹄疫时，应立即报告所在地区的兽医部门。口蹄疫传播很快，兽医人员要做到及早发现，及时诊断，并立即上报疫情，对经济价值较大的种畜，可用高免血清并配合用消炎镇痛类药治疗。

3. 划定疫点疫区，严格封锁

禁止封锁区的易感牲畜及畜产品流动，疫点区内的病畜及同群畜要以最快的速度扑杀，其产品及被污染或可疑污染的一切物品按国家规定标准进行无害化处理。对发病前14d售出的家畜及其产品进行追踪，并做扑杀和无害化处理。进出封锁区内的车辆要进行消毒。疫点疫区内最后一头病畜处理或死亡后14d内不再出现疫情，经过彻底消毒和检查验收合格后才能解除封锁。

4. 紧急接种

疫区和受威胁区内的易感动物要紧急接种相应毒型的疫苗，以增强机体抵抗力。在实际生产中使用的口蹄疫疫苗是常规灭活疫苗，疫苗免疫持续期6个月，但遇强毒攻击时仍可发病。但目前复旦大学研制的"猪口蹄疫O型基因工程疫苗"，成为目前世界上唯一的猪口蹄疫基因工程疫苗。试验发现，动物注射此疫苗后，即使受到比自然病毒强数百倍的病毒攻击，也安然无恙。

【公共卫生】人因接触患病动物及其污染的毛皮或饮食病畜的奶及其肉制品而感染。人感染后出现眩晕、四肢和背部疼痛、胃肠痉挛、呕吐、咽喉疼、吞咽困难、腹泻等症状，有时也见于手掌、足趾、鼻翼和面部出现水疱。小儿多发生卡他性胃肠炎，严重者可因心肌麻痹而死亡。

二、 痘病

痘病（Variola，Pox）是由痘病毒引起的各种畜禽和人的一种急性热性接触性传染病。其特征是在皮肤和黏膜上发生丘疹和痘疹。自然情况下，以绵羊痘，鸡痘和猪痘较为常见，其中绵羊痘、鸡痘危害较大，山羊痘、牛痘、马痘较少发生。

【病原】痘病毒属痘病毒科脊椎动物痘病毒亚科，为双股RNA病毒，形状呈砖形或卵圆形，有囊膜。痘病毒可在感染动物的细胞核内或细胞质内形成嗜酸性的包涵体。

本病毒分为正痘病毒属、山羊痘病毒属、禽痘病毒属、兔痘病毒属、猪痘病毒属和副痘病毒属6个属。各种动物的痘病毒分属于各个属。各种禽痘病毒与哺乳动物痘病毒间不形成交叉感染或交叉免疫，但各种禽痘病毒间在抗原性上极为相似，都具有血细胞凝集性。其他属的同属病毒各成员之间也存在许多共同抗原和广泛的交叉中和反应。

痘病毒为亲上皮性病毒，大量存在于感染动物的皮肤和黏膜的丘疹、水疱、脓疱和痂皮内。各种痘病毒均可在其易感动物的肾、睾丸、胚胎组织细胞上生长，并引起细胞病变或空斑；也可在鸡胚绒毛尿膜生长，产生痘疮病灶。

该病毒的抵抗力不强，对热、直射阳光、碱和大多数消毒剂均较敏感，58℃经5min即可杀死，常用的消毒药如0.5%福尔马林等数分钟可将其杀死。但对低温和干燥的抵抗力较强，在干燥的痂皮中能存活6～8周。

（一）绵羊痘（Variolaovina, Sheeppox）

绵羊痘是由绵羊痘病毒引起的危害最严重的一种接触性传染病。主要特征是在皮肤和黏膜上发生特异的痘疹，可见斑疹、丘疹、水疱、脓疱和结痂的病理过程。

【病原】为绵羊痘病毒，能在绵羊、山羊、犊牛的皮肤、肾脏和睾丸组织细胞上复制，并引起细胞病变。

【流行病学】本病多发生于冬末春初。气候恶劣、饲草缺乏和饲养管理不良等因素都可促进本病的发生。不同品种、性别和年龄的绵羊均易感，但细毛羊较粗毛羊易感，羔羊比成羊易感，病死率也高。怀孕母羊易发生流产。因此，在产羔季节前流行羊痘，可造成很大损失。

病羊和带毒羊是主要的传染源。本病主要通过呼吸道感染，也可通过损伤的皮肤、黏膜感染。饲养管理人员、护理用具、皮毛产品、饲料、垫草和外寄生虫等都可以成为传播媒介。

【临床症状】潜伏期平均为6～8d。

病初体温升高到41～42℃，食欲减少，精神沉郁，结膜潮红，流浆液性、黏液性或脓性鼻液。呼吸、脉搏增数，经1～4d后在眼周围、鼻、唇、颊、四肢和尾内侧、乳房、阴唇、阴囊和包皮等无毛或少毛的皮肤上出现痘疹。痘疹初期为平滑的圆形红斑，称为"蔷薇疹"。1～2d后发展为淡红色或灰白色突出于皮肤表面的半球状隆起的结节，称为丘疹。丘疹经5～7d变为灰白色内含透明浆液的水疱，即痘浆。此时，病畜体温稍下降，再经2～3d，由于化脓菌的侵入，以及白细胞浸润，变为脓疱。如无继发感染，脓疱逐渐干涸结痂，痂皮脱落后遗留红斑并逐渐痊愈。整个病程一般为2～3周。

在痘病的流行过程中，还常见非典型病例。良性者，仅见体温升高和黏膜的卡他性炎症或仅出现少量痘疹，并在几天内干燥后脱落，不形成水疱和脓疱，称为"石痘"。恶性经过者，有的全身出痘，痘疹互相融合成边缘不整的大脓疱，且全身症状也比较严重。当有坏死杆菌感染时，痘疱发生化脓和坏疽，形成较深的溃疡，发出恶臭，称为"臭痘"或"坏疽痘"。当痘疹内有出血时，痘疹变为黑红色，称为"出血痘"或"黑痘"。

【病理变化】死亡病例，在前胃或真胃黏膜上，常有大小不等的圆形或半球形的结节，单个或融合存在，有的还形成糜烂或溃疡，咽和支气管黏膜也有痘疹，肺有干酪样结节或卡他性肺炎病变。有的病例还有肝脂肪变性、心肌变性、淋巴结急性肿胀等败血症变化。

【诊断】典型病例可根据临床症状、病理变化和流行情况做出诊断。非典型病例可结合群体的不同个体发病情况和实验室检验做出诊断。取痘疱组织涂片，经镀银染色观察有深褐色的球菌样小颗粒（原生小体），姬姆萨染色或苏木精－伊红染色可清楚地观察到病毒形成的细胞质内包涵体，即可确诊。此外，也可进行痘病毒的鸡红细胞吸附试验、红细胞凝集抑制试验和琼脂免疫扩散试验等。

【防制】加强饲养管理，抓好秋膘，注意防寒保暖、补饲，防止天气变化、雨淋等应激刺激，注意保持圈舍清洁卫生和干燥。在疫区，每年定期预防接种可有效预防本病。使用的疫苗有弱毒苗和灭活苗。羊痘鸡胚化弱毒疫苗，适用于任何年龄的羊，在尾部或股内侧皮内接种 0.5mL，注射后 4~6d 产生免疫力，免疫期 1 年；羊痘氢氧化铝甲醛灭活苗适用于成年羊、孕牧羊和羔羊，免疫期达 8 个月。发病后应立即隔离病羊，封锁疫点，深埋病死尸体，对圈舍及用具进行严格彻底的消毒。对疫区内其他尚未发病的羊或受威胁的羊群进行紧急接种。

本病尚无特效药。病初可注射免疫血清，痘疹局部可用 0.1% 高锰酸钾溶液洗涤后，涂布甲紫或碘甘油等。虽然抗菌药物治疗无效，但为防止继发感染，可根据实际情况合理应用。

（二）山羊痘（Variolacaprina，Goatpox）

山羊痘是由山羊痘病毒引起的一种急性热性传染病，其特征是在皮肤和黏膜上形成痘疹。该病传染性强，在没有免疫的山羊中呈暴发性流行，发病率高。

【病原】为山羊痘病毒，能在羔羊肾细胞、睾丸细胞以及犊牛睾丸细胞内复制，并具有细胞病变，可在细胞质内产生包涵体。还可在鸡胚绒毛尿膜上产生痘斑。病毒的原生小体能被免疫血清所凝集。山羊痘病毒对羊传染性脓疱具有免疫性，但羊传染性脓疱性皮炎病毒对山羊痘却无免疫性。

【症状与病变】山羊痘的临床症状和病理变化与绵羊痘相似，主要在皮肤和黏膜上形成痘疹，但病情较轻。

【诊断】根据临床症状、病理变化和流行情况作出诊断。但应注意与羊传染性脓疱区别，后者发生于绵羊和山羊，主要在口唇和鼻周围皮肤上形成水疱和脓疱，以后结成厚而硬的痂。一般无全身反应。

【防制】预防时，可用山羊痘细胞弱毒疫苗免疫山羊，以 0.5mL 皮内或 1mL 皮下接种，效果确实。其他治疗方法见绵羊痘。

（三）猪痘（Variolasuilla，Swinepox）

猪痘是由猪痘病毒和痘苗病毒引起的一种急性、热性、接触性传染病。主要特征是皮肤上出现红斑、痘疹和结痂。

【病原】为猪痘病毒和痘苗病毒。猪痘病毒只能在猪源细胞如猪肾、睾丸、胎肺和胎脑组织细胞内复制，具有细胞致病作用。但本病毒不能凝集鸡的红细胞。痘苗病毒不仅能在猪源细胞内复制，在牛、绵羊、人等胚胎细胞内也可增殖，具有细胞致病作用；还可在鸡胚绒毛尿囊膜上复制，形成痘斑。此外，还在细胞质内形成包涵体。

【流行病学】由猪痘病毒引起的猪痘仅感染猪，常发生于 4~6 周龄的仔猪及断奶小猪，成年猪有抵抗力。由痘苗病毒引起的猪痘，各种年龄的猪都可感染发病，常呈地方流行性。痘苗病毒除感染猪外，还可感染其他多种动物。

病猪和病愈带毒猪是本病的传染源。病毒随病猪的水疱液、脓汁和痂皮污染周围环境。主要经损伤的皮肤和黏膜感染，也可经呼吸道、消化道传染。此外，猪血虱、蚊、蝇等外寄生虫也可参与传播。

【临床症状】潜伏期平均为 4~7d。

病猪体温升高，精神不振，食欲减退，眼结膜和鼻黏膜潮红、肿胀，并有分泌物。痘疹主要发生于躯干的下腹部、股内侧以及背部或体侧部等皮肤处。开始为突出于皮肤表面的深红色硬结节，略呈半球状，表面平整，见不到水疱即转为脓疱，并很快结成黄色的痂块，脱落后遗留下白色斑块而痊愈。病程一般为 10~15d，多呈良性经过，病死率不高，易被忽视，但幼龄仔猪如有继发感染，常使病死率增高。

【诊断】一般根据病猪典型痘疹和流行病学特点即做出诊断。鉴别是由何种病毒引起，可用家兔做动物试验，痘苗病毒可在接种部位发生痘疹，而猪痘病毒不感染家兔。必要时也可进行病毒分离鉴定。

【防制】平时加强饲养管理，搞好卫生消毒，消灭猪血虱和蚊蝇。新购入的猪要隔离观察 1~2 周，确认无病方可混群。本病目前尚无有效的疫苗，可试用康复猪血清或全血治疗，其他治疗方法见绵羊痘。

（四）牛痘（Variolovaccine，Cowpox）

牛痘是由牛痘病毒和痘苗病毒引起的一种急性、热性传染病，此病主要危害奶牛和人类。

【病原】牛痘病毒与痘苗病毒同为正痘病毒属，性状相似，也有同样范围的易感宿主。病毒能感染多种动物如家兔、豚鼠和猴等，接种于鸡胚绒毛尿囊膜上，形成特殊的痘斑。病毒能在鸡胚、牛、绵羊及人胚细胞上生长并产生细胞病变。在被感染细胞质内形成包涵体，此两种病毒在牛引起的症状相似。

【流行病学】病牛和新接种牛痘苗的人都是本病传染源。一般通过挤奶工人的手或挤奶机而传染。此外，通过呼吸道的吸入和节肢动物机械传递也能传播本病。

【临床症状】潜伏期为 4~8d。

病初体温升高，食欲减退，反刍停止。挤奶时乳头和乳房敏感，不久在乳房和乳头（公牛在睾丸皮肤）上出现红色丘疹，1~2d 后丘疹形成豌豆大小的水疱，顶部有一凹窝，内含透明浆液，以后转为脓性，然后结痂，10~15d 后痂块脱落而痊愈。若病毒侵入乳腺，则可引起乳腺炎。

【诊断】根据临诊症状和流行病学可做出初步诊断。确诊可采取病变组织做包涵体检查。鉴别牛痘病毒和痘苗病毒可进行鸡的皮肤试验，痘苗病毒可在接种处发生典型的原发性痘疹，而牛痘病毒则无接种反应。

【防制】平时加强饲养管理，新引进的牛要隔离观察，加强检疫，无异常症状时方可合群；要特别注意做好挤奶时的消毒工作，接触病牛时应做好个人防护；发现病牛及时隔离治疗。对牛舍、场地及用具等可用 1% ~2% 氢氧化钠溶液或 10% 石灰乳消毒。发病牛可用氧化锌、磺胺类、硼酸或抗生素等软膏涂抹患处，促使愈合和防止继发感染。

【公共卫生】牛痘可传染人，引起人皮肤病变。特别是与病牛接触的挤奶工人，常可在手、臂、甚至脸部发生痘疹，但通常都能自愈。

（五）禽痘（Variolaavlmn, Avianpox）

禽痘是禽痘病毒引起禽类的一种急性热性高度接触性传染病。其特征是在家禽无毛或少毛的部位皮肤上发生痘疹（皮肤型），或在禽口腔、咽喉部黏膜上形成纤维素性坏死性假膜（黏膜型），也可两者同时发生。

【病原】禽痘病毒包括鸡、鸭、鸽、火鸡、金丝雀、鹌鹑、麻雀等痘病毒。在自然条件下，每一种病毒对同种宿主有易感性，但通过人工感染也可能传给异种宿主，然而致病性很不相同。不同的禽痘之间有交叉保护。

【流行病学】家禽中以鸡最易感，不同品种、年龄、性别的鸡均易感，其中雏鸡和中鸡易感性最高，可引起雏鸡大批死亡。火鸡、鸭、鹅等家禽也可发生，但症状轻微。鸟类如鸽、金丝雀、燕雀、麻雀、掠鸟等也常发病，但病毒类型不同，一般不交叉感染，偶有例外。病禽和带毒禽为本病的传染源，主要通过皮肤、黏膜的伤口接触传染或经蚊虫叮咬传播。

本病一年四季均可发生，但在春、秋两季最易流行，一般在秋季和夏季发生皮肤型痘较多，在冬季以黏膜型（白喉型）痘较多。

【临床症状】鸡痘的潜伏期为 4 ~8d。根据发病部位的不同，可以分为皮肤型、黏膜型和混合型三种病型。

1. 皮肤型

主要发生在鸡体无毛或毛稀少的部分，特别是在鸡冠、眼睑、耳、喙角、肉髯、翼下、泄殖腔周围、腿部等皮肤上形成特异的痘疹。起初出现细薄的灰色麸皮状覆盖物，迅速形成小结节，并逐渐增大、融合，形成表面粗糙、坚硬、凹凸不平的灰褐色厚痂，内含黄脂状物。随病程发展，痘痂逐渐变干燥，痂皮脱落而愈。若眼睑结节数量较多时，互相融合可将眼睑封闭。病鸡精神沉郁，食欲减退或消失，产蛋鸡产蛋减少或停止，病死率不高。

2. 黏膜型（又称白喉型）

此型病变主要出现在口腔、咽喉和气管等黏膜表面，多见于小鸡，病死率较高。病初呈鼻炎症状，流浆液或黏液性鼻液，后转为脓性。2～3d后，在口腔、咽喉等处黏膜发生圆形黄白色结节，逐渐扩大，互相融合而形成假膜，不易剥落，刮落后呈出血性溃疡。如痘疹蔓延至喉部，病鸡表现呼吸、吞咽困难，严重时窒息死亡，病死率达50%。如痘疹发生在眼及眶下窦，则眼睑肿胀，结膜上有多量脓性或纤维素性渗出物，严重时可引起角膜炎而失明。

3. 混合型

皮肤和黏膜均被侵害，病情严重，病死率高，多见于幼禽。

【诊断】皮肤型根据特殊性痘疹可做出诊断。黏膜型可采取病料制成1∶5～10的悬液，擦入划破的鸡冠、肉髯、皮肤或拔去羽毛的羽毛囊内，被接种鸡在5～7d出现典型痘疹，则可做出诊断。此外，还可采用琼脂扩散试验、血凝试验、血清中和试验等进行诊断。

【防制】加强饲养管理，搞好卫生消毒，定期驱除蚊蝇、避免机体受到机械损伤。平时做好鸡痘鹌鹑SS毒疫苗的免疫接种。一般首次免疫2～3周龄，二次免疫4～5月。

发病时，应立即隔离病禽，轻者治疗，重者淘汰。也可对发病鸡群进行紧急接种，数天后可控制病情。皮肤痘疹一般不需治疗，若进行治疗可先用1%高锰酸钾溶液冲洗痘痂，再用镊子剥离，伤口涂布碘酊、红汞或甲紫。黏膜型鸡痘可用镊子剥去假膜后，涂擦碘甘油或鱼肝油，以减少窒息死亡。也可在饮水中加入一些抗生素对防止继发感染有一定作用。

三、　伪狂犬病

伪狂犬病（Porcine Pseudorabies，PR）是伪狂犬病病毒引起的多种家畜和野生动物的一种急性热性传染病。临床特征是发热、奇痒（除猪外）和脑脊髓炎，妊娠母猪发生流产、死胎，哺乳仔猪呈脑脊髓炎和败血症的综合症状，成年猪多呈隐性感染。家畜中以猪发生较多。猪场猪群暴发本病时，犬常先于猪或与猪同时发病。

【病原】伪狂犬病病毒属于疱疹病毒科疱疹病毒亚科伪狂犬病病毒属，病毒粒子呈球形，20面体立体对称，双股DNA，有囊膜和纤突。病毒能在多种哺乳动物细胞内及鸡胚和鸡胚成纤维细胞上增殖，并产生核内包涵体。

病毒对外界环境抵抗力很强。在病畜舍内的干草上夏季能存活30d以上，冬季能存活46d以上。对热、甲醛、乙醚和紫外线敏感，55～60℃经30～50min灭活，80℃经3min灭活。常用的消毒药如0.5%石灰乳、0.5%盐酸、0.5%～1%氢氧化钠或福尔马林等都能很快将其杀死。但对苯酚有抵抗力，0.3%苯酚溶液或50%甘油缓冲液中可保存病毒。

【流行病学】牛、羊、猪、犬、猫、兔、鼠及野生动物均可感染。家畜中猪、牛最易感，马属动物和家禽发病率较低，实验动物兔最易感。人偶尔可以感染。

病猪、带毒猪及带毒鼠是本病主要的传染源。病毒从鼻分泌物、唾液中排出，可在空气中形成气溶胶随气流迅速传至邻近易感猪群；病毒具有持续感染特性，任何年龄的猪在耐过病毒的急性感染后，都能在体内形成潜伏感染，一旦病毒被激活，则引起复发性感染并向外散毒，有的带毒猪可持续排毒1年。病毒也可经胎盘、阴道黏膜、乳汁和精液传播。其他家畜多因食入病尸及病畜污染的饲料、饮水经消化道感染，也可经呼吸道、损伤的皮肤及交配而感染。此外，刺蛰昆虫也是本病的传播媒介。牛常接触猪和老鼠而发病，感染发病后几乎100%死亡。牛也可传染给牛和猪。

【发病机制】PRV对猪的致病作用因感染猪的年龄、毒株、感染剂量及感染途径等的不同而不同，通过鼻内、气管、口腔、胃内、脑和肌肉等途径接种病毒，均可导致发病，其中以胃内接种，猪的敏感度最低。感染后的病毒首先在鼻咽部和扁桃体中增殖，再经嗅神经、吞咽神经、三叉神经到达脑和脊髓，也可由鼻黏膜经呼吸道侵入肺泡。

未断奶仔猪感染后，病毒最早在口咽部和呼吸道组织内复制，再经神经纤维到达中枢神经系统，也可随血液到达肝、脾等内脏器官引起病变；新生仔猪，因神经系统功能紊乱而很快死亡，症状不明显；生长肥育猪，常在最初增殖部位引起病变，如扁桃体坏死、肺炎等，即使是老龄猪也可能出现神经症状。胎盘感染常引发胎盘病变和死胎。

【临床症状】潜伏期一般为3~6d，少数达10d。

1. 猪

各种年龄的猪均易感。哺乳仔猪感染本病时，病情极为严重，常导致大批死亡。15日龄以内仔猪表现为最急性，仔猪出生后1~3d内一切正常，随后突然发病，体温升高到41~42℃，精神沉郁，嗜睡，流涎，间有呕吐或腹泻。随后病猪表现精神紧张，兴奋不安，两眼发直，眼球震颤，肌肉发抖，叫声嘶哑，共济失调，有时不自主的前进、后退、做圆圈运动或倒地抽搐，呈间歇性痉挛。有的后躯麻痹，有的角弓反张，头颈歪斜，有的四肢完全麻痹，不能站立，头向后仰，侧卧做游泳样划动，最后昏迷死亡。3~4周龄猪，主要症状同上，病程略长，多便秘，病死率可达40%~60%。2月龄以上猪，症状轻微或隐性感染。表现一过性发热，咳嗽，呼吸困难，便秘，有时出现呕吐和腹泻，多在3~4d恢复。如体温持续升高时，病猪又会出现神经症状，震颤、共济失调，头向上抬，背拱起，倒地后四肢痉挛，间歇性发作，个别猪因出现神经症状而往往预后不良或死亡。成年猪多为隐性感染，症状不明显或仅表现轻微的体温升高、精神沉郁、呕吐、咳嗽等症状，一般于4~8d内完全恢复。怀孕母猪感染后，主要表现为繁殖障碍，流产、木乃伊胎、死胎和弱仔，这些弱仔猪1~2d内出现呕吐和腹泻，运动失调，痉挛，角弓反张，通常在2~3d内死亡。

2. 牛

对本病高度敏感，主要表现身体某处皮肤剧痒，病畜不停地舔咬或摩擦痒部，乃至皮肤擦伤出血仍不停止。同时病牛体温升高，狂躁不训，颈、咬肌痉挛，出现咽麻痹、流涎。间或磨牙、哞叫、用力踏地等，但不攻击人畜。后期因延髓受害，呼吸促迫、心律不齐和痉挛等，常于发病后 2～3d 死亡。也有的病例在出现症状后数小时死亡，无瘙痒症状。

3. 羊、犬和猫

症状与牛大致相似，有剧痒和脑脊髓炎症状，但均不攻击人畜。呈急性经过，多在 1～2d 内死亡。死前有知觉。

【病理变化】 剖检可见鼻黏膜呈卡他性或化脓性炎，扁桃体及咽喉黏膜水肿，并常有纤维素性坏死性假膜覆盖。肺水肿，气管和支气管内含有大量泡沫样的水肿液。淋巴结充血、肿大、间有出血。心肌松软，心外膜有出血，肾有点状出血，胃底部可见大面积出血，小肠黏膜充血、水肿并附有黏液，大肠呈斑块状出血。具有诊断价值的病变是淋巴结、扁桃体、心脏、肝脏、脾脏、肾脏等器官可见灰白色坏死灶。肝、肾的坏死灶最具特征，中央为黄白或灰白，周围有红色晕圈，另外，肾和心脏的坏死灶在其他疫病极少发现，具有诊断意义。

有剧痒症状的家畜皮肤常有擦伤和撕裂，皮下水肿严重，肺常充血水肿，心外膜出血，心包积液。神经症状明显的病例，可见脑膜明显充血、水肿，脑脊液增多，脑实质内有点状出血。组织学检查有非化脓性脑炎的变化。

【诊断】 根据病畜临床症状，以及流行病学资料分析，可初步诊断本病。确诊必须进行实验室检查，如病原分离鉴定、动物接种试验及血清学试验等。生前取患部组织如扁桃体或咽喉黏膜，检查其黏膜上皮中有无包涵体。死后取脑、脊髓等做组织学检查。

【防制】 加强饲养管理，做好灭鼠工作，定期清毒，严格将猪与牛或其他动物分开饲养。此外，对猪群进行血清中和试验，隔离阴性母猪所生仔猪，逐步有计划淘汰阳性种猪，严格引种检疫与隔离，对病死动物尸体、污物及场地等，要严格消毒，做好无害化处理工作，对控制本病有重要意义。

本病尚无特效治疗药物，发病时应立即隔离治疗，紧急情况下用高免血清治疗，可降低病死率。对疫区未发病动物可用基因缺失弱毒苗进行紧急预防接种与治疗。伪狂犬病的发病机制也决定了本病不能完全依赖接种活苗或死苗来防止免疫后的感染猪发生潜伏感染。虽然疫苗接种不能完全阻止强毒的感染、排毒以及潜伏感染的建立，但是可以阻止疾病的发生，减少病毒扩散，从而将损失减少到最小程度。

四、 狂犬病

狂犬病（Rabies）俗称"疯狗病"，是由狂犬病病毒引起的人畜共患的一种急性接触性传染病。主要侵害中枢神经系统，临床以极度兴奋和意识紊乱，继之出现局部或全身麻痹为特征。狂犬病是一种古老的自然疫源性疫病，广泛分布于除大洋洲岛国以外的世界五大洲各国，在大多数发展中国家，本病是一种严重的传染病。本病能感染人及所有的温血动物，包括鸟类。

【病原】狂犬病病毒属弹状病毒科狂犬病毒属的成员。病毒一端钝圆，另一端平凹，呈子弹形，有囊膜和纤突，核酸型为单股 RNA。病毒主要存在于患病动物的中枢神经组织、唾液腺和唾液中，其他脏器、血液、乳汁中可能有少量病毒存在。在中枢神经（尤其在海马角、大脑皮层、小脑）和唾液腺细胞的细胞质内常形成狂犬病特有的圆形或卵圆形的嗜酸性包涵体——内基氏小体（Negri bodies）。

病毒能抵抗组织自溶和腐败，室温中不稳定，反复冻融可使病毒灭活。病毒对酸、碱、苯酚、福尔马林、升汞等消毒药物敏感。各种脂溶性溶剂、70% 酒精、0.01% 碘液和丙酮、乙醚都能使之灭活。病毒不耐日光和 X 射线，50℃ 经 15min，100℃ 经 2min 均能灭活。但在冷冻或冻干状态下可长期保存病毒。在 50% 甘油缓冲液中或 4℃ 下病毒可存活数月到 1 年。

【流行病学】人和各种动物对本病都有易感性。在自然界中，主要的易感动物是犬科和猫科动物。这些动物也是人类感染狂犬病病毒的主要传染来源。在我国的流行区，外观健康的犬血清阳性率达 8.3% ~ 25%。此外，吸血蝙蝠和某些啮齿类动物也能作为狂犬病病毒的保毒宿主，其唾液腺中带有狂犬病病毒，在传播本病方面起着重要作用。

本病常散发，主要通过咬伤、损伤的皮肤黏膜、消化道、呼吸道等途径传播，具有明显的连锁性。一年四季均发，但春夏季发生较多。感染不分性别、年龄。各种动物的发病比例不同：犬 72%，牛 18.4%，鹿 5.5%，马 4.2%，猪 3%。

【临床症状】动物发病后的潜伏期因感染病毒的数量、毒力、伤口距中枢神经的距离及动物的易感性的不同而长短不一。潜伏期一般为 15d，长者可达数月或一年以上。犬、猫、猪一般为 10 ~ 60d，人为 30 ~ 60 d。

1. 犬

临诊表现分两型：狂暴型和麻痹型。

（1）狂暴型　分前驱期、兴奋期和麻痹期。

①前驱期：表现精神不振，常躲在暗处，不听呼唤，不愿和人接近，瞳孔散大对刺激的反应性增高。食欲反常，喜吃异物，吞咽时伸颈，唾液分泌增多，后躯软弱，性格变态。此期为 1 ~ 2d。

②兴奋期：表现狂暴，常主动攻击人畜，高度兴奋。狂暴之后出现沉郁、喜卧、疲劳不动，一会儿又立起，眼斜视，精神恐慌。稍受刺激就出现新的发作，疯狂攻击，或自咬四肢、尾及阴部，病犬常在外游荡，不归家。叫声嘶哑，下颌

麻痹，流涎。此期经 2～4d。

③麻痹期：由于三叉神经麻痹出现下颌下垂，舌脱出，流涎，很快后躯及四肢麻痹，卧地不起，抽搐，最后因呼吸中枢麻痹或衰竭而死。病程 1～2d。

（2）麻痹型或沉郁型 病犬只经过短期兴奋即进入麻痹期。表现喉头、下颌、后躯麻痹，流涎，张口，吞咽困难。一般经 2～4d 死亡。

2. 猫

多发狂暴型，症状与犬相似，但病程较短。病猫喜躲避暗处，并发出刺耳的粗粝叫声，继而出现狂暴症状，可凶猛地攻击其他猫、动物和人，对人危害较大。在出现症状后 2～4 d 死亡。

3. 牛

多为狂暴型。病初食欲下降，精神沉郁，然后表现起卧不安、四蹄刨地、间歇性地高声吼叫，用角冲撞墙壁，磨牙、流涎等。随后逐渐出现麻痹症状，如吞咽麻痹、流涎，不能饮水，反刍停止、瘤胃臌气等病症。经 2～4d 病牛倒地不起，最后衰竭死亡。

4. 猪

病猪兴奋不安，横冲直撞，反复用鼻掘地，攻击人畜等。叫声嘶哑、大量流涎，在发作间歇期常钻入垫草中，稍有音响即一跃而起，无目的乱跑，最后发生麻痹症状，经 2～4d 死亡。

5. 马和骡

发病后极度兴奋，出现与疝痛时一样的打滚症状。与其他动物一样，恶意地咬或攻击其他动物。由于体力强，发病后难于管束，可出现一些自我伤害性外伤。

【病理变化】尸体消瘦，皮肤可见咬伤和撕裂。口腔、咽喉黏膜充血、糜烂，胃内空虚或有异物，胃肠黏膜充血、出血，脑膜及实质中可见充血、出血。

病理组织学检查脑呈非化脓性脑脊髓炎变化。病变以脑干和海马角最明显。特征变化是在多种神经细胞的细胞质内出现嗜酸性包涵体，称为内基氏小体。

【诊断】根据动物出现的典型症状和病程、病史可做初步诊断。对可疑病犬应拘禁观察或扑杀进行实验室诊断。实验室诊断包括下列内容。

1. 病理组织学检查

取大脑海马、脑干和小脑等组织制成的切片，经苏木精 - 伊红染色，观察内基氏小体，如在神经细胞的细胞质内见有圆形或椭圆形的红色小体即可确诊。

2. 荧光抗体法

取可疑病脑组织或唾液腺制成冰冻切片或触片，用荧光抗体染色镜检，在胞浆内出现黄绿色荧光颗粒者即为阳性。荧光抗体试验是一种快速、稳定而且特异性很强的诊断方法。该方法具有高度的敏感性，对新鲜样本特别敏感，并适用于经胰蛋白酶或其他酶治疗后的组织。

3. 小鼠接种法

用30日龄的小鼠经脑内接种，如在接种后1～2周内小鼠出现麻痹症状与脑膜脑炎变化则有狂犬病毒，也可于接种后3d捕杀小鼠，取脑制涂片，用荧光抗体法检查。近年来，应用ELISA检测技术和基因探针位点杂交技术诊断狂犬病也取得了进展。

【防制】目前狂犬病仍无有效的治疗措施，加强预防是控制本病的关键。

1. 规范犬只管理

对饲养的猎犬、警犬、实验用犬及宠物犬实行登记许可制度，定期为犬只接种疫苗，避免犬只与其他来源不明的犬只接触；看管好自家犬只，避免咬伤他人。当人被可疑病犬咬伤时，应尽量挤出伤口的血，用肥皂水彻底清洗，并用3%碘酊处理，接种狂犬病疫苗。最好同时注射免疫血清，可降低发病率。家畜被病犬或可疑病犬咬伤后，应尽量挤出伤口的血，然后用肥皂水或0.1%升汞水、酒精、醋酸、3%苯酚、碘酊、硝酸银等消毒药和防腐剂处理，并用狂犬病疫苗紧急接种，使被咬动物在疾病的潜伏期内就产生主动免疫，可免于发病。

2. 严格限制病犬进入非疫区

加强产地检疫和流通环节的检疫监管，禁止病犬进入非疫区。及时捕杀处理病犬，对被病犬咬伤的动物也应该捕杀并做无害化处理。对于免疫的犬，在已知的免疫期内若接触病犬或被咬伤，应彻底治疗创伤，再给动物注射疫苗，并将其关养，至少观察30d。

【公共卫生】该病是一种人畜共患的传染病，人患本病多是由于被病犬咬伤所致。病初表现头痛、乏力、食欲不振、恶心、呕吐等。被咬伤部位发痒、似虫爬样感觉。脉快、瞳孔散大、多泪、流涎、出汗，有时呼吸肌和咽部痉挛，出现呼吸困难，见到水就恐惧，故名恐水症（恐水症只发生于人）。有时也出现狂暴，不能自制。通常在发病3～4d后，因全身麻痹死亡。

人被传染后，潜伏期一般为20～90d。早期感觉不适、发热或头痛，感染部位经常出现疼痛或麻木。兴奋期时表现为极度兴奋、痉挛、肌肉衰弱和麻痹。吞咽困难和恐水，面部表情急躁。病死率可达100%。

五、 流行性乙型脑炎

流行性乙型脑炎（Epidemiceneephalitls B）又称日本乙型脑炎，简称乙脑，是由流行性乙型脑炎病毒引起的一种人畜共患的急性传染病。特征为人和马出现脑炎症状，母猪出现流产、死胎和公猪出现睾丸炎。其他家畜和家禽大多为隐性感染。传播媒介为蚊虫，有明显季节性。

【病原】流行性乙型脑炎病毒属披盖病毒科黄病毒属。病毒粒子呈球形，二十面体对称，核酸类型为单股RNA，有囊膜及纤突，纤突具有血凝活性，能凝集鹅、鸽、鸭、绵羊和雏鸡的红细胞，但不同毒株的血凝滴度有明显差异。病毒能在鸡胚成纤维细胞、仓鼠肾细胞、猪肾细胞、牛胚肾细胞以及 BHK－21、PK－15、Vero、Hela 等传代细胞中增殖，并产生细胞病变和形成蚀斑，常用来复制和滴定病毒。

病毒对外界环境抵抗力不强。对热敏感，56℃经 30min 灭活。但对低温有一定的抵抗力，在 －20℃可保存一年，但毒价降低，在 50% 甘油生理盐水中 4℃时可存活 6 个月。常用的消毒药都有良好的灭活作用，对乙醚、酒精、氯仿、胰酶均敏感。

【流行病学】本病是一种自然疫源性疾病，在热带地区一年四季均发；在亚热带和温带地区有明显的季节性，多发于夏秋蚊虫的孳生及活动较多月份如 7～9 月份，常呈地方性流行。人和家畜中的马属动物、猪、牛、羊等均有易感性。经检查，在区内很多地区的猪、马、牛等的血清抗体阳性率在 90% 以上，特别是猪的感染最为普遍，不分品种和性别均易感，而且猪感染后出现病毒血症的时间较长，血中的病毒含量较高，通过蚊的叮咬可扩大病毒的传播。所以，猪是本病的主要增殖宿主和传染源。此外，病毒也能在蚊体中增殖和越冬，并经卵传代，于次年感染人和动物，因此，蚊不仅是本病的传播媒介，也是病毒的储存宿主。其他温血动物虽能感染本病，但随着血中抗体的产生病毒很快从血中消失，作为传染源的作用较少。

猪的发病年龄多与性成熟期有关，大多在 6 月龄左右发病，其特点是感染率高、发病率低（20%～30%）、病死率低；新疫区发病率高，病情严重，以后逐年减轻，最后多呈无症状的带毒猪。

【临床症状】

1. 猪

人工感染的潜伏期一般为 3～4d。常突然发病，体温升高到 40～41℃，呈稽留热，精神沉郁，嗜睡，喜卧，食欲减少或废绝，粪便干硬如球状，表面常附有灰白色黏液，尿深黄色。有的猪后肢轻度麻痹，步行不稳；也有的后肢关节肿胀、疼痛、跛行。个别猪还表现明显神经症状，视力障碍，头震颤，乱冲乱撞，后肢麻痹，最后倒地不起而死亡。

妊娠母猪多在妊娠后期发生流产或早产，所产胎儿多是大小不等的死胎、木乃伊胎。产下的弱仔常在几天内因高度虚弱或神经功能障碍而死。母猪流产后症状很快减轻，体温和食欲逐渐恢复正常，对以后的繁殖无影响。公猪除有一般症状外，发热后出现睾丸肿胀，有热痛，且多为一侧性，但也有两侧性的，数日后炎症消退。病猪精神、食欲无大变化，一般转归良好，但有的睾丸萎缩变硬，性欲减退。

2. 牛

自然发病较少，多呈隐性感染。主要表现发热和神经症状。食欲废绝，呻吟、磨牙、痉挛等症状。有的出现转圈及四肢强直，最后呈昏迷状态。急性者

1~2d死亡，慢性者10d左右死亡或逐渐恢复。犊牛生下后表现吮乳困难，步态异常，头部震颤等症状。

3. 山羊

病初体温升高，从头部至后躯逐渐出现麻痹症状，表现牙关紧闭、唇麻痹、流涎、角弓反张，视力和听力减弱或消失，四肢关节屈曲困难，步调僵硬或后躯麻痹卧地不起，最后衰竭而死。

【病理变化】猪脑脊液增多，硬脑膜和脑实质充血、出血和水肿。流产母猪子宫黏膜充血、出血，黏膜上附有黏稠分泌物，有的黏膜下水肿。公猪睾丸肿胀，实质有不同程度的充血、出血或小的坏死灶。成年猪脑组织检查呈非化脓性脑炎变化。

流产胎儿常见脑水肿和皮下血样浸润，肌肉似水煮样，腹腔积液增多，肝、脾、肾肿胀并有小坏死灶；全身淋巴结出血；肺淤血、水肿。早产或流产胎儿因月龄而大小不同，有的死胎腐败分解或木乃伊化。

【诊断】根据流行病学特点（本病有严格的季节性，多发于蚊虫的孳生及活动较多月份）和典型的临床表现（有明显的脑炎症状，怀孕母猪发生流产，公猪发生睾丸炎）可做出初步诊断。确诊需进行病毒分离鉴定和血清学试验。

【防制】加强平时的饲养管理，搞好环境卫生，消灭蚊虫。尤其是对那些没有经过乙脑流行季节的幼龄动物及从非疫区引进动物的管理，因这类动物大多为乙脑阴性，很易感染，一旦感染则很快产生病毒血症，成为传染源。同时接种高质量的乙脑疫苗。一般在蚊虫开始活动前1个月，对4~12月龄的公母猪，应用乙型脑炎弱毒疫苗进行预防注射，第二年加强免疫1次，免疫期可达3年。

发病动物应立即隔离治疗，以降低颅内压、镇静安神、强心、解毒、防止继发感染和对症治疗为原则。如镇静安神可静脉注射10%溴化钠注射液，同时也可配合应用牛黄安宫注射液和醒脑净注射液，效果会更好；如为降低颅内压静脉注射25%山梨醇或20%甘露醇，强心可用安钠咖注射液；防止继发感染可用广谱抗生素配合治疗。还可肌内注射康复动物的血清。

六、 流行性感冒

流行性感冒（Influenza）简称流感，是由流行性感冒病毒（简称流感病毒）引起的急性高度接触性传染病，传播迅速呈流行性或大流行性。人和家畜主要以发热和伴有急性呼吸道症状为特征；禽类则可有急性败血症、呼吸道感染以至隐性经过等多种临诊表现。

【病原】流感病毒分为A、B、C三型，分别属于正黏病毒科下设的A型流感病毒属、B型流感病毒属和C型流感病毒属。

A型和B型流感病毒粒子呈多形性，如球形、椭圆形及长丝状管等，直径20~120nm，含有由8个节段组成的单股RNA。核衣壳呈螺旋对称，外有囊膜，囊膜上有呈辐射状密集排列的两种纤突，分别是血凝素（HA）和神经氨酸酶（NA）。前者可使病毒吸附于易感细胞的表面受体上，诱导病毒囊膜和细胞膜的融合；后者可水解细胞表面受体特异性糖蛋白末端的 N-乙酰基神经氨酸，当病毒在细胞表面成熟时，NA 可以移去细胞膜出芽点上的神经氨酸。

HA 和 NA 都是糖蛋白。A、B 两型病毒均有内部抗原和表面抗原。内部抗原为核蛋白（NP）和基质蛋白（M1），很稳定，具有种特异性，用血清学试验可将两型病毒区分开；表面抗原为 HA 和 NA，A 型流感病毒的 HA 和 NA 容易变异，已知 HA 有 16 个亚类（$H_1 \sim H_{16}$），NA 有 9 个亚类（$N_1 \sim N_9$），它们之间的不同组成，使 A 型流感病毒有许多亚型（如 H_1N_1、H_2N_2、H_3N_3、H_7N_7 等），各亚型之间无交互免疫力；而 B 型流感病毒的 HA 和 NA 则不易变异，无亚类之分。HA 能凝集马、驴、猪、羊、牛、鸡、鸽、豚鼠和人的红细胞，不凝集兔红细胞。HA 和 NA 都有免疫原性，血凝抑制抗体能阻止病毒的血凝作用，并中和病毒的传染性；NA 抗体能干扰细胞内病毒的释放，抑制流感病毒的复制，有抗流感病毒感染的作用。

C 型流感病毒的形态大小与 A、B 型者相似。含有由 7 个节段组成的单股RNA。囊膜内只含有一种糖蛋白（HEF），具有血凝、与 N-乙酰基神经氨酸结合、破坏受体以及诱导膜融合等功能。

培养病毒最好用发育鸡胚。马、猴、犊牛、雏鸡和人胚胎的肾细胞的感受性也很高，但不产生细胞病变而能形成蚀斑。流感病毒对外界环境的抵抗力相对较弱，对热、酸、碱、有机溶剂、紫外线等均敏感。但对干燥和低温的抵抗力强，在 -70°C 稳定，冻干可保存数年。一般消毒剂对病毒均有作用，对碘蒸气和碘溶液特别敏感。60°C 经 15min 可使病毒灭活。

【流行病学】A 型流感病毒可感染猪、马、禽类、人、貂、海豹、鲸等。常突然发生，传播迅速，呈流行性或大流行性。猪患流感时，常能分离到 H_1N_1、H_3N_2 亚型；马流感仅由 H_7N_7 和 H_3N_8 两个亚型（以前称为马甲 1 型和马甲 2 型）引起；禽流感可由所有 HA 和 NA 不同组合的型引起，其中大多数对鸡的致病性低，只有 H_5 和 H_7 中的少数亚型曾在世界各地引发过高致病性的禽流感；人的流感主要由 H_1N_1、H_2N_2 和 H_3N_2 引起。

A 型流感病毒的某些亚型，在无遗传重组的情况下，可从一种动物传向另一种动物，例如 H_1N_1 可由猪传给人或从人传给猪；H_3N_2 则可从人传给猪。在某些情况下，动物的种间传播是由于病毒发生了遗传重组（变异）所致，例如海豚的 H_7N_7 感染是由于两个以上禽源病毒的重组，人类 1968 年的 H_3N_2 可能是由于人 H_2N_2 和一种未知的 H_3 病毒的重组。病毒的变异，常代替原有的亚型而导致新的流行，是目前本病流行病学的一个严重问题。

病畜是主要的传染源，康复动物和隐性感染者，在一定时间内也可带毒排毒。本病在人和动物中以空气飞沫传播为主。在禽类，病毒可从呼吸道、结膜和粪便中排出，因此，禽类的传播方式，除空气飞沫外，还可能与接触了被病毒污染的物体有关。

本病一年四季均可发生，但多发生于天气骤变的晚秋、早春以及寒冷的冬季。阴暗、潮湿、拥挤、营养不良和内外寄生虫侵袭等均可促进病的发生和流行。

【发病机制】流感病毒为一种泛嗜性病毒，可以侵害各系统组织器官。病毒侵入机体后首先在呼吸道和消化道黏膜上皮细胞内繁殖，并引起轻微初期症状，如精神欠佳、咳嗽、食欲减退等。病毒在感染细胞中大量繁殖，细胞破裂释放，引起黏膜细胞感染，当病毒增殖到一定浓度时，可引起组织病变和相应症状。随后病毒经淋巴液侵入血液，形成病毒血症，并随着血流侵入全身各组织器官，引起组织细胞肿胀、变性和坏死，从而出现高热、咳嗽、流鼻涕、呼吸困难、精神极度沉郁、腹泻、全身肌肉及关节酸疼等一系列症状。

（一）猪流行性感冒（Swine Influenza）

猪流行性感冒是由猪流感病毒引起的一种急性、热性、传染性呼吸器官疾病。其特征为突然发病，咳嗽，呼吸困难，发热及迅速转归。现以发现的猪流感病毒至少5种亚型：H_1N_1、H_3N_2、H_3N_6、H_1N_2、H_1N_7。其中H_1N_1、H_3N_2能引起猪大群发病，与人流感密切相关。

【临床症状】各品种、年龄、性别的猪都易感。潜伏期短，几小时至数天，自然发病平均4d。

常突然发病，全群几乎同时感染。病猪体温突然升高到40.3~41.5℃，有时可高达42℃。食欲减退或废绝，精神极度委顿，肌肉和关节疼痛；病猪常卧在一起，不愿起立，捕捉时则发出惨叫声。呼吸急促、腹式呼吸、夹杂阵发性痉挛性咳嗽。粪便干硬。眼和鼻流出黏性分泌物，有时鼻分泌物带有血色。病程较短，如无并发症，多数病猪可于6~7d后康复。如有继发性感染，则可使病势加重，发生纤维素性出血性肺炎或肠炎时，可引起死亡。个别病例可转为慢性，持续咳嗽、消化不良、瘦弱，长期不愈，可拖延一个月以上，也可引起死亡。母猪在怀孕期感染，产下的仔猪在产后2~5d发病很重，有些在哺乳期及断奶前后死亡。

【病理变化】病变主要在呼吸器官。鼻、喉、气管和支气管黏膜出血，表面有大量泡沫状黏液，有时杂有血液。肺的病变部呈紫红色如鲜牛肉状。病区肺膨胀不全，塌陷，其周围肺组织则呈气肿和苍白色，界限分明，病变部通常限于尖叶、心叶和中间叶，常为两侧性呈不规则的对称，如为单侧性，则以右侧为常见。颈淋巴结和纵隔淋巴结肿大、充血、水肿，脾常轻度肿大，胃肠有卡他性炎症。

【诊断】根据病的流行特点、临诊表现和病理变化可做出初步诊断。例如，突然发病，迅速蔓延全群，1周左右可自愈；主要症状为上呼吸道感染，发热、肌肉酸痛；一般多在冬春季节以及气候骤变时发生。但在流行初期或呈散发性发生时，需与类似疾病作区别诊断，如猪流感应与猪肺疫、急性猪气喘病相区别。确诊应进行实验室诊断。

【防制】防制措施本病无有效疫苗和特效疗法，主要是做好平时的饲养管理。保持猪舍清洁、干燥、温暖、无贼风，定期消毒。发病时，应立即隔离治疗，可注射抗生素控制继发感染，也可用复方吗啉胍片或复方金刚烷片及板蓝根冲剂进行治疗。同时要供给充足的清洁饮水，在康复的头几天，饲料要限制供给。在发病中不得骚扰或移动病猪，以减少应激死亡。

（二）禽流感（Avian Influenza，AI）

禽流感是由 A 型流感病毒引起的家禽和野生禽类感染的高度接触性传染病，又称真性鸡瘟、欧洲鸡瘟、流行性感冒。因流感病毒株不同，感染后的禽类可表现出不同的临床类型。可呈无症状感染、不同程度的呼吸道症状、产蛋率下降，以至引起头冠和肉髯紫黑色、呼吸困难、下痢、腺胃乳头和肌胃角膜下等器官组织广泛性出血、胰脏坏死、纤维素性腹膜炎和 100% 病死率的急性败血症等表现。近年来，由于野禽作为流感病毒天然贮毒库的作用，使得禽流感在全球不断暴发，在欧洲、亚洲、南美洲和非洲等养禽发达的地区的流行越来越广，已经成为全球性的问题。特别是已证实流感病毒可以由家禽直接感染人，引起人类的发病和死亡后，禽流感对于公共卫生的意义更加重要。

禽流感常见的血清型 H_5N_1、H_5N_2、H_7N_1 和 H_9N_2 等。自然条件下，存在鼻腔分泌物和粪便中的病毒具有较大的抵抗力。

【流行病学】自然状态下，禽流感在家禽中以鸡和火鸡的易感性最高，其次是珍珠鸡、野鸡和孔雀。鸭、鹅、鸽、鹌鹑也能感染。

感染禽从呼吸道、结膜和粪便中排出病毒。因此，可能的传播方式有感染禽和易感禽的直接接触和包括气溶胶或暴露于病毒污染环境的间接接触两种，通过消化道、呼吸道和皮肤黏膜感染。因为感染禽能从粪便中排出大量病毒，带病毒的候鸟和野生水禽在迁徙过程中，沿途可散播病毒。观赏鸟及其他参加展览的鸟类都可直接或间接将病毒散播到敏感禽群内。另外，与带毒的人或猪的接触也都有引起病毒传播的可能。所以，被病毒污染的任何物品，如鸟粪和哺乳动物、饲料、水、设备、物资、笼具、衣物、运输车辆和昆虫等，都易传播疾病。

本病一年四季均能发生，但冬春季节多发，尤其是秋冬交汇，气候变化大的季节。夏秋季节零星发生。气候突变、寒冷刺激，饲料中营养物质缺乏均能促进该病的发生。本病能否垂直传播，现在还没有充分的证据证实，但当母鸡感染后，鸡蛋的内部和表面可存有病毒。人工感染母鸡，在感染后 3~4d 所产的鸡蛋，几乎都含有病毒，因此不排除其可以垂直感染。

【临床症状】禽流感的潜伏期较短，从几小时到 4~5d 不等。因感染禽的品种、日龄、性别、环境因素、病毒的毒力不同，病禽的表现症状各异，病变轻重有所不同。

1. 高致病性禽流感

由高致病力流感病毒毒株引起，一般是 H_5 和 H_7 型。近年流行的是 H_5N_1 毒株。其临床症状多为急性经过。

最急性型病禽不出现前驱症状，发病后急剧死亡，可在感染后 10 多个小时内死亡。病死率可达 90% ~ 100%。

急性型是目前世界上常见的一种病型。病禽表现为突然发病，体温升高，可达 42℃ 以上。精神沉郁，肿头，眼睑周围浮肿，肉冠和肉垂肿胀、出血甚至坏死，鸡冠发紫。采食量急剧下降。下痢，粪便黄绿色并带多量的黏液或血液。病禽呼吸困难、咳嗽、打喷嚏，张口呼吸，突然尖叫。眼肿胀流泪，初期流浆液性带泡沫的眼泪，后期流黄白色脓性分泌物，眼睑肿胀，两眼突出，肉髯增厚变硬，向两侧开张，呈"金鱼头"状。也有的出现抽搐，头颈后扭，运动失调，瘫痪等神经症状。产蛋率急剧下降或几乎完全停止，蛋壳变薄、褪色、无壳蛋、畸形蛋增多，受精率和受精蛋的孵化率明显下降；鸡脚鳞片下呈紫红色或紫黑色。在发病后的 5 ~ 7d 内病死率几乎达到 100%。少数病程较长或耐过未死的病鸡出现神经症状，包括转圈、前冲、后退、颈部扭歪或后仰望天等。

2. 温和性禽流感

产蛋鸡在感染 H_9N_2 等低致病力病毒后，最常见的症状是产蛋率下降，但下降程度不一，有时可以从 90% 的产蛋率在几天之内下降到 10% 以下，要经过 1 个多月才逐渐恢复到接近正常的水平，但却无法达到正常的水平；有些仅下降 10% ~ 30%，1 周至半个月左右即回升到基本正常的水平。产蛋率受影响较严重的鸡群，蛋壳可能褪色、变薄。在产蛋受影响时，鸡群的采食、精神状况及病死率可能与平时一样正常，但也可能见少数病鸡眼角分泌物增多、有小气泡，或在夜间安静时可听到一些轻度的呼吸啰音，个别病鸡有脸面肿胀，但鸡群死亡数仍在正常范围。再严重一些的病例，则可见到少数病鸡呼吸困难，张口呼吸，呼吸啰音，精神不振，下痢，鸡群采食量下降，死亡数增多，但如饲养管理条件良好并适当使用抗菌药物控制细菌感染，则不会造成重大的死亡损失。但产蛋率和孵化率降低。发病率高，病死率低，母鸡孵雏欲增强是重要特征。

3. 隐性感染性禽流感

隐性感染性禽流感是由一些无致病力的毒株感染野禽、水禽及家禽后引起的，多见于野禽。被感染禽无任何临床症状和病理变化，只有在检测抗体时才发现已受感染，但它们可能不断地排毒，是危险的传染源。

【病理变化】 最急性死亡的病鸡常无眼观变化。病程稍长者剖检可见头颈部皮下充血、出血，有胶冻样浸润。胸、腹部脂肪有紫红色出血斑点。心包积液，心外膜有点状或条纹状坏死，心肌软化。腿部肌肉有出血点或出血斑。腿部鳞片有紫色的出血斑。内脏大部分器官都由数量不等的出血点和灰白色坏死灶。

消化道变化表现为腺胃乳头水肿、出血，肌胃角质层下出血，肌胃与腺胃交界处呈带状或环状出血。十二指肠、盲肠扁桃体、泄殖腔充血、出血。肝、脾、肾脏淤血肿大，有白色小块坏死。呼吸道有大量炎性分泌物或黄白色干酪样坏死。肺充血水肿。气囊、腹膜、输卵管内也有灰黄色的纤维素性渗出物。胸腺萎缩，有程度不同的点、斑状出血。法氏囊萎缩或呈黄色水肿，有充血、出血。母鸡卵泡充血、出血，卵黄液变稀薄。严重者卵泡破裂，卵黄散落到腹腔中，形成卵黄性腹膜炎，腹腔中充满稀薄的卵黄。输卵管水肿、充血，内有浆液性、黏液性或干酪样物质。公鸡睾丸变性坏死。内脏有尿酸盐沉积。

温和性禽流感表现不是很典型，一般表现为腹部脂肪有点状出血。腺胃无明显病变，肌胃有轻微出血，幽门口有出血，肌胃表层脂肪有出血点。十二指肠和小肠有绿豆大小的出血斑。胰腺潮红肿胀，回肠部有枣核状凸起一般不出血，盲肠扁桃体水肿，点状出血，泄殖腔有弥散性出血或条纹状出血。气管潮红或暗红有出血，有多量淡黄色痰液，支气管分叉处有出血和分泌物。肺部充血逐步发展到肺部出血，淤血最后坏死，气囊和腹膜一般无明显变化。法氏囊正常或充血呈暗红色。心肌冠状脂肪有点状出血，胸腺点状出血或坏死或暗红色。死亡鸡只皮肤发紫。

除由 A 型病毒的 H_5 和 H_7 亚型中的强毒感染引起高度致死性疾病外，其他亚型多引起轻微的呼吸道症状，病死率低，或取隐性经过。

【诊断】由于本病的临床症状和病理变化差异较大，所以确诊必须依靠病毒的分离、鉴定和血清学试验。

此外，RT – PCR、荧光抗体技术、中和试验（NT）、酶联免疫吸附试验（ELISA）、补体结合反应和免疫放射试验等均可用于禽流感的诊断。

【防制】平时应做好常规的卫生防疫工作，定期消毒。免疫接种虽然可以避免养禽业的严重损失，但却不能防止家禽的带毒和排毒。目前，我国哈尔滨兽医研究所已成功研制出禽流感（H5 \ H9）疫苗，有灭活苗和弱毒活苗两种。在自然界 A 型流感病毒的亚型众多，而且可能经常发生变异，各亚型之间无交叉免疫力，因此依靠少数几个亚型的疫苗往往不能起到全面的保护，目前防制本病的主要手段是采取综合性防制措施，必要时可对疫区实行封锁措施。

治疗本病尚无特效药物。一旦发现高致病力禽流感（H_5）可疑病例，应立即向当地兽医部门报告，同时对病鸡群（场）进行封锁和隔离。当确诊后，立即在有关兽医部门指导下，划定疫点、疫区和受威胁区。坚决彻底销毁疫点的禽只及有关物品，执行严格的封锁、隔离和无害化处理措施。禽群处理后，禽场要全面清扫、清洗、消毒、空舍至少 3 个月。目前国外也采用"冷处理"的方法，即在严格隔离的条件下，对症治疗，以减少损失。可选用一些中药的抗病毒药配合一些广谱的抗生素以防继发感染。

【公共卫生】高致病性禽流感病毒 H_5N_1 亚型会感染人而引起人类发病和死亡。人感染后有体温升高、咽喉疼痛、肌肉酸痛和肺炎等症状。禁止乱宰乱屠病禽，病死禽不能食用。在接触病禽或尸体剖检时要做好个人防护，注意穿隔离服和带乳胶手套，并严格消毒。要做好个人卫生，勤洗手，室内要经常通风。如果出现突然高热、咳嗽症状，应及时到医院就诊治疗。

七、 轮状病毒感染

轮状病毒病感染（Rotavirus Infection）是由轮状病毒引起的多种幼龄动物的急性胃肠道传染病，临床上以厌食、呕吐、腹泻、脱水和体重减轻为特征。成年动物感染后一般呈隐性经过。本病广泛存在于世界各国，我国于1981年分离到犬轮状病毒。

【病原】 轮状病毒属呼肠孤病毒科轮状病毒属成员，病毒粒子呈圆形，无囊膜，有双层衣壳，核芯为双股RNA。因双层衣壳其形状类似车轮而得名。

本病毒很难在传代细胞培养中生长繁殖，除犊牛、猪的某些毒株外，有些病毒即使能增殖，也不产生或仅产生轻微的细胞病变。

轮状病毒分为A~F共6个群，多数哺乳动物及人的轮状病毒为A群，又称典型轮状病毒，它们具有一种共同抗原；B群宿主是猪、牛、人、和大鼠，C、E群宿主是猪，D群宿主是鸡和火鸡，F群宿主为禽，B~F群病毒又被称为非典型轮状病毒，缺乏共同抗原。

该病毒对外界环境和常用消毒剂如碘制剂、乙醚、氯仿有较强的抵抗力，对酸和胰酶稳定，56℃经30min不能完全灭活该病毒。粪便中的病毒在18~20℃的条件下，经7个月仍具传染性。但10%碘酊、75%酒精、10%聚维酮碘和67%氯胺T、3.7%甲醛溶液等对该病毒的杀灭作用较强。

【流行病学】 各种年龄的动物如马、牛、猪、羊、兔、鹿、猴、鼠、犬、猫等哺乳动物和家禽等都可感染轮状病毒，感染率最高可达90%~100%，发病率高，病死率低；但新生或幼龄动物感染时可造成较高的发病率和病死率。轮状病毒在各种动物之间有一定的交互感染，可以从一种动物传染给另一种动物，因此就有可能造成本病在自然界中长期传播。

患病动物、人及隐性感染的带毒者是重要的传染源。病毒主要存在于肠道内，尤其是下2/3处，即空肠和回肠部。消化道是本病的主要感染途径。

本病传播迅速，多发生于晚秋至早春的寒冷季节。卫生条件不良、潮湿、寒冷或有疾病侵袭（如腺病毒感染）等，均可促使病情加剧，病死率增高。

【临床症状】 不同动物发病后的症状略有差异，但均以严重腹泻为主。

1. 牛

潜伏期为18~96h，一般多发于1~7日龄的新生犊牛。犊牛以突然腹泻开始、精神沉郁、体温正常或稍高、厌食。粪便多呈黄白色液状，有时带有黏液和血液。腹泻时间稍长则犊牛脱水明显，病情严重者多因急性脱水或酸中毒而导致死亡，病死率可达10%~50%。病程为1~8d。

2. 猪

潜伏期为 12 ~ 24h，多发于 1 ~ 2 周龄或断奶后 1 周内的仔猪。在特定的猪群中，仔猪开始发病的日龄通常是一致的。且单纯轮状病毒感染的仔猪腹泻症状常常较轻微，可持续 2 ~ 3d，粪便呈黄色或白色，水样或干酪样并含有不同程度的絮状物，发病率为 10% ~ 20%，病死率一般在 15% 以下。若继发或并发其他细菌（如大肠杆菌）或病毒（如传染性胃肠炎病毒）性疾病，则引起严重腹泻，病死率增高。

3. 犬

人工接种易感仔犬，潜伏期为 20 ~ 24h。1 周龄以内的仔犬感染，常突然发生腹泻，排黄绿色或褐色粪便，严重者粪便带有黏液和血液。病犬心跳加快，皮温和体温降低。脱水严重者，常因衰竭而死亡。

4. 其他动物

禽和羔羊、兔等感染后，主要症状是腹泻，脱水明显，一般 4 ~ 8d 即可恢复，日龄越小症状越明显。

【病理变化】病变主要集中在消化道，特别是小肠病变明显。轻型病例，肠管轻度扩张，肠壁变薄，肠内容物中等量、黄绿色。严重病例，小肠黏膜脱落、坏死，有的肠段弥散性出血，肠内容物中混有血液。其他脏器未见异常。

【诊断】轮状病毒病发生于冬末春初的寒冷季节，多侵害幼龄动物，突然发生单纯性腹泻，发病率高而病死率低，主要病变一般在消化道的小肠，根据这些特点，可以做出初步诊断。确诊尚需做实验室检查。通常在腹泻开始 24h 内采取小肠及其内容或粪便进行电镜、免疫电镜或免疫荧光抗体检验。

【防制】主要是通过加强平时的饲养管理，提高动物机体的抗病能力，认真执行综合性防疫措施，彻底消毒，消除病原。在疫区要保证新生动物及早吃到初乳，使其接受到母源抗体的保护以降低发病率。我国研制出猪源弱毒疫苗和牛源弱毒疫苗。猪源弱毒疫苗免疫的母猪所产仔猪其腹泻率下降 60% 以上，牛源弱毒疫苗免疫的母牛其所产犊牛保护率高。

发病后应立即将发病动物隔离到清洁、干燥、温暖的场所，并给予动物对症治疗，用抗生素防止继发感染。重症脱水的，应根据脱水的程度，使用乳酸林格氏液和 5% 葡萄糖液以 1∶2 的比例混合输液为好。

单元二 | 常见的细菌性共患传染病

一、 大肠杆菌病

大肠杆菌病（Colibacillosis）是由致病性大肠埃希菌引起的人和多种动物共

患的传染病，尤其对幼龄动物损伤严重，常引起严重腹泻、败血症和毒血症等。

【病原】大肠杆菌是中等大小、两端钝圆的革兰阴性杆菌，无明显的荚膜，周身鞭毛，能运动，无芽孢。本菌为需氧或微厌氧，在普通琼脂培养基上生长良好，形成中等大小、表面光滑、湿润、凸起的白色菌落。在血液琼脂平板上，一些致病菌株在形成 β 溶血；在伊红亚甲蓝琼脂平板上，形成紫黑色带金属光泽的菌落；在麦康凯琼脂上，形成红色菌落；在远滕氏培养基上，形成红色带金属光泽的菌落。大肠杆菌能发酵多种糖类产酸、产气，是人和动物肠道中的正常栖居菌。

致病性和非致病性大肠杆菌在形态、培养特性、生化反应及染色反应等方面没有区别，但抗原构造不同。迄今，已确定其抗原结构的有菌体（O）抗原 171 种，表面（K）抗原 103 种，鞭毛（H）抗原 64 种及菌毛（F）抗原，它们之间可组合成几千个血清型，如 $O_8:K_{88}$、$O_8:K_{88}:H_9$、$O_{166}:H_{27}$ 等。

按其对人和动物的致病性，分为产肠毒性大肠杆菌（ETEC）、肠侵袭性大肠杆菌（EIEC）、肠致病性大肠杆菌（EPEC）、肠败血性大肠杆菌（SEPEC）、肠出血性大肠杆菌（EHEC）。其中 EHEC 是近年来新发现的一种大肠杆菌，其主型为 $O_{157}:H_7$，能产生志贺毒素样细胞毒素，引起人出血性肠炎。

本菌对外界抵抗力不强，常规浓度的消毒药均易将其杀死。但该菌对抗生素也易产生耐药性。

（一）猪大肠杆菌病

猪大肠杆菌病按发病日龄和临诊特征分为仔猪黄痢、仔猪白痢和猪水肿病等。产肠毒素性大肠杆菌（ETEE）是引起初生仔猪和断奶仔猪腹泻的最常见和最重要的病原菌。

1. 仔猪黄痢

仔猪黄痢又称早发性大肠杆菌病，是新生仔猪的一种急性高度致死性传染病，其特征是剧烈腹泻，排出黄色或黄白色水样粪便，并迅速脱水死亡。

【病原】引起仔猪黄痢的血清型很多，如 $O_8:K_{87}$、$O_{138}:K_{81}$、$O_{115}:K_{99}$、$O_{139}:K_{82}$、K_{88}、$O_{157}:K_{88ac}$ 等，其致病力主要有黏附性的纤毛 987P 和肠毒素（ST 和 LT）两类毒力因子构成。

【流行病学】本病无明显季节性，主要感染初生后 1 周龄以内的仔猪，以 1~3 日龄多见，7 日龄以上很少发生，同窝仔猪中发病率在 90% 以上，病死率较高，严重时可达 100%。传染源主要是带菌母猪，其次是感染过本病的断乳小猪，本病主要经消化道传播，群猪一旦发生此病则经久不断，如不采取适当的防制措施，将造成严重经济损失。

【临床症状】潜伏期短的 12h，长的 1~3d。

仔猪在出生时体况正常，于 12h 后，一窝仔猪中突然有 1~2 头表现全身衰弱死亡，以后其他仔猪相继发生腹泻，粪便呈黄色浆状，内含凝乳片，有腥臭味，肛门呈红色松弛状态。病猪迅速消瘦、脱水、昏迷死亡。

【病理变化】死亡仔猪严重脱水，颈部和腹部皮下常有水肿，肠黏膜呈急性卡他性炎症变化，肠壁变薄，肠腔内充满腥臭的黄色、黄白色稀薄内容物，有时混有血液、凝乳块和气泡，尤以十二指肠为重。胃膨胀，内充满酸臭的凝乳块，胃底黏膜充血发红，少数病例有出血斑点。肠系膜淋巴结充血、肿大，切面多汁。有时可见肝、肾有凝固性的小坏死灶。

2. 仔猪白痢

仔猪白痢又称迟发性大肠杆菌病，是 10 ~ 30 日龄仔猪的一种急性肠道传染病。其特征是排出腥臭的灰白色黏稠稀粪。

【病原】引起仔猪白痢的血清型以 O_8：K_{88}、K_{99} 较多见，其次是 O_{60}、O_{115} 血清型菌株。还有一部分与仔猪黄痢和猪水肿病相同。

【流行病学】本病多发生于 10 ~ 30 日龄的仔猪，以 6 ~ 12 日龄为最易感，3 日龄以内或 30 日龄以上的仔猪很少发生。本病的发病率约为 50%，而病死率较低。本病的发生与饲养管理和环境条件密切相关，气候不好、冷热不定、阴雨潮湿、卫生条件差、饲料品质不良或母猪饲料突然改变、母乳品质的好坏等均能引起或增加本病的发生和流行。病猪和带菌猪是主要传染源。

【临床症状】病猪突然发生腹泻，排出乳白色或灰黄色糊糊状的粪便，排便次数不等，有特异的腥臭味。体温、食欲无明显变化。病猪消瘦、拱背，行动缓慢，被毛粗糙无光，发育迟缓。此时如不及时治疗，排除发病诱因，则病情加剧，严重的经过 5 ~ 6d 死亡或拖延 2 ~ 3 周以上。本病病程一般为 2 ~ 3d，长的可达 1 周，绝大多数病猪能够康复。

【病理变化】尸体外表不洁、苍白、消瘦。胃内有少量凝乳块，胃黏膜充血、出血、水肿，表面附有黏液。肠黏膜呈卡他性炎症，肠壁变薄、半透明状，肠内容物空虚，含有大量的气体和少量稀薄、黄白色带酸臭味的液体。肠系膜淋巴结轻度肿胀。

3. 猪水肿病

猪水肿病是由产志贺毒素大肠杆菌引起的断奶前后仔猪多发的一种急性肠毒血症。特征是突然发病、头部水肿、共济失调、惊厥和麻痹；剖检明显可见胃壁和肠系膜水肿。

【病原】常见的血清型有 O_8、O_{15}、O_{45}、O_{138}、O_{139}、O_{141}、O_{147} 等。此外，还有一部分病原与仔猪黄痢相同。

【病理变化】本病呈地方流行，常年散发。多发于断奶后不久的仔猪，尤以生长快，体格健壮的仔猪最为常见，肥育猪和 10 日龄以下仔猪很少见。发病率 10% ~ 35%，病死率 90% 以上。本病多因饲料和饲养方式的突然变更、气候突变等因素诱发。带菌母猪和感染仔猪为主要传染源。

【临床症状】体格健壮的仔猪，突然发病，有的很快死亡。一般病猪发病前

1～2d 常有轻度腹泻，随后表现为便秘、精神沉郁、食欲减少或废绝、口流泡沫、呼吸加快、心跳急速；站立时背弓起、全身发抖、站立不稳；行走时四肢无力、共济失调、盲目运动或做圆圈运动；静卧时肌肉震颤、不时抽搐、四肢划动如游泳状；触之敏感，继而前肢或后躯麻痹，不能起立；体温变化不明显。常见眼睑和前额部发生水肿，有时波及至颈部和腹部皮下，有些病猪水肿不明显。病程一般为 1～2d，个别可达 7d 以上，多数转归死亡。

【病理变化】 主要病变是水肿，以胃壁和肠系膜水肿最为常见。胃大弯和贲门部的黏膜层与肌层间显著增宽，其间充满淡黄色透明的胶冻样水肿液，厚度可达 2～3cm；肠系膜以结肠系膜水肿明显，呈透明的胶冻样。全身淋巴结水肿并伴有不同程度的充血、出血。切开水肿的眼睑和前额，有淡黄色胶冻样液体流出。此外，喉头、肺、脑回也有水肿，胸、腹腔和心包腔积有多量淡黄色液体。但有的病例以出血性肠炎为主，水肿不明显。

【诊断】 根据流行病学、临床症状和病理变化，即可做出初步诊断。确诊需要进行实验室检查，包括革兰阴性细菌的检出、细菌分离鉴定、肠毒素和黏附素抗原的测定等。

【防制】 加强仔猪的饲养管理，保证及时获得足够的初乳。接产时，用 0.1% 高锰酸钾擦拭乳头和乳房，并挤掉乳头中的少量乳汁，使仔猪及早吃上充足的初乳。同时，产房应经常消毒，保持干燥、洁净、温暖及良好的通风，防止有害气体产生，尽可能降低环境中的细菌数量，使母猪及仔猪有一个舒适的生活环境。此外，断奶时不要突然改变饲养条件和饲料，饲料喂量应逐渐增加，防止饲料单一和饲料中蛋白质含量过高。

加强疫苗的免疫接种，母猪产前 30d、15d 各注射 1 次大肠杆菌菌苗。仔猪可通过初乳获得母源抗体，得到很好的保护。目前，应用的疫苗有新生仔猪腹泻大肠杆菌 K_{88}、K_{99} 双价基因工程苗，仔猪大肠杆菌腹泻 K_{88}、K_{99}、987P 三价基因工程苗，大肠杆菌 $K_{88}ac$－LTB 双价基因工程苗和以 MM－3 工程苗。也可在仔猪出生后可先灌服调痢生、促苗生等微生态制剂，然后再令其哺乳，有较好的预防效果。

一旦有病猪出现，应立即全窝给予抗菌药物。有条件的最好做药敏试验，选用敏感药物。常用的药物有庆大霉素、卡那霉素、痢菌净、小檗碱、磺胺咪、喹诺酮类药物等。如发生水肿病时，还应立即调整饲料，降低能量和蛋白质饲料，增加一些含维生素丰富、低蛋白、高纤维饲料，以抑制病菌定居，并配合利尿剂和盐类缓泻剂进行治疗，可收到一定效果。

(二) 禽大肠杆菌病

禽大肠杆菌病是由大肠杆菌引起的禽类的急性或慢性疾病的总称，包括急性败血症、气囊炎、肝周炎、心包炎、卵黄性腹膜炎、输卵管炎、脐炎、滑膜炎、眼炎、关节炎、肉芽肿及肺炎等疾病，对养禽业危害严重。

【病原】 常见的血清型鸡主要为 $O_1:K_1$、$O_2:K_1$，其次为 $O_8:K_1$、O_{15}、O_{18}、O_{35}、O_{78} 等；鸭主要为 O_{119}、O_{78}、O_{14}、O_{138}、O_2、O_{147} 等；鹅主要为 $O_{141}:K_{85}$、$O_7:K_1$、$O_2:K_{89}$、$O_2:K_1$ 等。

【流行病学】 本病一年四季均发，但在多雨、闷热、潮湿、寒冷季节多发。各种年龄的家禽对大肠杆菌都能感染，但多发生于幼雏和中雏，特别是幼雏的发病率和病死率均较高，常呈急性败血症经过，成禽则以亚急性或慢性感染为主。鸭和火鸡的发病率较低，多呈散发。本病主要通过种蛋、空气中的尘埃、污染的饲料和饮水而传播。大肠杆菌是条件性致病菌，若禽群的环境卫生和饲养管理不良，气候阴冷潮湿，卫生条件差，或在鸡群中混有传染性法氏囊病、新城疫及其他病原体时，会使其感染更为严重。

【临床症状与病理变化】

（1）雏鸡卵黄炎和脐炎 鸡胚的卵黄囊是受感染的部位，使鸡胚在孵化后期出壳之前引起死亡，若感染鸡胚不死，则多数出壳后表现大肚与脐炎，俗称"大肚脐"。病雏精神沉郁，少食或不食，腹部大，脐孔及其周围皮肤发红、水肿，多在 1 周内死亡或淘汰，死亡一直延续 3 周。有的表现下痢，排出泥土样粪便，$1 \sim 2d$ 内死亡。

（2）急性败血型 本型大肠杆菌症可发生于任何年龄的鸡，多发生于幼雏和中雏，表现精神委顿，食欲减退，排黄白色稀粪，发病率病死率较高。剖检可见：纤维素性心包炎，表现为心包积液，心包膜混浊、增厚、不透明，甚至内有纤维素性渗出物与心肌粘连，常伴有肝包膜炎、肝大、包膜肥厚混浊，纤维素沉着，甚至整个肝脏为一层纤维素性薄膜所包裹。脾充血肿胀，有小的坏死点。有时还可见纤维素性腹膜炎，腹腔内有数量不等的腹水，混有纤维素性渗出物。有的出现肺炎的变化。

（3）气囊炎 气囊炎常为禽大肠杆菌病与禽败血霉形体病等呼吸道病合并感染而致，一般表现有明显的呼吸音，咳嗽、呼吸困难并发异常音，食欲明显减少，病禽逐渐消瘦，病死率可达 $20\% \sim 30\%$。剖检可见：气囊壁增厚，变混浊，有时可见数量不等的纤维性渗出物或干酪样物，有些病鸡若心包炎严重，则常可突然死亡。

（4）卵黄性腹膜炎及输卵管炎 炎症产物使输卵管伞部粘连，漏斗部的喇叭口在排卵时不能打开，使卵泡跌入腹腔而引发本病。病鸡外观腹部膨胀，呈"垂腹"现象。剖检可见腹腔中见有大量的卵黄液广泛地分布于肠道表面，肠道和脏器间互相粘连。并可产生大量毒素，可引起发病母鸡死亡。

（5）肠炎 病鸡肛门下方羽毛潮湿、污秽、粘连，这是大肠杆菌引起腹泻的特征性症状。剖检可见肠黏膜出血，严重时浆膜面可见到密集的出血点，心肌及肝脏多有出血，甲状腺及胸腺肿大出血，小肠黏膜呈密集充、出血。

（6）关节炎 幼龄和中雏感染居多。一般呈慢性经过，病鸡关节肿胀，跛行。剖检可见关节液混浊，关节腔内有时出现脓汁或干酪物。

（7）肉芽肿 部分成鸡感染后常在肠道，偶尔在肝、脾、心脏等处产生结节状灰白色及至黄白色的大肠杆菌性肉芽肿。病变从很小的结节到大块组织坏死都有出现。

（8）全眼球炎 鸡群发生败血症后期，临床表现为前房积脓，失明，大部分鸡以死亡或淘汰而告终，此病临床上不常见。

（9）生殖器官病 患病母鸡卵泡膜充血，卵泡变形，呈红褐色或黑褐色，有的变硬；公鸡睾丸膜充血，交媾器充血、肿胀。

鸭大肠杆菌主要表现为败血型和生殖道感染等；鹅主要表现为生殖器官感染、卵黄性腹膜炎等；其他禽类也多表现为败血型。

【诊断】 根据临床症状、流行病学及病理剖检变化可做出初步诊断，但确诊必须进行细菌学检查。

【防制】 改善饲养管理，消除发病诱因，是控制本病的首要措施。目前，国内已研制成大肠杆菌灭活疫苗，有鸡大肠杆菌多价氢氧化铝苗和多价油佐剂苗，均有一定的防制效果。此外，育雏期间在饲料或饮水中添加抗生素进行药物预防对控制本病的发生也有较好的效果。

对于发病鸡群可选用多种抗生素如卡那霉素、新霉素、磺胺类和喹诺酮类等药物进行治疗。但大肠杆菌极易产生耐药性，在感染早期，最好能将新分离的大肠杆菌进行药物敏感试验，选用敏感的药物将会收到较好的效果。但在大肠杆菌病发病后期，若出现了气囊炎、肝周炎、卵黄性腹膜炎等较为严重的病理变化时，使用抗生素疗效往往不显著甚至没有效果。

（三）犊牛大肠杆菌病

犊牛大肠杆菌病又称大肠杆菌性腹泻或称犊白痢，是由致病性大肠杆菌引起的一种幼犊的急性传染病。其特征为发热、败血症和严重腹泻、脱水，引起幼畜死亡。成年牛常表现为乳腺炎。

【病原】 本病最常见的血清型是 O_{78}，其次是 O_{101}、O_9、O_8、O_{111}、O_{115}、O_{15}、O_{26} 等。

【流行病学】 本病一年四季均可发生，但常见于冬春舍饲期间，呈地方性流行或散发，在放牧季节很少发生，多见于 3 周龄以内犊牛，尤其 3 周龄犊牛最易感。犊牛主要通过消化道传染，也可通过子宫内感染和脐带感染。饲养管理不良及应激均可诱发本病，如母牛在分娩前后营养不良，饲料中缺乏维生素、蛋白质，畜舍阴冷潮湿、通风不良，气候突变、环境不卫生和犊牛不能及时吃到初乳等因素都能促使本病的发生和流行。

【临床症状】 本病潜伏期很短，仅为数小时。其临床常以败血型、肠毒血型、肠型三种形式表现。成年牛往往会引起乳房炎。

（1）败血型 常见于出生 3d 以内的犊牛。病犊体温升高到 41℃以上，精神委顿，卧地不起，腹泻，脱水。多于发病后数小时至 1d 内出现急性败血症而死亡。

（2）肠毒血型 见于出生后 7d 内吃过初乳的犊牛，病犊肠道内大肠杆菌大量繁殖，产生毒素，进入犊牛血液，引起突然死亡。病程稍长的呈中毒性神经症状，先兴奋后沉郁，较少见腹泻，最后昏迷死亡。

（3）肠型（白痢） 见于 7～10d 吃过初乳的犊牛，病初体温升高达 39.4～40℃，食欲减退，喜卧，水样下痢。粪便开始为黄色，后变为灰白色，混有凝乳块、血丝或气泡；病的后期，排便失禁，尾及后躯被稀粪污染，体温正常或下降，脱水而死亡；病程稍长的病犊出现肺炎、关节炎、脑膜炎，有的犊牛结膜充血、出血，个别的眼球突出。患病犊牛痊愈后发育迟缓。

【病理变化】败血症或肠毒血症的尸体常无特征病变。腹泻病死的犊牛，其尸体极度消瘦，眼窝下陷，可视黏膜苍白，肛门周围有稀粪沾污。消化道的病变最为明显，真胃内有大量凝乳块，黏膜充血、水肿，间有出血，表面被覆大量的黏液；肠内容物混有血液，含有气泡，味酸臭。肠系膜淋巴结肿大，切面多汁，有时充血。此外，脾大，肝与肾被膜下出血，心内膜有小点出血。病程长的有肺炎和关节炎的病变。在成年牛中，急性乳腺炎表现为乳房充血肿大，切面可见明显的炎性充血、出血区，如为亚急性，则在乳腺中有大小不等的坏死灶形成。

【诊断】根据症状、病理变化、流行病学材料可初步判定此病，详细确诊要进行实验室细菌分离鉴定。生前可采取粪便，死后可采取肠系膜淋巴结、肝、脾及肠内容物。应当注意，在正常动物的消化道中存在大肠杆菌，而且在动物死亡后又容易侵入组织，故从动物组织，尤其是从肠内容物中分离出大肠杆菌，是不能做出确诊的。尚需结合其他情况，必要时还需进一步鉴定分离出的大肠杆菌的血清型，综合判定。本病还需和犊牛副伤寒、炭疽、出血性败血症等疾病相区别。

【防制】加强妊娠母牛和犊牛的饲养管理，保持牛舍干燥和清洁卫生。母牛分娩前要将母畜的乳房洗净，犊牛初生后应尽早哺足初乳。坚持环境及用具的日常消毒，防止犊牛受潮和受寒风侵袭及饮用脏水。发现病牛及时隔离治疗，即通过人工哺乳、加强护理和抗菌药物治疗，对腹泻严重的犊牛，还应进行强心、补液、预防酸中毒等措施，减少犊牛的死亡。最好通过妊娠母牛的疫苗免疫接种进行预防。

犊牛发病时应以抗菌、补液、调节胃肠功能为治疗原则，常用的药物有庆大霉素、卡那霉素、痢菌净、小檗碱、硫酸新霉素、诺氟沙星、多西环素、杆菌肽、恩诺沙星等，以及磺胺脒、喹诺酮类药物等。对脱水严重的犊牛应及早补液，静脉滴注复方氯化钠、生理盐水或葡萄糖盐水，必要时加入碳酸氢钠、维生素 C 和 10% 安那加；粪便带血严重的可以肌内注射维生素 K_3、安络血等药物。

（四）羔羊大肠杆菌病

羔羊大肠杆菌病又称羔羊大肠杆菌性腹泻或羔羊白痢，是由致病性大肠杆菌所致羔羊的一种急性传染病，其特征为剧烈腹泻或败血症。

【病原】 常见的血清型是 O_{78}，其次是 O_1、O_{13}、O_{27}、O_{37}、O_{39}、O_{42}、O_{48}、O_{55} 等。

【流行病学】 本病多发于 6 周龄以内的羔羊，但有时 3 ~ 8 月龄的绵羊羔与山羊羔也有发病，并呈急性经过。本病多发于冬春季舍饲期间，主要经消化道感染，气候多变、初乳不足、圈舍潮湿等促使本病的发生。

【临床症状】 潜伏期数小时至 1 ~ 2d。根据临诊表现常分为败血型和肠型。

1. 败血型

多发生于 2 ~ 6 周龄的羔羊。病初体温高达 41.5 ~ 42℃，病羔羊精神委顿、结膜充血、潮红，呼吸浅表，随后出现神经症状表现，病羊口吐白沫、四肢僵硬、运步失调、视力障碍、卧地磨牙、一肢或数肢做划水动作等神经症状，有的关节肿胀、疼痛。多在 24h 内死亡。

2. 肠型

多见于 2 ~ 8d 的幼羔，主要表现病初体温升高至 40.5 ~ 41℃，随之出现下痢，体温下降。病羔腹痛、拱背、委顿，粪便先呈半液状，色黄灰，以后呈液状，含气泡，有时混有血液。如治疗不及时会在 24 ~ 36h 死亡，病死率 15% ~ 75%。偶见关节肿胀。

【病理变化】

（1）败血型　胸腔、腹腔和心包腔积液，内混有纤维素；某些关节，尤其是肘关节、腕关节等关节肿大，滑液混浊，关节囊内有纤维素脓性渗出物；脑膜充血、出血，大脑沟常有脓性渗出物。

（2）肠型　尸体严重脱水，肛门附近及后肢内侧被粪便污染。胃肠呈卡他型或出血型炎症变化，皱胃、小肠与大肠黏膜充血、出血、水肿，皱胃有半凝固的乳汁，小肠与大肠内容物呈灰黄色半液状；肠浆膜淤血，色暗红。肠系膜淋巴结肿大，切面多汁。有时见纤维素化脓性关节炎。肺淤血或有轻度炎症。

【诊断】 根据流行病学、症状和主要病理变化，可做出初步诊断，确诊需从血液、内脏、肠壁黏膜取材进行细菌学检查。

【防制】 加强饲养管理，改善羊舍环境卫生，保持母羊乳头清洁，及时吮吸初乳。同时应注意羔羊的保暖。对病羔要立即隔离，及早治疗。对污染的环境、用具要用 3% ~ 5% 来苏儿液消毒；也可用本地流行的大肠杆菌血清型制备的活疫苗或灭活疫苗接种妊娠母羊，以使羔羊获得被动免疫。

发病羔羊可用土霉素、新霉素、磺胺类药物进行治疗，并配合护理和对症疗法。

（五）其他动物大肠杆菌病

1. 兔

兔大肠杆菌病又称黏液性肠炎，是家兔的一种病死率很高的肠道传染病。本病一年四季均可发生，各种年龄和性别都有易感性，但多发生于 1~4 月龄的仔兔。兔场一旦发生该病，常因场地和兔笼的污染而引起大流行，造成仔兔大批死亡。临床特征为患兔排黑色糊状稀粪，有时带胶冻样黏液，粪便有腥臭味。慢性病例排包裹在胶冻中比米粒稍大的两头尖的小粪球，俗称"老鼠屎"，偶尔也有不腹泻而突然死亡的病例。病兔精神沉郁，被毛粗乱，四肢发冷，磨牙、流涎。常由于脱水导致体重很快减轻、消瘦，腹部膨胀。剖检可见胃膨大，充满多量液体和气体；十二指肠充满气体和染有胆汁的黏液状液体；胆囊扩张，黏膜水肿；回肠内容物呈黏液胶样半固体，粪球细长，两头尖，外面包有黏稠液；结肠扩张，有透明胶样黏液；有些病例结肠和盲肠的浆膜和黏膜充血，或有出血斑。预防该病时，要注意饲养卫生，青绿饲料要洗净再喂，不喂霉烂变质饲料。对断奶前后仔兔的饲料必须逐渐更换，不能骤然改变。一旦发现病兔应立即进行隔离治疗，兔笼和用具应彻底消毒，同时配合抗生素进行治疗。

2. 水貂

水貂大肠杆菌病多见于 1 月龄左右的仔貂及当年幼貂，成年貂很少发病。该病的发生主要与环境条件有密切关系，尤其是天气骤变，饲养失调（如饲料质量低劣）引起消化不良时，易发生该病，如不及时治疗会造成貂大批死亡。本病主要是通过内源性感染或通过消化道传播。临床以严重腹泻和败血症为特征。病初，食欲减退或废绝，粪便呈黄色液状，然后下痢加剧，粪便呈灰白色或暗灰色、带黏液，并常混有泡沫，有时出现呕吐，哺乳貂排出未经消化的凝乳块，有时混有血液；肛门四周、尾部、后肢被粪便污染，被毛常粘在一起。严重时口流白沫或血水，最后昏迷抽搐死亡。剖检主要变化是胃肠道有卡他性或出血性炎症，肠黏膜肿胀、充血、出血，胃黏膜充血和肿胀，肠系膜淋巴结肿大，有时可见出血点。脾淤血增大；心内膜和心外膜有出血点。病程稍长的还可见胃、肠壁变薄，黏膜脱落，在胃黏膜上出现许多大小不等的糜烂面和溃疡灶。预防该病时，要加强饲养管理，搞好卫生消毒工作。发现病貂，立即隔离，并对圈舍及周围环境用消毒液彻底消毒，同时配合应用抗生素进行治疗。

二、 沙门菌病

沙门菌病（Salmonellosis）又称副伤寒，是由沙门菌属细菌引起的畜禽和野生动物疾病的总称。临诊上多表现败血症和肠炎，也可使母畜发生流产。许多类型沙门菌可使人感染和发生食物中毒。

【病原】沙门菌为两端钝圆中等大小的革兰阴性直杆菌，无芽孢，一般无荚膜，除鸡白痢和鸡伤寒沙门菌外，都有周身鞭毛，能运动。本菌在普通培养基上，生长成直径 1~3μm、圆形、边缘整齐、半透明、光滑的菌落。而且能在含有乳糖、胆盐和中性红指示剂的麦康凯或 SS 琼脂培养基上生长，由于不分解乳糖，产生与培养基颜色一致的菌落，是与大肠杆菌等发酵乳糖的肠道杆菌鉴别点之一。

本属细菌包括肠道沙门菌（又称猪霍乱沙门菌）和帮戈尔沙门菌两个种，前者又分为6个亚种，即肠道沙门菌肠道亚种（又称猪霍乱沙门菌猪霍乱亚种）、肠道沙门菌亚利桑那亚种、肠道沙门菌双相亚利桑那亚种、肠道沙门菌萨拉姆亚种、肠道沙门菌浩敦亚种、肠道沙门菌因迪卡亚种。

沙门杆菌属依据不同的O（菌体）抗原、Vi（荚膜）抗原和H（鞭毛）抗原分为许多血清型，已知有2 500种以上的血清型，除了不到10个罕见的血清型属于帮戈尔沙门菌外，其余血清型都属于肠道沙门菌。沙门菌的血清型虽然很多，但常见的危害人畜的非宿主适应血清型只有20多种，加上宿主适应血清型，也不过30余种。

本属细菌对干燥、腐败、日光等具有一定抵抗力，在外界环境中能生存数周或数月。对化学消毒剂的抵抗力不强，常用的消毒剂均能将其杀死。

【流行病学】 各种年龄畜禽均可感染，但幼年畜禽较成年者易感。病畜和带菌者是本病的主要传染源。它们可由粪便、尿、乳汁以及流产的胎儿、胎衣和羊水排出病菌，污染水源和饲料等，经消化道感染健畜。病畜与健畜交配或用病畜的精液人工受精也可发生感染。此外，子宫内感染也有可能。有人认为鼠类可传播本病。临诊上健康畜禽的消化道、淋巴组织和胆囊内常有病菌存在（特别是鼠伤寒沙门菌）。当外界不良因素使动物抵抗力降低时，病菌可活化而发生内源感染。病菌连续通过若干易感家畜，毒力增强而扩大传染。

本病一年四季均可发生，一般呈散发性或地方流行性。

（一）猪沙门菌病

猪沙门菌病又称仔猪副伤寒，是由多种沙门菌引起1~4月龄仔猪的常见传染病。急性呈败血症变化，慢性以顽固性腹泻和大肠发生坏死性肠炎为特征。

【病原】 主要由猪霍乱沙门菌及其变种、猪伤寒沙门菌及其变种、鼠伤寒沙门菌、德尔俾沙门菌、肠道沙门菌等引起。

【流行病学】 各种日龄的猪均可感染，主要发生于6月龄以下的仔猪，以1~4月龄者发生较多。在多雨潮湿季节发生较多，一般呈散发或地方流行。另外，气候突变、长途运输、环境阴冷潮湿、棚舍拥挤、饲料品质不良、营养缺乏等可诱发本病。其他同上。

【临床症状】 潜伏期2d至数周不等，临床分急性型、亚急性型和慢性型三种。

（1）急性型 多见于断奶前后的仔猪，体温突然升高至41~42℃，精神不振，食欲废绝。后期间有下痢，呼吸困难。濒死期耳根、胸腹部皮肤呈蓝紫色或有紫红色斑点，有的在出现症状后24h死亡，但多数病程为2~4d，病死率很高。

（2）亚急性型和慢性型 是临诊上较为常见的类型。病猪体温升高至40.5~41.5℃，精神不振，食欲减退，畏寒，扎堆。眼睛有黏液性或脓性分泌物，少数角膜混浊，严重者发展为角膜溃疡。初期便秘后期腹泻，粪便呈淡黄色或灰绿色的粥状或水样，恶臭。病猪很快脱水、消瘦，虚弱。有的病猪在病的中后期皮肤出现弥漫性湿疹，尤以腹部皮肤严重；有的病猪还出现咳嗽。病程为 2～3 周或更长，多因极度消瘦、衰弱而死。耐过猪生长发育不良，可带菌数个月。

【病理变化】急性型呈败血症变化。脾大，呈暗蓝色或紫红色，质地较硬，似橡皮样，切面可见白髓周围有红晕环绕。肠系膜淋巴结肿大、充血，呈索状。其他淋巴结也有不同程度肿大、充血。肝、肾也有不同程度肿大、充血、出血。肝实质可见大小不等的灰白色或黄色的坏死灶。全身黏膜和浆膜均有不同程度的出血斑点。胃肠黏膜呈急性卡他性炎症，严重者为出血性肠炎。肺淤血、水肿。

亚急性型和慢性型以纤维素性坏死性肠炎为主。多发生于盲肠、结肠和回肠后段，渗出的纤维素互相凝结形成弥散性糠麸样假膜，假膜不易剥离，强行剥离后留有边缘不整的红色溃疡面，溃疡周围呈堤状。少数病例滤泡周围黏膜坏死，稍突出于表面，有纤维蛋白渗出物积聚，形成隐约可见的轮环状。扁桃体肿胀、潮红，隐窝内充满黄灰色坏死物。肝、脾及肠系膜淋巴结常散在有针尖大小的灰黄色或灰白色坏死灶或大块的干酪样的坏死物。肺常有卡他性肺炎病灶。

【诊断】慢性病例根据流行病学、临床症状和病理变化（多发生于 2～4 月龄仔猪，临床上以慢性腹泻为主，生长发育不良，耳、尾、蹄等处皮肤呈蓝紫色，病理变化以大肠发生弥散性纤维素性坏死性肠炎变化，肝、脾和淋巴结有小坏死灶或灰白色结节。）可做出初步诊断。急性病例诊断较困难，确诊需要进行细菌学检查。病料一般采集病畜的肝、脾、心血和骨髓等样品。

【防制】加强饲养管理，实行全进全出的饲养方式，控制饲料污染，消除发病诱因等兽医安全措施，是预防本病的重要环节。此外，预防接种也可有效控制本病发生。仔猪 35 日龄注射仔猪副伤寒弱毒冻干苗，用 20% 铝胶生理盐水稀释为每头份 1mL。

发生本病时，病猪立即隔离治疗，对污染的圈舍、场地和用具彻底消毒。尸体作无害化处理，防止扩大传染和人食物中毒。有条件的可通过药敏试验选择合适的抗感染药物治疗，防止疫病传播和复发。可应用庆大霉素、喹诺酮类、土霉素、磺胺类等药物进行防制。

(二) 牛沙门菌病

牛沙门菌病又称牛副伤寒，本病以病畜败血症、毒血症或胃肠炎、腹泻、孕畜流产为特征。

【病原】主要由鼠伤寒沙门菌、都柏林沙门菌或纽波特沙门菌所致。

【流行病学】成年牛多发于夏季放牧时期，多呈散发性，一个牛群仅有 1～2 头发病，第 1 个病例出现后，往往相隔 2～3 周再出现第 2 个病例；但犊牛发病后传播迅速，往往呈流行性。犊牛以 10～14 日龄最易感。本病往往是其他疾病的继发症或并发症。各种不良的因素如应激、营养不足、长途运输等可以促进本病的发生。其他同"猪沙门菌病"。

【临床症状】 成年牛发病，体温高达 40 ~ 41℃、沉郁、减食、减奶、咳嗽、呼吸困难。发病后 12 ~ 24h，多数病牛粪中带血，随后下痢，粪恶臭，含有纤维素絮片，间杂有黏膜。下痢开始后体温降至正常或略高于正常。病牛可于 1 ~ 5d 内死亡。病期延长者可见迅速脱水和消瘦，眼窝下陷，黏膜（尤其是眼结膜）充血和发黄，剧烈腹痛，常用后肢蹬踢腹部。怀孕母牛多数发生流产，从流产胎儿中可发现病原菌。成年牛有时呈顿挫型经过，病牛发热、不食、精神委顿，产奶下降，但经过 24h 后这些症状即可减退。还有些牛感染后呈隐性经过，仅从粪中排菌，但数天后即停止排菌。

犊牛发病，病程可分为最急性、急性和慢性三种。最急性型多发于出生后 48h 内，表现拒食、卧地、迅速衰竭等症状，常于 2 ~ 3d 内死亡。急性型多发于 10 ~ 14 日龄以后发病，病初体温升高至 40 ~ 41℃，精神沉郁，食欲减退，24h 后排出灰黄色液状粪便，混有黏液和血丝，有时表现咳嗽和呼吸困难，一般在症状出现后 5 ~ 7d 内死亡，病死率有时可达 50%。慢性型除有急性个别表现外，可见关节肿大或耳朵、尾部、蹄部发生贫血性坏死，有的还有支气管炎和肺炎症状。病程数周至 3 个月。

【病理变化】 成年牛的病变主要呈急性出血性肠炎变化。小肠黏膜弥散性充血潮红，间有出血；大肠黏膜脱落，有局限性坏死区。真胃黏膜有时也有充血潮红。肠系膜淋巴结呈不同程度的水肿、出血。肝有坏死。胆囊壁有时增厚，胆汁混浊，黄褐色。病程长者还有肺炎病变。脾常充血、肿大。

犊牛急性病例在心壁、腹膜以及真胃、小肠和膀胱黏膜有小出血点，肠道中有覆盖着痂膜的溃疡。脾充血肿胀最明显，一般为正常的 2 ~ 3 倍，呈紫红色。肠系膜淋巴结水肿，有时出血。在病程长者，还可见肝色泽变淡，胆汁黏稠而混浊；肝、脾和肾有时发现坏死灶。肺与胸肋膜粘连，腱鞘和关节腔含有胶样液体。

【诊断】 根据流行病学、临床症状和病理变化可做出初步诊断。确诊需进行细菌学检查。采取病死牛的肝、脾、淋巴结、子宫胎膜、流产胎儿的胃肠等进行沙门菌的分离培养和鉴定。

【防制】 可参照猪的防制，对病牛要及时隔离、治疗或淘汰，病死牛的尸体要做深埋或焚烧。严重下痢的要补液，防止脱水。犊牛发病可喂服发酵初乳 4 ~ 5d 即可康复。对污染的圈舍和用具要彻底消毒。

（三）羊沙门菌病

羊沙门菌病是由多种沙门菌引起羊的一种传染病。以羊发生下痢，孕羊流产为特征。

【病原】 主要由鼠伤寒沙门菌、羊流产沙门菌、都柏林沙门菌等。

【流行病学】 各种年龄的羊均可发生，尤以断乳前后的羊最易感，无季节性。各种不良因素均可促使本病发生。其他同"猪沙门菌病"。

【临床症状】根据临诊表现本病分为下痢型和流产型两种。

（1）下痢型 病羊体温升高达 40 ~ 41℃，食欲减退，腹泻，排黏性带血稀粪，有恶臭。病羊精神委顿、虚弱、憔悴、低头、弓背、继而卧地，经 1 ~ 5d 死亡。有的经 2 周后可康复。发病率 30%，病死率 25%。

（2）流产型 怀孕绵羊于怀孕的后 1/3 期间发生流产或死产。在此之前，病羊体温上升至 40 ~ 41℃，部分羊有腹泻症状。流产前和流产后数天，阴道有分泌物流出。病羊产下的活羔，表现衰弱，不吮乳，不能站立，并有腹泻，往往于 1 ~ 7d 内死亡。病母羊也可在流产后或无流产的情况下死亡。羊群每次暴发，一般持续 10 ~ 15d，流产率和病死率可达 60%。其他羔羊的病死率达 10%，流产母羊一般有 5% ~ 7% 死亡。

【病理变化】

（1）下痢型 可见病羊真胃和肠道空虚，黏膜充血，水肿，附大量黏液；肠内容物呈半液状，并含有小的血块，胆囊黏膜水肿。肠系膜淋巴结充血、肿大。心内外膜下有小出血点。

（2）流产型 可见流产的、死产的胎儿或生后 1 周内死亡的羔羊呈败血症病变。死亡母羊有急性子宫炎。流产或死产者其子宫肿胀，常含有坏死组织、浆液性渗出物和滞留的胎盘。

【诊断】根据流行病学、临床症状和病理变化可做出初步诊断。确诊需进行细菌学检查。采取病死羊的肠系膜淋巴结、子宫胎膜、流产胎儿组织、母羊阴道分泌物、心血、胆囊、脾等进行沙门菌的分离培养和鉴定。

【防制】参照牛沙门菌病。

（四）禽沙门菌病

禽沙门菌病依病原体的抗原结构不同可分为 3 种，由鸡白痢沙门菌所引起的称为鸡白痢，由鸡伤寒沙门菌引起的称禽伤寒，由其他有鞭毛能运动的沙门菌所引起的禽类疾病统称为禽副伤寒。

1. 鸡白痢

鸡白痢是由鸡白痢沙门菌引起的一种鸡的常见传染病。雏鸡表现急性败血症经过，临床以白色下痢为特征，有的有关节炎及其周围滑膜鞘炎，发病率、病死率很高。成年鸡表现为慢性或隐性感染，主要以生殖器官受侵害为主，产出带菌的蛋，使本病得以世代相传。

【流行病学】不同品种、日龄的鸡对本病的易感性不同，白羽蛋鸡的易感性较褐壳蛋鸡的易感性低，年龄越小的易感性越强。特别是出壳后 2 ~ 3 周龄以内的雏鸡发病率和病死率最高，以后随日龄增长而逐渐减少。成鸡感染常呈慢性经过或不显症状。鸡对本病最易感，火鸡次之，鸭、雏鹅、珠鸡、鹌鹑、麻雀、欧洲莺和鸽也有自然发病的报道。

病鸡和带菌鸡是主要的传染源。本病即可水平传播也可垂直传播。耐过本病的鸡长期带菌，成年后其所产的蛋又带菌，此蛋被孵化时，则可周而复始地代代相传。若不采取有力措施，则难以清除本病。

此外，如环境污染、卫生条件差、育雏室温度变化剧烈或温度偏低，潮湿，鸡群过大而拥挤，饲料不足或营养成分不平衡，以及有其他疾病的混合感染等，均可导致本病发病率和病死率增高。

【临床症状】潜伏期为 4 ~ 5d。

卵内感染的鸡胚，通常在孵化过程中出现死胚、弱胚，即使能出壳的雏鸡，出壳后表现衰弱、嗜睡、腹部膨大，食欲丧失，绝大部分 1 ~ 4 日龄发病，3 ~ 5 日龄达死亡高峰，未病死的则成为"小老鸡"。出壳后感染的雏鸡，多在出壳后 4 ~ 5d 陆续发病，2 ~ 3 周发病和死亡达到高峰。病程一般 4 ~ 5d，短的 1d。最急性者呈败血症表现，无明显症状迅速死亡，有的见有呼吸困难和气喘。病程稍长者表现出典型的临诊症状，精神委顿、缩颈、闭眼、绒毛松乱、两翅下垂，怕冷、常聚堆或拥挤在热源处，食欲缺乏或废绝，多数出现软囊症状。同时出现腹泻，排白色糨糊状粪便，并黏附于肛门周围的绒毛上。当肛门被糨糊封闭，常会影响排粪，因肛门炎症引起疼痛，使病雏在排粪时常发出"叽叽"的叫声。如肺部有感染，则表现呼吸困难，伸颈张口，最后因呼吸困难及心力衰竭而死。有的病雏眼呈云雾状混浊、失明，还有的病雏后肢关节肿大，跛行。

成年鸡感染一般不呈急性经过，常无临床症状。母鸡产蛋量与受精率降低。少数母鸡出现停产，精神沉郁，头颈下垂，畏食，排白色稀便，鸡冠萎缩，贫血，有的鸡因卵黄性腹膜炎而腹部下垂。

【病理变化】急性死亡者病变不明显。病程稍长者，剖检可见死雏卵黄吸收不良，呈油脂状或干酪样。肝脏、心肌、肺脏、肌胃有灰白色或黄白色坏死点或结节。盲肠内积有干酪样渗出物，有时混有血液，阻塞肠腔。输尿管扩张，充满灰白色尿酸盐。肝、脾大，胆囊充盈。有时还有出血性肺炎症状。

青年鸡突出病变是肝淤血增大，为正常的 2 ~ 3 倍，质地脆弱，易破裂，表面可见散在或弥散的出血点或黄白色大小不等的坏死灶。脾大，心包增厚，心肌可见有数量不一的黄色坏死灶。肠道呈卡他性炎症。

成年母鸡最常见的变化在卵巢。表现为卵泡变形、变色、变质，无光泽，呈淡青或黑绿色，卵泡膜增厚，呈囊状或三角形，卵黄呈油脂状或干酪样。变性的卵泡有的落入腹腔引起广泛的卵黄性腹膜炎和腹腔脏器粘连，有的以一长蒂和卵巢相连，有的阻塞输卵管。成年公鸡常见的病变是睾丸肿大或萎缩，有坏死灶。输精管扩张，充满黏稠渗出物。

【诊断】根据流行病学、临诊症状和病理变化可做出初步诊断。确诊需采取肝、脾、心肌、肺、卵黄等样品接种选择性培养基进行细菌分离与鉴定，此外还可用血清学诊断方法检出阳性病鸡。

【防制】防控鸡白痢的原则是杜绝病原菌的传入，清除群内带菌鸡，同时严格执行卫生、消毒和隔离制度。

加强饲养管理，平时要做好育雏室的定期消毒，保持室内清洁干燥、温度恒定、通风良好、密度合理；也要做好种群的定期检疫，淘汰带菌鸡，净化种鸡群。对于雏鸡还可应用一些微生态制剂或敏感性药物在开食时拌料或饮水，以提高机体的抗病能力，不过要注意二者不能同时应用，以免杀死微生态制剂中的有益菌；也可在饲料中添加土霉素、喹诺酮类等药物进行预防。

一旦发现病鸡，应迅速隔离消毒。全群进行抗菌药物预防与治疗，可选用的药物有喹诺酮类、磺胺类、庆大霉素、硫酸新霉素、土霉素等，但治愈后的家禽可能长期带菌，不能作种用。有条件的最好进行药敏试验，以选用敏感性药物进行治疗。

2. 禽伤寒

禽伤寒是由鸡伤寒沙门菌引起的青年鸡、成年鸡的一种急性或慢性传染病。主要特征是肝大呈古铜色、下痢。

【流行病学】本病主要侵害青年鸡和成年鸡，小鸡感染很难与白痢相区别。火鸡、鸭、珠鸡、孔雀、鹌鹑等也可感染，野鸭、鹅、鸽不易感。主要是经消化道感染，也可通过眼结膜而感染。老鼠也是机械传播的重要媒介。本病一年四季均可发生，一般呈散发。环境条件恶劣和饲养管理不善等可促使本病发生。

【临床症状】潜伏期一般为 4~5d，患病的青年鸡和成年鸡常表现采食量下降，精神委顿，羽毛松乱，体温上升 1~3℃，排黄绿色稀粪，饮水增加，冠和肉髯苍白而皱缩或呈暗紫色。病鸡可迅速死亡，但通常在 5~10d 死亡。病死率 5%~30% 或更高。慢性病程可达数星期之久，病死率较低，耐过鸡可长期带菌。雏鸡症状与鸡白痢相似。

【病理变化】最急性病例通常看不到明显病变。急性死亡者常见血液稀薄，肝、脾、肾充血增大，肝表面有灰白色粟粒大小的坏死灶，胆囊充盈。病程稍长者肝大，呈青绿色或古铜色，质脆，有时也可见散在的灰白色小坏死灶，卵泡出血、变性。常见有卵黄性腹膜炎和卡他性肠炎，尤以十二指肠为重。心肌、肺和公鸡睾丸有时可见灰白色的小坏死灶。雏鸡病变与鸡白痢相似。

【诊断】根据流行特点、临床特征和病理变化特点只能做出初步诊断，确诊需进行细菌的分离与鉴定或血清学诊断方法（参照鸡白痢）。

【防制】参照鸡白痢。

3. 禽副伤寒

禽副伤寒是由多种能运动的不同血清型沙门菌所引起的各种禽类疾病的总称。主要是以下痢、各实质器官的灶状坏死为特征。常见的病原有鼠沙门菌、鸭沙门菌、海德堡沙门菌、婴儿沙门菌、肠道沙门菌等。其中以鼠沙门菌最为常见。

【流行病学】此类菌血清型众多，不但感染家禽、野禽，人与动物也易感，是一种人畜共患病。家禽中鸡和火鸡最常见，其中以 2 周之内雏鸡最易感，6 ~ 10d 达最高峰。1 月龄以上家禽有较强的抵抗力，一般不引起死亡。成年家禽往往不表现症状，但可终生带菌。本病主要是垂直传播，也可水平传播。其水平传播方式为带菌粪便污染饲料、饮水、用具、尘埃等传播，鱼粉常带有许多沙门菌，因此，被污染的鱼粉为重要的媒介物，鼠的粪便常带有鼠伤寒沙门菌，为重要的传染源。

【临床症状】急性死亡的幼禽往往不显症状而迅速死亡。年龄较大的幼禽则常呈亚急性型经过。各种幼禽副伤寒的症状大致相似，主要表现精神不振，畏食，饮水增加，排绿色或黄色水便，黏着在肛门外，怕冷。病程在 1 ~ 4d。雏鸭感染本病常见寒战、喘息及眼睑肿胀等症状，常猝然倒地而死，故有"猝倒病"之称。成禽一般不显外部症状。

【病理变化】急性死亡者无病变，病程稍长者，身体消瘦，脱水，卵黄凝固，肝和脾淤血并有条纹状出血或针尖大灰白色坏死灶，肾充血，心包炎，小肠出血性炎症，盲肠膨大并有黄白色干酪样物堵塞。成年禽剖检见肠道坏死溃疡，肝、脾和肾肿大，心脏有结节。有时在肝和心脏上有一层黄色或白色的网状纤维素膜。卵巢病变不像白痢那样常见，但有时可见卵巢脓性或坏死性病变，卵巢变形、变色、变质和输卵管有坏死性和增生性病变。

【诊断】根据流行特点、临床特征和病理变化特点只能做出初步诊断，确诊需进行细菌的分离与鉴定或血清学诊断方法（参考鸡白痢）。

【防制】参照鸡白痢。

三、 巴氏杆菌病

巴氏杆菌病（Pasteurellosls）主要是由多杀性巴氏杆菌引起的多种畜禽和野生动物的急性、热性传染病。急性病例以败血症和炎性出血过程为主要特征，故常称出血性败血症，简称"出败"。慢性病例表现为皮下、关节以及各脏器的局灶性化脓性炎症。

【病原】多杀性巴氏杆菌是两端钝圆，中央微凸，无芽孢，无鞭毛的革兰染色阴性短杆菌。病理组织或体液涂片染色镜检，可见菌体多呈卵圆形，两极着色深，中央部分着色浅，很像并列的两个球菌，故称两极杆菌。用培养物所作的涂片，两极着色则不那么明显。用印度墨汁等染料染色时，可看到清晰的荚膜。

本菌为需氧或兼性厌氧，最适宜生长温度为 37℃，普通培养基上生长不旺盛。在加有血清的固体培养基上，37℃培养 18 ~ 24h，可形成圆形、隆起、光滑、湿润、边缘整齐、灰白色的中等大小菌落，并有荧光性。根据菌落表面有无荧光及荧光的色彩，可分为三型，即蓝色荧光型（Fg）、橘红色荧光型（Fo）和无荧光型（Nf）。Fg 型，菌落小，呈蓝绿色带金光，边缘有狭窄的红黄光带，对猪、牛、羊等畜类有强大毒力，对禽类的毒力较弱；Fo 型，菌落大，呈橘红色带金光，边缘有乳白光带，对禽类和兔有强大毒力，对畜类毒力较弱；Nf 型菌对畜禽的毒力都很弱，对小鼠有毒力。但在一定条件下，Fg 和 Fo 可以发生相互转变。

本菌依据荚膜抗原（K）吸附于红细胞上作被动血凝试验，将本菌分为 A、B、D、E 和 F 五个血清型。目前，我国对本菌的血清学鉴定表明，有 A，B，D 三个血清群，没有 E 血清群；依据菌体抗原（O）做凝集反应，将本菌分为 12 个血清型。利用耐热抗原作琼脂扩散试验，则将本菌分为 16 个菌体型。一般将 O 抗原和耐热抗原用阿拉伯数字表示，将 K 抗原用英文大写字母表示。如 5：A，6：B，2：D 等（即 O 抗原：K 抗原），或 A：1，B：2、6，D：2 等（即 K 抗原：耐热抗原）。各型之间多无交叉保护性或保护力不强。

本菌根据菌落形态可分为黏液型（M）、平滑型（S）和粗糙型（R），M 型和 S 型含有荚膜物质。

本菌对理化因素抵抗力较弱，在干燥和直射阳光下，很快死亡。60℃经 10min 可被杀死。普通消毒药常用浓度对本菌都有良好的消毒力，但克辽林对本菌的杀菌力很差。

【流行病学】多杀性巴氏杆菌对多种动物和人均有致病性，家畜中以牛、猪发病最为常见；绵羊次之，山羊、鹿、骆驼和马也可发病，但较少见；家禽中鸡、鸭最常见，鹅、鸽少有发生。各种品种、年龄的动物都可感染发病，幼龄动物较严重。

病畜禽和带菌者是主要传染源。病畜由其排泄物、分泌物不断排出有毒力的病菌，污染饲料、饮水、用具和外界环境，经消化道感染，或由咳嗽、喷嚏排出病菌，通过飞沫经呼吸道而感染。但畜群中发生巴氏杆菌病时，往往查不出传染源。一般认为家畜在发病前已经带菌，而当畜禽饲养管理不良或其他诱因存在时，使机体抵抗力降低，病菌即可乘机侵入体内，发生内源性传染。

本病一般无明显的季节性，但以冷热交替、气候骤变、闷热、潮湿、多雨的时期发生较多。此外，营养不良、寄生虫、长途运输、饲养管理不良等诱因作用可促进本病发生。本病一般为散发性，但家禽中鸭群发病时，多呈流行性。

（一）猪巴氏杆菌病

猪巴氏杆菌病又称猪肺疫，俗称"锁喉风"，是猪的一种急性热性传染病。由 Fg 型菌引起的猪肺疫，常呈最急性和急性经过，其特征为败血症变化，咽喉部极度肿胀，呼吸困难；由 Po 型菌引起的猪肺疫，常呈慢性经过，主要表现慢性肺炎或慢性胃肠炎。各种年龄的猪均可感染，但以 20～80kg 的小猪和育肥猪发病率较高。

【临床症状】潜伏期为 1～5d。

（1）最急性型 俗称"锁喉风"和"大红颈"。多见于流行初期，无明显症状，突然发病、死亡，呈败血症症状。病程稍长的，可表现体温升高至 41 ~ 42℃，食欲废绝，全身衰弱，卧地不起。咽喉部发热、红肿、坚硬，严重者向上延至颈部及耳根，向后可达胸前。呼吸极度困难，常呈犬坐姿势，伸颈张口呼吸，口鼻流出白色泡沫样液体，有时发出喘鸣音。可见黏膜发绀。死前耳根、颈部、胸腹侧和四肢内侧皮肤出现紫红色斑点。一经出现呼吸症状，很快窒息死亡，病程 1 ~ 2d，病死率 100%。

（2）急性型　为常见病型，除具有败血症的一般症状外，还表现急性胸膜肺炎症状。体温升高至 40 ~ 41℃，病初发出痉挛性干咳，后为湿性痛咳，呼吸困难，流黏液性鼻液，有时混有血液。触诊胸部疼痛敏感，听诊有啰音和摩擦音。病情严重时，呼吸极度困难，张口伸舌，呈犬坐姿势，可视黏膜发绀，有脓性结膜炎。皮肤有紫红色斑点或小出血点，多窒息而死。病程 5 ~ 8d，不死的转为慢性。

（3）慢性型　多见于流行后期。主要表现为慢性肺炎或慢性胃肠炎的症状。病猪持续性咳嗽，呼吸困难，鼻流少许黏液性或脓性分泌物。精神沉郁，食欲不振，常发生腹泻，进行性营养不良，极度消瘦。有时皮肤出现痂样湿疹或关节肿胀。如不及时治疗，多经过 2 周以上衰竭而死，病死率 60% ~ 70%。

【病理变化】

（1）最急性型　以全身黏膜、浆膜和皮下组织大量出血点，尤以咽喉部及其周围结缔组织的出血性浆液浸润最为特征。切开颈部皮肤，可见大量胶冻样淡黄或灰青色纤维素性浆液流出，水肿可自颈部蔓延至前肢。全身淋巴结出血，心外膜和心包膜有小出血点，肺急性水肿、充血，脾出血，胃肠黏膜有出血性炎症变化。

（2）急性型　除了全身黏膜、浆膜、实质器官和淋巴结的出血性病变外，特征性的病变是纤维素性肺炎。肺有不同程度的肝变区，周围常伴有水肿和气肿，病程长的肝变区内还有大小不等的坏死灶，肺小叶间浆液浸润，切面呈大理石样花纹。胸膜常有纤维素附着物，严重的胸膜与病肺粘连。胸腔及心包积液。胸腔淋巴结肿胀，切面发红、多汁。气管及支气管内含有多量泡沫状黏液，黏膜发炎。

（3）慢性型　尸体极度消瘦、贫血。肺肝变区扩大，有黄色或灰色坏死灶，外面有结缔组织包囊，内含干酪样物质，有的形成空洞，并与支气管相通。心包与胸腔积液，胸腔有纤维素性沉着。胸膜肥厚，常与病肺粘连。有时在支气管周围淋巴结、纵膈淋巴结以及扁桃体、关节和皮下组织见有坏死灶。

【诊断】根据流行病学、临床症状及病理变化（如本病多发于冷热交替、气候骤变、多雨、潮湿、闷热的时期，中小猪发病率高，发病急，高热，咽喉部肿大，呼吸高度困难，口鼻流出泡沫。剖检以败血症变化或纤维素性肺炎变化为特征。咽喉部有炎性水肿和出血变化，气管有多量泡沫，脾无明显病变等），可做出初步诊断。确诊需做细菌学检查。

【防制】 平时加强饲养管理，改善环境卫生、严格消毒制度，消除各种不良的应激因素。新引进种猪应做好隔离检疫工作，至少要隔离观察 1 个月，确认无病后方可合群饲养。最好是实行全进全出的饲养方式。在猪肺疫流行地区，每年春秋两季做好免疫接种工作。目前使用的疫苗有：猪肺疫氢氧化铝甲醛菌苗、猪瘟、猪丹毒、猪肺疫三联苗、猪肺疫口服弱毒疫苗三种。前两者皮下或肌内注射后，14d 可产生免疫力，免疫期为 6 个月；后者口服后 7d 可产生免疫力，免疫期均为 3 个月。

一旦猪群发病，应立即采取隔离、消毒、紧急接种、药物防制等措施。病尸应深埋或高温等无害化处理。早期应用青霉素、链霉素、广谱抗生素、磺胺类药物等均有一定疗效。若同时配合注射抗猪巴氏杆菌高免血清，效果更佳。

（二）牛巴氏杆菌病

牛巴氏杆菌病（又称牛出血性败血病）是由多杀性巴氏杆菌 6：B 和 6：E 特异血清亚型引起牛和水牛的一种高度致死性疾病。其特征为高热、肺炎、急性胃肠炎以及内脏器官广泛出血。本病多见于犊牛。

【临床症状】 潜伏期一般为 2~5d。临床可分败血型、水肿型和肺炎型三种。

（1）败血型 多见于水牛。病初高热达 41~42℃，继而出现全身症状如精神沉郁、结膜潮红、鼻镜干燥。不食、泌乳和反刍停止。随后出现腹痛、腹泻，粪便恶臭并混有黏液、脱落的黏膜甚至血液。体温随之下降，迅速死亡。病期多为 12~24h。

（2）水肿型 以牦牛常见。除呈现全身症状外，病牛胸前及头颈部水肿，严重者可波及下腹部。肿胀部初有热痛、坚硬，而后变冷，疼痛减轻。舌、咽高度肿胀，流涎，眼流泪、红肿，呼吸困难，皮肤、黏膜发绀，常因窒息或下痢虚脱致死，病程多为 12~36h。

（3）肺炎型 表现为急性纤维素性胸膜炎、肺炎症状。病牛呼吸高度困难，痛性干咳，流泡沫样鼻液。胸部叩诊有实音区并有痛感，听诊有湿啰音、有时有摩擦音。初期便秘后期下痢，粪便带血或黏膜，味恶臭。

【病理变化】

（1）败血型 呈现败血症变化。内脏器官出血，在黏膜、浆膜以及肺、舌、皮下组织和肌肉都有出血点。淋巴结充血肿胀，其他脏器也有不同程度的出血或质变。胸腹腔内有大量渗出液。

（2）水肿型 肿胀部皮下结缔组织呈胶样浸润，切开流出黄色透明液体。淋巴结肿大。此外，其他组织器官也有不同程度的败血症变化。

（3）肺炎型 表现为纤维素性肺炎和胸膜炎，肺脏有不同程度的肝变区，切面呈大理石样变。严重时肺出血、坏死，呈污灰色或暗褐色，通常无光泽。有时有纤维素性心包炎和腹膜炎，心包与胸膜粘连，内含有干酪样坏死物。

【诊断】 根据临床症状和病理变化可做出初步诊断，确诊需进一步做细菌学检查和小鼠感染验证。此外，也可用一种或多种血清学方法进行特异血清型的鉴定。

【防制】 本病的发生和各种应激因素有关，因此平时应加强饲养管理，增强机体抵抗力，对那些可以诱发本病的应激因素，应尽力避免并设法给予改善。在发病的地区，应重视对病畜的及时隔离，治疗和环境的消毒，对健康牛群应采取保护措施。

在经常发生本病的疫区，可以定期接种牛多杀性巴氏杆菌病灭活疫苗。青霉素、链霉素等抗生素药物均有一定疗效。

（三）羊巴氏杆菌病

羊巴氏杆菌病也称羊出血性败血病，是由多杀性巴氏杆菌和溶血性巴氏杆菌引起的一种传染性疾病。本病多发于在绵羊中，尤以幼龄羊和羔羊多发；山羊不易感染。

【临床症状】 本病根据病程可分为最急性、急性和慢性三种类型。

（1）最急性型 多见于哺乳羔羊。羔羊往往突然发病，呈现寒战、虚弱、呼吸困难等症状。常于数分钟至数小时内死亡。

（2）急性型 精神沉郁，食欲废绝，体温升高至41～42℃。呼吸急促，咳嗽，鼻孔常流出混有血液的黏性分泌物，眼结膜潮红，有黏性分泌物。初期便秘，后期腹泻，有时粪便全部变为血水。颈部、胸下部发生水肿。病羊常在严重腹泻后虚脱而死，病期2～5d。

（3）慢性型 病羊消瘦、食欲不振、流黏液脓性鼻液、咳嗽、呼吸困难。有时颈部和胸下部发生水肿。病羊腹泻，粪便恶臭，临死前极度衰弱，四肢厥冷，体温下降。病程可达3周。

山羊感染本病时，主要呈纤维素性肺炎症状，病程急促，病程平均10d，存活者仍有长期咳嗽表现。与绵羊相比，山羊发病者少见。

【病理变化】 一般在皮下有浆液浸润和点状出血。胸腔内有黄色渗出物。肺淤血，有小点状出血和肝变，偶见有黄豆至胡桃大的化脓灶。胃肠道黏膜有出血。其他脏器呈水肿和淤血，间有小出血点，脾不大。病期较长者尸体消瘦，皮下胶样浸润，常有纤维素性胸膜肺炎和心包炎，肝有坏死灶。

【诊断】 参考牛巴氏杆菌病。

【防制】 参考牛巴氏杆菌病。

（四）禽巴氏杆菌病

禽巴氏杆菌病又名禽出血性败血症或禽霍乱，是一种侵害家禽和野禽的接触性传染病。急性以败血症和剧烈下痢为特征；慢性病例则表现肉髯水肿、关节炎和鼻窦炎。引发禽霍乱的血清型为5：A、8：A、9：A，我国的主要血清型是8：A，占72%。各种家禽和野禽都可感染发病，对养禽业危害很大。

【临床症状】自然感染的潜伏期一般为 2～9d 或更长。人工感染通常在 24～48h 发病。由于家禽的机体抵抗力和病菌的致病力强弱不同，所表现的病状也有差异。一般分为最急性、急性和慢性三种病型。

（1）最急性型　常见于流行初期，以产蛋率高、身体肥壮的鸡最常见。病鸡无前驱症状，晚间一切正常，吃得很饱，但次日早晨就发现其病死在鸡舍内。

（2）急性型　此型最为常见，病鸡主要表现为精神沉郁，羽毛松乱，缩颈闭眼，头缩在翅下，不愿走动，离群呆立。病鸡常有腹泻，排出黄色、灰白色或绿色的稀粪。体温升高至 43～44℃，食欲减少或废绝，渴欲增加。呼吸困难，口、鼻分泌物增加。鸡冠和肉髯变青紫色，有的病鸡肉髯肿胀，有热痛感。产蛋鸡停止产蛋。最后发生衰竭，昏迷而死亡，病程短的约半天，长的 1～3d。

（3）慢性型　由急性型转变而来，多见于流行后期。以慢性肺炎、慢性呼吸道炎和慢性胃肠炎较多见。病鸡鼻孔有黏性分泌物流出，鼻窦肿大，喉头积有分泌物而影响呼吸。经常腹泻。病鸡消瘦，精神委顿，冠苍白。有些病鸡一侧或两侧肉髯显著肿大，其中可有脓性干酪样物质，随后或干结、或坏死、或脱落。有的病鸡有关节炎，常局限于脚或翼关节和腱鞘处，表现为关节肿大、疼痛、脚趾麻痹，因而发生跛行。病程可拖至一个月以上，且生长发育和产蛋长期不能恢复。

鸭发生巴氏杆菌病的症状与鸡基本相似，常以病程短促的急性型为主。病鸭精神委顿，不愿下水游泳，即使下水，行动缓慢，常落于鸭群的后面或独蹲一隅，闭目瞌睡。羽毛松乱，两翅下垂，缩头弯颈，食欲减少或不食，渴欲增加，嗉囊内积食不化。口和鼻有黏液流出，呼吸困难，常张口呼吸，并常常摇头，企图排出积在喉头的黏液，故有"摇头瘟"之称，病鸭排出腥臭的白色或铜绿色稀粪，有的粪便混有血液。有的病鸭发生气囊炎。病程稍长者可见局部关节肿胀，病鸭发生跛行或完全不能行走，还有见到掌部肿如核桃大，切开见有脓性和干酪样坏死。

成年鹅的症状与鸭相似，仔鹅发病和死亡较成年鹅严重，常以急性为主，精神委顿，食欲废绝，腹泻，喉头有黏稠的分泌物。喙和蹼发紫，翻开眼结膜有出血斑点，病程 1～2d 即死亡。

【病理变化】

（1）最急性型　病变不明显，有时仅能看见心外膜有少许出血点。

（2）急性病型　腹膜、皮下组织及腹部脂肪常见小点出血；心包变厚，心包内积有多量不透明淡黄色液体，有的含纤维素絮状液体，心外膜、心冠脂肪出血尤为明显；肺有充血或出血点；肝脏的病变具有特征性，肝稍肿，质脆，呈棕色或黄棕色，表面有许多灰白色、针头大的坏死点；脾脏无明显变化，或稍微肿大；肌胃出血显著，肠道尤其是十二指肠呈卡他性和出血性肠炎，肠内容物含有血液。

（3）慢性型 因侵害的器官不同而有差异，仅见局限性病灶。如出现呼吸道症状时，见到鼻腔和鼻窦内有多量黏性分泌物，肺脏有黄白色干酪样的坏死灶，某些病例见肺硬变。出现关节炎和腱鞘炎时，见关节肿大变形，有炎性渗出物和干酪样坏死。此外，还常见公鸡的肉髯肿大，内有干酪样的渗出物；母鸡的卵巢明显出血，有时卵泡变形，似半煮熟样。

鸭、鹅的病变与鸡基本相似。患多发性关节炎的雏鸭，可见关节面粗糙，附着黄色的干酪样物质或红色的肉芽组织。关节囊增厚，内含有红色浆液或灰黄色、混浊的黏稠液体。肝脏发生脂肪变性和局部坏死。

【诊断】根据鸡流行病学、临床症状、剖检特征可以初步诊断，确诊需在实验室进行细菌学检查。必要时进一步做生化特性鉴定及动物接种试验。

急性型禽霍乱与鸡新城疫极易混淆，诊断时应注意区分，鉴别要点见表3-1。

表3-1 急性禽霍乱与鸡新城疫鉴别要点

项目	禽霍乱	鸡新城疫
病原	禽多杀性巴氏杆菌	新城疫病毒
易感动物	鸡、鸭、鹅均易感，鸭最易感	鸡最易感，鹅偶见
流行特点	传播慢，且有间隔，散发或地方流行	传播迅速，呈流行性
病程	短（半天或1~3d）	较长（多数3~5d）
咯咯声	无	有
神经症状	无	流行后期常有
腺胃乳头出血	无	常见
肝脏坏死点	常见	无
盲肠扁桃体出血	无	常见
肠道局灶性溃疡	无	常见
抗菌药物治疗	有效	无效

【防制】加强鸡群的饲养管理，平时严格执行鸡场兽医卫生防疫措施，以栋舍为单位采取全进全出的饲养制度。不从有疫情的地区引进种禽，如引进则必须隔离观察饲养2周以上，确认健康后方可转入场内。一般从未发生本病的鸡场不进行疫苗接种。常发地区或鸡场，可考虑应用疫苗进行预防，由于疫苗免疫期短，防制效果不十分理想。在有条件的地方可在本场分离细菌，经鉴定合格后，制作自家灭活疫苗，定期对鸡群进行注射，经实践证明通过1~2年的免疫，本病可得到有效控制。现国内有较好的禽霍乱蜂胶灭活疫苗，安全可靠，可在0℃下保存2年，易于注射，不影响产蛋，无毒副作用，可有效防制

该病。1 月龄以上的禽，每只皮下注射 1mL，注射后 5～7d 产生免疫力，免疫期为 6 个月。

一旦鸡群发病，应及时封锁发病禽舍，立即采取治疗措施，有条件的地方应通过药敏试验选择有效药物全群给药。同时，对病禽接触过的禽舍、场地、用具进行严格的消毒，并严格处理病死禽的尸体、羽毛等以防致病菌扩散。常用药物磺胺类药物、氟苯尼考、红霉素、庆大霉素、环丙沙星、恩诺沙星等均有较好的疗效。

四、炭疽

炭疽（Anthrax）是由炭疽杆菌引起的人畜共患的一种急性、热性、败血性传染病。特征是突然高热，可视黏膜发绀，尸僵不全、尸体极易腐败膨胀，天然孔出血、血液凝固不良呈煤焦油样，脾显著增大，皮下和浆膜下有出血性胶样浸润。本病对人类健康和畜牧业发展危害极大。

【病原】炭疽杆菌为革兰阳性大杆菌，菌体两端平直，常单个或 2～5 个连在一起呈竹节状，无鞭毛、不运动、有荚膜。本菌兼性需氧，在病畜体内的细菌不形成芽孢，但当细菌暴露于空气中或遇到充足的自由氧时则易形成芽孢，芽孢一般位于菌体中央，直径多不超过菌体。在普通琼脂平板上长成灰白色、不透明、表面粗糙、边缘不整齐的扁平菌落，低倍镜下观察呈卷发状。22℃明胶穿刺培养，可沿穿刺线生长出许多白色侧枝，如倒立的松树状，经 2～3d 后明胶液化，呈漏斗状。在普通肉汤中培养可产生絮状沉淀，液体澄清并悬浮有菌丝或菌团。

炭疽杆菌繁殖体对理化因素抵抗力不强，腐败尸体内的菌体，夏季 1～4d 即死亡，对热和一般的消毒剂均敏感。但形成芽孢后则有极强的抵抗力，在干燥状态下，可存活 32～50 年，在污染的皮革中存活 4～5 年。121℃经 15min、150℃干热 60min 才能杀死全部芽孢。常用的消毒剂是 10% 热氢氧化钠、0.5% 过氧乙酸、2%～4% 甲醛、20% 漂白粉或石灰乳和 5% 碘酊等，而苯酚、来苏儿等季铵盐类、酒精等杀灭效果差。炭疽杆菌对青霉素、四环素和磺胺类药物等敏感。

【流行病学】各种动物和人均对本病均有易感性，但以草食兽羊、牛、马和鹿最易感，其次是水牛和骆驼；猪易感性较低，犬和猫更低，家禽一般不感染。实验动物小鼠、豚鼠最易感，兔次之。人也易感。病畜是本病的主要传染源，病原体可通过患病动物的排泄物、分泌物、出血的天然孔及处理不当的尸体等向外散播，一旦形成芽孢污染土壤、水源、牧场等后，则可在土壤中长期存活成为长久疫源地。本病主要经消化道感染，常因采食污染的饲草、饲料、水源而感染。也可经损伤皮肤、黏膜及吸血昆虫的叮咬而引起家畜发病。此外，还可经呼吸道感染本病。

本病常呈地方流行性，一年四季均发，但以炎热的夏秋季节多发，这与雨水冲刷、吸血昆虫增多、病原体容易散播有关。有些地区暴发本病是因从疫区输入病畜产品（如骨粉、皮张、羊毛等）引起的。

【临床症状】潜伏期一般为 1～5d，最长 14d。根据病程长短分为最急性、急性、亚急性和慢性四种类型。

（1）最急性型　常发生于绵羊和山羊，偶尔也见于牛、马。动物突然发病，意识丧失，全身战栗，呼吸极度困难，心跳急速，可视黏膜发绀，天然孔流出泡沫样的暗红色血液，尸僵不全。常在数分钟内死亡。

（2）急性型　多见于牛、马。病牛体温升高至 42℃，初期表现兴奋不安、哞叫、顶撞人畜或物体，以后变为沉郁，食欲和反刍减少或停止，常伴有中度臌气。呼吸困难，黏膜发绀并有点状出血，初便秘，后腹泻带血，尿暗红，孕牛迅速流产，一般 1～2d 死亡。马的急性型与牛相似，还常伴有剧烈的腹痛。

（3）亚急性型　也多见于牛、马。症状与急性型相似，但病情较缓和，病程较长（2～5d）。常在喉部、颈部、胸前、肩胛、腹下、乳房等皮肤松软的部位以及直肠、口腔黏膜发生局限性肿胀，初期硬固有热痛，以后变冷而无痛，且中央部发生坏死，有时形成溃疡，称炭疽痈。如炭疽痈发生在肠道时，动物还表现剧烈腹痛及下痢。

（4）慢性型　主要见于猪，临床症状多不明显，仅在屠宰后发现有病变，主要侵害咽喉部和颈部淋巴结。病猪初期体温升高，精神沉郁，食欲不振，有的病猪咽喉部显著肿胀，并可蔓延至颈部，使头颈转动不灵活，症状严重时，黏膜发绀，呼吸困难，最后窒息而死。

【病理变化】炭疽或疑为炭疽病畜原则上禁止剖检。必须解剖检查时，应先作涂片检查，在严密消毒和防护并具有就地深埋或焚烧的条件下方可进行。急性炭疽呈败血症病变。尸僵不全，尸体极易腐败膨胀，肛门突出，天然孔流出暗红色血液，黏膜发绀并有出血点；血凝固不良，呈黑红色如酱油样；全身淋巴结肿大出血，呈黑色或黑红色；皮下、肌间、浆膜下以及肠系膜和肾脂肪囊等结缔组织疏松部位，呈黄色出血性胶样浸润；脾大 2～5 倍，脾髓黑红色软化如泥状；胃肠道呈出血性坏死性炎症，心肌质脆，其他实质器官变性、充血、出血和水肿。

亚急性和慢性型炭疽多为局部病变，常见于肺、肠、咽等处。肺炭疽局部呈出血性肺红色肝变，周围水肿；肠炭疽为出血性肠炎，有的局部水肿，尤以十二指肠和空肠明显；患咽炭疽的猪，咽、喉及颈部淋巴结肿胀、出血，切面呈樱桃红色，中央有稍凹陷的黑色坏死灶，扁桃体充血、肿胀、出血和坏死，并有黄色假膜覆盖。病程长的病例，病变组织附近的淋巴结出血，切面干燥，有散在坏死灶。

【诊断】根据临床症状（发病急剧，突然死亡，尸僵不全，天然孔出血，血液凝固不良呈紫黑色，尸体迅速腐败膨胀及皮肤发生痈性肿胀、腹痛等特点）和病理变化，并结合当地病史，发病动物种类，发病季节等情况可做出初步诊断。确诊需做细菌学和血清学诊断。

【防制】对疫区的人群和家畜，每年实施预防接种。我国应用于畜群人工免疫的疫苗有三种，即无毒炭疽芽孢苗、炭疽Ⅱ号芽孢苗和炭疽保护性抗原佐剂疫苗。炭疽Ⅱ号芽孢苗在使用中，各种家畜均皮下接种 1mL，接种后 14d 产生免疫力，免疫期 1 年以上。连续 3 年无新疫情发生则可停止接种，但其后应实行长期监测。发生炭疽后立即上报疫情，划定疫点、疫区，采取隔离、封锁、全面消毒等措施，防止疫情扩大。

对疫区内的病畜或体温升高者及早应用青霉素或磺胺类药物等抗生素进行治疗。对病畜尸体连同粪便、垫草一起焚烧后就近深埋。发病早期应用抗炭疽血清治疗可获得更好的效果，血清与抗生素并用效果更佳。对皮肤痈不宜做手术切开或用针灸针放水消肿，可用高锰酸钾溶液洗涤并涂敷无刺激的抗菌软膏治疗。体表炭疽痈可用抗炭疽血清在其周围分点注射。

【公共卫生】人感染炭疽时潜伏期 1～5d，最长可达 12d。多见皮肤炭疽，主要表现红色斑疹、丘疹、水疱、坏死出血、溃疡、分泌物形成黑色痂皮。例如，患者表现高热、腹痛、水泻、血便、渗出性腹膜炎，有严重的毒血症症状，则为肠炭疽；又如患者表现高热、发绀、寒战、气喘、胸痛、肺部啰音、胸腔积液，则为肺炭疽。

五、 布鲁菌病

布鲁菌病（Brucellosis）是由布鲁菌引起的急性或慢性的人畜共患的传染病。特征是生殖器官受侵害，母畜表现胎膜发炎、流产、不育，公畜出现睾丸炎。

【病原】布鲁菌为革兰阴性的细小球杆菌，多单在，无鞭毛，不能运动，不形成芽孢，S 型菌有荚膜。布鲁菌属共有 6 个种 20 个生物型，即马耳他布鲁菌（3 个生物型）、流产布鲁菌（9 个生物型）、猪布鲁菌（5 个生物型）、林鼠布鲁菌（1 个生物型）、绵羊布鲁菌（1 个生物型）和狗布鲁菌（1 个生物型）。习惯上将马耳他布鲁菌称为羊布鲁菌，流产布鲁菌称为牛布鲁菌。各个种与生物型菌株之间，形态及染色特性等方面无明显差别。

本菌为需氧菌或微需氧菌，但在初代培养时需 5%～10% 的 CO_2。本菌营养要求高，初代分离培养时，需在含有血液、血清、肝汤、马铃薯浸液和葡萄糖的培养基中才能较好的发育。多次传代后，对营养要求降低，在普通琼脂上也能生长。菌落有光滑型（S）和粗糙型（R）。在不利的生长环境中，本菌易由光滑型变为粗糙型。

本菌为细胞内寄生菌，对外界因素的抵抗力较强，在污染的土壤、水、粪尿、饲料等或冷暗处的胎儿体内可存活数月，对热和消毒药的抵抗力不强，如巴氏灭菌法 10~15min、0.1% 升汞数分钟、1% 来苏儿或 2% 福尔马林、5% 生石灰乳经 15min 可杀死病菌，而日光直射需要 0.5~4h 方可杀死。本菌对四环素最敏感，其次是链霉素和土霉素。但对杆菌肽、黏菌素 B 和 M 及林可霉素有很强的抵抗力。

【流行病学】本病的易感动物种类很多，家畜中以羊、牛、猪最易感，其次是水牛、野牛、牦牛、羚羊、鹿、骆驼、野猪、马、狗、猫、狐、狼、野兔、猴、鸡、鸭以及一些啮齿动物等都可感染。流产布鲁菌主要感染牛，而羊、猴、豚鼠等也有一定易感性；马耳他布鲁菌主要感染山羊和绵羊，而牛、猪、鹿、骆驼等也有一定易感性；猪布鲁菌主要感染猪，而鹿、牛、羊等也有一定易感性。其他三种布鲁菌除感染本属动物外，对其他动物致病力很弱或基本无致病力。

本病的传染源是病畜及带菌者，特别是受感染的妊娠母畜，它们在流产或分娩时将大量布鲁菌随着胎儿、羊水和胎衣排出，而且流产后的阴道分泌物以及乳汁中也均含有布鲁菌。本病的主要传播途径是消化道，但也可通过结膜、交媾、损伤的皮肤等感染本病。此外，吸血昆虫也可以传播本病。动物的易感性似是随性成熟年龄而增高。

本病呈地方流行，无明显的季节性。疫区内大多数处女牛在第一胎流产后则多不再流产，但也有连续几胎流产者。性别对易感性并无显著差别，但公牛似有一些抵抗力。

人的传染源主要是患病动物，一般不会由人传染人。在我国，人布鲁菌病最多的地区是羊布鲁菌病严重流行的地区，从人体分离的布鲁菌大多数是羊布鲁菌，而且患者有明显的职业特征，一般牧区人的感染率要高于农区。

【临床症状】

1. 牛

潜伏期 2 周至 6 个月。母牛最显著的症状是流产。流产可以发生在妊娠的任何时期，但常发生于妊娠的第 6~8 个月，已经流产过的母牛如果再流产，一般比第一次流产时间要迟。流产前数日出现分娩预兆，如阴唇、乳房肿大，荐部与胁部下陷，流出的乳汁呈初乳性质状，阴道黏膜有粟粒大红色结节，由阴道流出灰白色或灰色黏性分泌液。流产时，羊水多清澈，但有时混浊含有脓样絮片；流产胎儿多为死胎或弱胎；妊娠晚期流产者常见胎衣滞留。流产后常排出污灰色或棕红色分泌液，有时恶臭，分泌液迟至 1~2 周后消失。公牛有时可见阴茎潮红肿胀，并有睾丸炎及附睾炎。急性病例则睾丸肿胀、疼痛，还可能有中度发热与食欲缺乏，以后疼痛逐渐减退，约 3 周后，通常只见睾丸和附睾肿大，触之坚硬。临诊上常见的症状还有关节炎，常发生于膝关节和腕关节。甚至可以见于未曾流产的牛只，关节肿胀疼痛，有时持续躺卧。腱鞘炎比较少见，滑液囊炎特别是膝滑液囊炎则较常见。有时有轻微的乳房炎症状。

病牛如胎衣不滞留，则可迅速康复，又能受孕，但以后可能再度流产。如胎衣未能及时排出，则可能发生慢性子宫炎，引起长期不育。但大多数流产牛经两个月后可以再次受孕。

初次感染的牛群中，大多数母牛都将流产 1 次。如果牛群不更新，一般流产过 1~2 次的母牛可以正产，疫情似是静止，病牛也可能有半数自愈，但这种牛群绝非健康牛群，一旦新牛只的加入增多，还可引起大批流产。如在牛群中不断加入新牛，则疫情可能会长期持续存在。

2. 羊

主要症状是流产，通常发生在妊娠后第 3~4 个月。有的病羊在流产前表现精神委顿，食欲减退，口渴，阴道流出黄色黏液等。流产胎儿多死亡，成活的则极度衰弱发育不良。此外可能还有乳房炎、关节炎和滑液囊炎等。公羊可见睾丸炎、附睾炎，睾丸肿大，触诊局部发热，有疼痛感。

3. 猪

最明显的症状也是流产，多发生在妊娠第 4~12 周。有的在妊娠第 2~3 周即流产，有的接近妊娠期满即早产。流产前病猪体温升高，精神沉郁，阴唇和乳房肿胀，阴道流出黏性或黏脓性分泌物。流产后很少发生胎衣滞留，恶露一般在 8d 消失。少数情况因胎衣滞留，引起子宫炎和不育。公猪常见睾丸炎和附睾炎。较少见的症状还有皮下脓肿、关节炎、腱鞘炎等，如椎骨中有病变时，还可能发生后肢麻痹。

4. 禽

鸡、鸭等家禽，通常表现腹泻和虚脱，有时只见产卵量下降，间或有麻痹症状。

【病理变化】 牛、羊的病变基本相似，胎衣水肿增厚，呈黄色胶样浸润，并有出血，表面覆有纤维蛋白絮片和脓液。子宫绒毛膜的绒毛有坏死病灶，表面覆有黄色的坏死物。胎儿多呈败血症变化。胎儿胃特别是第四胃中有淡黄色或白色黏液絮状物，肠胃和膀胱的浆膜下可能见有点状或线状出血；皮下及肌间结缔组织呈出血性浆液性浸润，胸腹腔有淡红色液体。肝、脾和淋巴结不同程度的肿大，有时有散在的坏死灶。脐带常呈浆液性浸润、肥厚。有时在公畜的睾丸和附睾及精囊内有炎性坏死灶或化脓灶。

母猪子宫不管妊娠与否，黏膜上有许多黄白色高粱粒大小的结节，质地硬实，内含脓样或干酪样物。小结节多时可互相融合形成斑块，从而使子宫壁增厚和内腔狭窄，称为子宫粟粒性布鲁菌病。输卵管也有类似子宫的结节性病变。其他病变与牛羊相似。

【诊断】 根据流行病学资料，流产，胎儿胎衣的病理损害，胎衣滞留以及不育等可做出布鲁菌病的初步诊断，但确诊需通过实验诊断才能得出结果。

【防制】 本病的防制应坚持"预防为主"的方针。最好办法是自繁自养，必须引进种畜或补充畜群时，要严格执行隔离、检疫。隔离观察期一般为 2 个月，且在此期间全群需进行 2 次免疫生物学检查，均为阴性者才可以与原有畜群接触。即使是健康畜群也应进行定期检疫（至少 1 年 1 次），一经发现有阳性者，立即淘汰。

畜群中如果发现流产，除隔离流产畜和消毒环境及流产胎儿、胎衣外，应尽快做出诊断。消灭布鲁菌病的措施是检疫、隔离、控制传染源、切断传播途径、培养健康畜群及主动免疫接种。通过免疫生物学检查方法在畜群中反复进行检查淘汰（屠宰），可以净化畜群。也可将查出的阳性牲畜隔离饲养，继续利用，阴性者作为假定健康畜继续观察检疫，经 1 年以上无阳性者出现（初期 1 个月检查 1 次，2~3 次后，可 6 个月检查 1 次），且已正常分娩，即可认为是无病牛群。

培养健康畜群由幼畜着手，即病牛所产犊牛立刻隔离，用母牛初乳人工饲喂 5~10d，以后喂以健康牛乳或巴氏灭菌乳，在第 5 个月及第 9 个月各进行 1 次免疫生物学检查，全部阴性时即可认为健康犊牛；羔羊则在断乳后隔离饲养，1 个月内做 2 次免疫生物学试验，如有阳性应淘汰，其余的再继续检疫 1 个月，至全群阴性，则可认为健康羔群；仔猪在断乳后即隔离饲养，2 月龄及 4 月龄各检验 1 次，如全为阴性即可视为健康仔猪。

疫苗接种是控制本病的有效措施。已经证实，布鲁菌病的免疫机制是细胞免疫。目前国际上多采用活疫苗，如牛流产布鲁菌 19 号苗、马耳他布鲁菌 Rev I 苗；也有使用灭活苗的，如牛流产布鲁菌 45/20 苗和马耳他布鲁菌 53H38 苗等。在我国，主要使用猪布鲁菌 2 号弱毒活苗和马耳他布鲁菌 5 号弱毒活苗。

猪 2 号菌苗对山羊、绵羊、猪和牛均有较好的免疫效力，可供预防羊、猪、牛布鲁菌病之用。猪 2 号菌苗的毒力稳定，最适于怀孕家畜口服，使用安全，免疫力好，除用于口服也可皮下注射、肌内注射及气雾免疫等方法接种。免疫期牛为 2 年，羊为 3 年，猪为 1 年。

马耳他布鲁菌 5 号弱毒活苗（简称 M_5 苗）是我国选育的一种布鲁菌苗，可用于绵羊、山羊、牛和鹿的免疫，对猪无效，可用于气雾、皮下注射、肌内注射及口服免疫等方法接种，最适羊群的气雾免疫，但不能用于怀孕家畜。免疫期牛为 2~3 年。

在消灭布鲁菌病过程中，要做好消毒工作，以切断传播途径。疫区的生皮、羊毛等畜产品及饲草饲料等也应进行消毒或放置两个月以上才得利用。布鲁菌是兼性细胞内寄生菌，致使化疗药剂不易生效。因此对病畜一般不做治疗，而应淘汰屠宰。

此外，凡在动物养殖场、屠宰场、畜产品加工厂工作的工作者以及兽医、实验室工作人员等易受布鲁菌的威胁，因此这些工作人员必须严守防疫制度（即穿着防护服装，做好消毒工作），尤其在仔畜大批生产季节，更要特别注意。必要时可用疫苗（如 Ba－19 苗）皮上划痕接种，接种前应行变态反应试验，阴性反应者才能接种。

【公共卫生学】人感染本病的潜伏期 2～3 周，最短为 3d，长可达数月。临床有急性、亚急性和慢性之分。急性和亚急性者呈菌血症，表现为体温呈波形热或长期低热、寒战、盗汗和肌肉酸痛等，还可表现全身不适、食欲减退、头痛和失眠、淋巴结炎、肝脾肿大、睾丸炎、附睾炎及体重减轻等，孕妇可能出现流产。有些病例经过短期急性发作后可恢复健康，有的则反复发作。慢性者常无菌血症，但感染可持续数年。

六、 结核病

结核病（Tuberculosis）是由结核分枝杆菌引起的一种人畜共患的慢性传染病，其主要特征是逐渐消瘦，在多种组织器官内形成结核结节以及在结节中心形成干酪样坏死或钙化。

【病原】病原是分枝杆菌属的三个种，即结核分枝杆菌、牛分枝杆菌和禽分枝杆菌。结核分枝杆菌是直或微弯的细长杆菌，呈单独或平行相聚排列，多为棍棒状，间有分枝状；牛分枝杆菌稍短粗，且着色不均匀；禽分枝杆菌短小，为多形性。本菌无芽孢和荚膜，也不能运动，为革兰染色阳性菌。由于本菌能抵抗 3% 盐酸酒精的脱色作用，所以常用 Ziehl – Neelsen 氏抗酸染色法来观察本菌。

本菌为专性需氧菌，生长最适温度为 37.5℃，但在培养基上生长缓慢。初次分离培养时需用牛血清或鸡蛋培养基，在固体培养基上接种，3 周左右开始生长，出现粟粒大圆形菌落。禽分枝杆菌生长最快，牛分枝杆菌生长最慢。生长最适的酸碱度牛分枝杆菌为 pH 5.9～6.9，禽分枝杆菌为 pH 7.2，结核分枝杆菌为 pH 7.4～8.0。

本菌含有多量类脂和蜡质，所以对外界的抵抗力较强，在干燥的痰液中可存活 10 个月，在病变组织和尘埃中可存活 2～7 个月，在土壤和粪便中可存活 6 个月。但对热的抵抗力差，60℃ 经 30min 即可死亡。在直射阳光下经数小时死亡。常用消毒药经 4h 可将其杀死。本菌对链霉素、异烟肼、对氨基水杨酸和环丝氨酸等敏感。

【流行病学】本病可侵害人和多种动物。家畜中牛最易感，特别是奶牛，其次为黄牛、牦牛、水牛，猪和家禽易感性也较强，羊极少患病。

病人和患病畜禽是主要传染源，其痰液、粪尿、乳汁和生殖道分泌物中都可带菌，污染饲料、食物、饮水、空气和环境而播散传染。本病主要经呼吸道、消化道感染。此外，饲养管理不当与本病的传播也有密切关系，如畜舍通风不良、拥挤、潮湿、阳光不足、缺乏运动等均易诱发本病。本病是一种慢性传染病，常散发或呈地方流行性。

【临床症状】潜伏期长短不一，短者十几天，长者数月甚至数年。

1. 牛结核

牛结核主要由牛分枝杆菌引起。结核分枝杆菌和禽分枝杆菌对牛毒力较弱，多引起局限性病灶且缺乏肉眼变化。牛常发生肺结核，病初食欲、反刍无变化，但易疲劳，常发短而干的咳嗽，尤其当起立、运动、吸入冷空气或尘埃的空气时易发生咳嗽。随病情发展，咳嗽加重、频繁且有疼痛表现，呼吸次数增多或气喘。病牛日渐消瘦、贫血，有的牛体表淋巴结肿大，常见于肩前、股前、腹股沟、颌下、咽及颈淋巴结等。当纵膈淋巴结受侵害肿大压迫食管，则有慢性臌气症状。病势恶化时可发生全身性结核，即粟粒性结核。胸膜腹膜发生结核病灶时，胸部听诊可听到摩擦音。乳牛的乳房发生结核病灶时，可见乳房上淋巴结肿大无热无痛，泌乳量减少，乳汁初无明显变化，严重时呈水样稀薄。犊牛发生肠道结核时，表现消化不良，食欲不振，顽固性下痢，迅速消瘦。当生殖器官发生结核时，可见性功能紊乱，表现发情频繁，性欲亢进，慕雄狂、不孕或孕畜流产；公畜副睾丸肿大，阴茎前部可发生结节、糜烂等。中枢神经系统主要是脑与脑膜发生结核病变，常引起神经症状，如癫痫样发作、运动障碍等。

2. 禽结核

禽结核主要危害鸡和火鸡，成年鸡多发。表现贫血、消瘦、鸡冠萎缩、跛行以及产蛋减少或停止。病程持续 2 ~ 3 个月，有时可达一年。病禽因衰竭或因肝变性破裂而突然死亡。

3. 猪结核

猪对禽分枝杆菌、牛分枝杆菌、结核分枝杆菌都敏感，但以禽分枝杆菌的易感性最高。猪场里养鸡或鸡场里养猪，都可能增加猪感染禽结核的机会。猪感染结核主要经消化道感染，在扁桃体和颌下淋巴结发生病灶，很少出现临诊症状，当肠道有病灶则发生腹泻、消瘦，最后衰竭而死。呼吸系统感染则表现为呼吸系统症状。

4. 水貂

水貂对各种结核菌皆易感。临诊表现体衰无力、活动减少、食欲不稳定、贫血、逐渐消瘦、有时咳嗽和气喘。当消化系统感染时，消瘦更为明显，常有消化不良和下痢、全身恶病质而死。

【病理变化】结核病变随各种动物机体的反应性而不同，可分为增生性和渗出性结核两种，有时两种同时混合存在。当抵抗力强时，机体对结核菌的反应以形成增生性结核结节为主；当抵抗力弱时，机体对结核菌的反应则以渗出性炎症为主。

1. 牛

剖检可在肺脏或其他器官常见有很多突起的白色结节。切面为干酪样坏死，有的见有钙化，切开时有砂砾感。有的坏死组织溶解和软化，排出后有空洞。发生粟粒性结核时，胸膜和腹膜有密集结核结节，呈粟粒大至豌豆大的半透明灰白色坚硬的结节，形似珍珠，即所谓的"珍珠病"。胃肠黏膜可能有大小不等的结核结节或溃疡。乳房结核可见乳房上淋巴结肿大，剖开有大小不等的病灶，内有干酪样物质，有时呈急性渗出性乳房炎的病变。

2. 猪结核病变

主要见于颌下淋巴结及腹腔淋巴结，表现为干酪样坏死和钙化。禽结核病灶多发生于肠道、肝、脾、骨骼和关节，其他部位少见。

【诊断】在畜（禽）群中有发生进行性消瘦、咳嗽、慢性乳房炎、顽固性下痢、体表淋巴结慢性肿胀等，可疑为本病，剖检有特异性结核结节病变，可做出初步诊断。但确诊需进行实验室检查。

【防制】畜禽结核病一般不予治疗，通常为防止疾病传入健康牛群，平时应加强防疫、检疫和消毒等综合性防疫措施。每年春秋两季定期进行结核病检疫。检出阳性畜禽，立即进行隔离或淘汰。

污染牛群，应多次反复检疫，阳性反应牛立即淘汰，疑似反应牛隔离观察，复检，如仍可疑，按阳性牛处理。其余按假定健康牛群处理。病牛所产犊牛出生后只吃 3～5d 初乳，以后则由检疫无病的母牛供养或喂消毒乳。犊牛应在出生后 1 月龄、3～4 月龄、6 月龄进行 3 次检疫，凡呈阳性者必须淘汰处理。如果三次检疫都呈阴性反应，且无任何可疑临诊症状，可放入假定健康牛群中培育。

假定健康牛群为向健康牛群过渡的畜群，应在第一年每隔 3 个月进行一次检疫，直到没有一头阳性牛出现为止。然后，再在一年至一年半的时间内连续进行 3 次检疫。如果 3 次均为阴性反应即可称为健康牛群。

加强消毒工作，每年进行 2～4 次预防性消毒，每当畜群出现阳性病牛后，都要进行一次大消毒，尸体要深埋或化制。常用消毒药为 5% 来苏儿或克辽林，10% 漂白粉，3% 福尔马林或 3% 氢氧化钠溶液。

七、 破伤风

破伤风（Tetanus）又称强直症，俗称锁口风，是由破伤风梭菌引起的一种人畜共患的急性创伤性中毒性病。临诊上以骨骼肌持续性痉挛和神经反射兴奋性增高为特征。本病广泛分布于世界各国，呈散在性发生。

【病原】破伤风梭状芽孢杆菌又称强直梭状芽孢杆菌，是一种严格厌氧的革兰阳性大杆菌。多单个存在，有周鞭毛，能运动，不形成荚膜。本菌在动物体内外均可形成芽孢，其芽孢在菌体一端，似鼓槌状或球拍状。

破伤风梭状芽孢杆菌在动物体内和培养基内均可产生 3 种破伤风外毒素，即痉挛毒素、溶血毒素和非痉挛毒素。其中最主要的为痉挛毒素，是一种神经毒，引起动物特征性强直症状的决定性因素，也是仅次于肉毒梭菌毒素的第二种毒性最强的细菌毒素。它是一种蛋白质，对热较敏感，65～68℃经 5min 即可灭能，通过 0.4% 甲醛杀菌脱毒 21～31d，可将它变成类毒素。其他两种毒素，对于破伤风发生意义不是太大。溶血毒素能使红细胞溶解并引起局部组织坏死，为本菌的生长繁殖创造条件。非痉挛毒素对神经末梢有麻痹作用。

本菌繁殖体抵抗力不强，一般消毒药均能在短时间内将其杀死，但芽孢体抵抗力强，在土壤中可存活几十年。高压蒸汽120℃经10min、干热150℃经1h才能将其灭活，5%苯酚经10~12h，10%碘酊、10%漂白粉及30%双氧水等约10min才能将其杀死。本菌对青霉素敏感，磺胺类药物次之，链霉素无效。

【流行病学】本菌广泛存在于自然界，各种家畜均有易感性，其中以单蹄兽最易感，猪、羊、牛次之，犬、猫仅偶尔发病，家禽自然发病罕见。幼龄动物较老龄动物更易感。实验动物中豚鼠、小鼠均易感，家兔有抵抗力。人的易感性也很高。本菌常通过各种创伤，如断脐、去势、手术、断尾、穿鼻等感染。在临诊上有1/3~2/5的病例查不到伤口，可能是创伤已愈合或可能经子宫、消化道黏膜损伤感染。

本病无明显的季节性，多为散发，但在某些地区的一定时间里可出现暴发。

【临床症状】潜伏期最短1d，最长可达数月，一般7~14d。潜伏期长短与动物种类及创伤部位有关。

1. 单蹄兽

最初表现对刺激的反射兴奋性增高，稍有刺激即高举其头，瞬膜外露，接着出现咀嚼缓慢、步态僵硬等症状，一般不易发现。随着病情的发展，出现全身性痉挛症状，主要表现头颈伸直，两耳竖立，鼻孔开张，瞬膜外露，四肢腰背僵硬，牙关紧闭，流涎，腹部紧缩，粪尿潴留，甚至便秘，尾根高举，四肢强直，行走困难，状如木马等典型的肌肉痉挛、强直症状，易跌倒，且不易自起，病畜此时神志清楚，有饮食欲，但应激性高，轻微刺激可使其惊恐不安，痉挛和大汗淋漓，末期患畜常因呼吸功能障碍或循环系统衰竭而死亡。体温一般正常，死前体温可升至42℃，病死率45%~90%。

2. 牛

常见反刍停止，伴有瘤胃膨气或子宫积液或积气，其他症状与单蹄兽相似。但反射兴奋性增高不明显，病死率较低。

3. 羊

成年羊病初症状不明显，病的中、后期才出现与单蹄兽相似的全身性强直症状，常发生角弓反张和瘤胃臌气。羔羊的破伤风常起因于脐带感染，可呈现畜舍性流行，角弓反张明显，常伴有腹泻，病死率极高，几乎可达100%。

4. 猪

较常因阉割感染引起发病。一般也从头部开始，叫声尖细，牙关紧闭，瞬膜外露，流涎，四肢僵硬，全身痉挛，角弓反张，卧地不起呈强直状态，呼吸困难，病死率高。

【病理变化】该病的病理变化不明显，仅在黏膜、浆膜及脊髓等处可见有小出血点，肺脏充血、水肿，骨骼肌变性、坏死及肌间结缔组织水肿等非特异变化。

【诊断】根据本病的特殊临诊症状，如骨骼肌强直性痉挛，神志清楚，反射兴奋性增高，体温正常，并有创伤史，即可确诊。对于轻症病例或病初症状不明显病例，要注意与马钱子中毒、癫痫、脑膜炎、狂犬病及肌肉风湿等相鉴别。

【防制】在本病常发地区，应对易感家畜定期接种破伤风类毒素。牛马等大动物可在阉割等手术前一月进行免疫接种，可起到预防本病作用。平时要注意饲养管理和环境卫生，防止家畜受伤。一旦发生外伤，要注意及时处理，防止感染。阉割手术时要注意器械的消毒和无菌操作。对较大较深的创伤，除做外科处理外，应肌内注射破伤风抗血清 1 万 ~ 3 万 IU。

动物感染破伤风梭状芽孢杆菌后，首先要加强对患畜的护理。将患畜置于安静、温暖、闭光、通风良好的厩舍内，站立保定，防止跌倒，对尚能采食的病例，给予营养良好易于消化的饲料，对不能采食者，每日投流质食物。其次，尽快查明感染的创伤和进行外科处理。清除创内的脓汁、异物、坏死组织及痂皮，对创深、创口小的要扩创，以 5% ~ 10% 碘酊和 3% 过氧化氢溶液或 1% 高锰酸钾溶液消毒，再撒以碘仿硼酸合剂，然后用青霉素、链霉素做创周注射，同时用青霉素、链霉素做全身治疗。再次，进行对症治疗。早期使用破伤风抗毒素，疗效较好，剂量 20 万 ~ 80 万 IU，分 3 次注射，也可一次全剂量注入。同时也可配合应用 40% 乌洛托品，大动物 50 ~ 80mL 静脉注射，犊牛、幼驹及中小动物酌减。当病畜不安时，可使用镇静解痉剂。解除痉挛常用 25% 硫酸镁静脉注射或肌内注射。为了清除病原体，可应用抗生素或磺胺类药物。中药治疗可用千金散或防风散。此外，还应注意强心、利尿、改善胃肠功能和供给营养等。

八、 肉毒梭状芽孢杆菌中毒症

肉毒梭状芽孢杆菌中毒症（Botulism）是由于摄入含有肉毒梭状芽孢杆菌毒素的食物或饲料而引起的人和多种动物的一种中毒性疾病。以运动神经麻痹为特征。

【病原】肉毒梭状芽孢杆菌为两端钝圆的大杆菌，革兰染色阳性。无荚膜，有芽孢，芽孢位于菌体近端，呈球拍状。它是严格厌氧菌，在厌氧肉肝汤中加入新鲜肝块才能旺盛生长。在血液琼脂表面的菌落呈圆形或不规则形状，半透明、灰白色，表面扁平或微凸，边缘呈叶状、扇贝状或树根状，具有 β - 型溶血。

肉毒梭状芽孢杆菌在适宜的条件下，可产生一种毒力极强的蛋白神经毒素 - 肉毒梭状芽孢杆菌毒素。根据毒素性质和抗原性不同，可将本菌分为 A、B、Ca、Cb、D、E、F、G8 个型。肉毒梭状芽孢杆菌毒素对胃酸和消化酶都有很强的抵抗力，在消化道内不会破坏，其中 C、D、E、F 型毒素被蛋白酶激活后才显示出毒性。A 型、B 型、E 型、F 型可引起人类的肉毒梭状芽孢杆菌毒素中毒；C 型可引起禽类、牛、羊、马、骆驼、水貂等动物的肉毒梭状芽孢杆菌毒素中毒。此外，禽类中毒还可能由 A 型或 E 型引起；马的肉毒梭状芽孢杆菌毒素中毒可能由 D 型或 B 型引起；牛和绵羊肉毒梭状芽孢杆菌毒素中毒也可由 D 型引起。毒素能耐 pH 3.6～8.5，对高温也有抵抗力（毒素经 100℃经 15～30min 才能破坏），在动物尸体、骨头、腐烂植物、青储饲料和发霉饲料及发霉的青干草中，毒素能保存数月。

【流行病学】肉毒梭状芽孢杆菌芽孢广泛存在于自然界，土壤为其自然居留场所，动物肠道内容物、粪便、腐败尸体、腐败饲料及各种植物中都经常含有。自然发病主要是由于摄食了含有毒素的食物或饲料引起，病畜一般不能将疾病传给健康者，也就是说病畜作为传染源的意义不大。

在畜禽中以鸭、鸡、牛、马较多见，绵羊、山羊次之。兔、豚鼠和小鼠都易感。貂也有很高的易感性。

本病的发生除有明显的地域分布外，还与土壤类型和季节等有关。在温带地区，肉毒梭状芽孢杆菌发生于温暖的季节，因为在 22～37℃范围内，饲料中的肉毒梭状芽孢杆菌才能大量地产生毒素。在缺磷、钙的草场放牧的牲畜有舔啃尸骨的异食癖，更易于发生中毒。饲料中毒时，因毒素分布不匀，故不是吃了同批饲料的所有动物都会发病，在同等情况下，以膘肥体壮、食欲良好的动物发生较多。放牧盛期的夏季、秋季发生较多。

【临床症状】本病的潜伏期随动物种类不同和摄入毒素量多少等有关。一般多为 4～20h，长的可达数日。

1. 家禽

主要表现头颈软弱无力，向前低垂，常以喙尖触地支持或以头部着地，颈项呈锐角弯曲，有"弯颈病"之称。翅下垂，两脚无力，有的发生嗜眠症状及阵发性痉挛，病死率 5%～95%。

2. 牛、羊、马

表现为神经麻痹，由头部开始，迅速向后发展，直至四肢，也主要表现肌肉软弱和麻痹，不能咀嚼和吞咽，垂舌，流涎，下颌下垂，眼半闭，瞳孔散大，对外界刺激无反应。波及四肢时，则共济失调，以至卧地不起，头部如产后轻瘫弯于一侧。肠音废绝，粪便秘结，有腹痛症状，呼吸极度困难，直至呼吸麻痹而死，死前体温、意识正常，严重的数小时死亡，病死率达 70%～100%，轻者尚可恢复。

3. 猪

很少见，症状与牛、马相似。

【病理变化】剖检无特殊的变化，所有器官充血，肺水肿，膀胱内可充满尿液。

【诊断】依据特征性症状，结合发病原因进行分析，可做出初诊。确诊需采集病畜胃肠内容物和可疑饲料，加入2倍以上无菌生理盐水，充分研磨，制成混悬液，置室温1~2h，然后离心（血清或抗凝血等可直接离心），取上清液加抗生素处理后，分成2份：一份不加热，供毒素试验用，另一份100℃加热30min，供对照用；可选择以下实验用动物进行试验，若检出毒素则需做毒素型别鉴定。

此外，应注意与其他中毒、低钙血症、低镁血症、葡萄穗霉中毒，禽传染性脑脊髓炎和其他急性中枢神经系统疾病相鉴别。

【防制】畜禽预防肉毒梭菌中毒的主要措施在于随时清除牧场、畜舍中的腐烂饲料，防止畜禽食入。禁喂腐烂的草料、青菜等，调制饲料要防止腐败，缺磷地区应多补钙和磷。

发病时，应查明和清除毒素来源，发病畜禽的粪便内含有多量肉毒梭菌及其毒素，要及时清除。在经常发生本病的地区，可用同型类毒素或明矾菌苗进行预防接种。治疗在早期可注射多价抗毒素血清，毒型确定后可用同型抗毒素，在摄入毒素后12h内均有中和毒素的作用。大家畜内服大量盐类泻剂或用5%碳酸氢钠溶液，或0.1%高锰酸钾溶液洗胃灌肠，可促进毒素的排出，有报道，应用盐酸胍和单醋酸芽胚碱可促进神经末梢释放乙酰胆碱和增加肌肉的紧张性，对本病有良好的治疗作用。

九、坏死杆菌病

坏死杆菌病（Necrobacillosis）是由坏死梭杆菌引起各种哺乳动物和禽类的一种慢性传染病。特征是在受损伤的皮肤、皮下组织、消化道黏膜发生坏死，有的在内脏形成转移性坏死灶。我国以牛、绵羊、猪和鹿较多发。

【病原】坏死梭杆菌为多形性的革兰阴性菌，呈球杆状、短杆状、长丝状。特别是在病变组织或培养物中的菌株多为长丝状。幼龄培养菌着色均匀，老龄培养菌则着色不匀，似串珠状；本菌无荚膜、鞭毛和芽孢。

本菌为严格厌氧菌，在培养基中加入血液、血清、葡萄糖、肝块等可助其生长；加入亮绿或结晶紫可抑制杂菌生长，获得本菌的纯培养。在血液琼脂平板上，呈β溶血。在血清琼脂或葡萄糖血液琼脂上经48~72h培养，形成圆形或椭圆形菌落。本菌能产生多种毒素，如杀白细胞素、溶血素，能致组织水肿；内毒素能引起组织坏死。

本菌对理化因素抵抗力不强，但在污染的土壤中和有机质中能存活较长时间，在干燥的空气中，经72h死亡，日光直射8~10h可被杀死。常用消毒药均有效，如1%福尔马林、1%高锰酸钾、4%醋酸（或食醋）等均可杀死本菌。

【流行病学】本病传染源主要为患病和带菌动物，病菌随渗出分泌物或坏死组织污染周围环境。健康动物（草食兽）胃肠道常见有本菌。本病主要经损伤的皮肤和黏膜（口腔）而感染，新生畜有时经脐带感染。人多经外伤感染。多种畜禽和野生动物均有易感性，家畜中以猪、绵羊、山羊、牛、马最易感，禽易感性较小，实验动物中兔和小鼠易感，豚鼠次之，人也可感染。

本病多发在雨季和低洼潮湿地区，一般呈散发或地方性流行。此外，饲养管理不良、圈舍泥泞、过度拥挤、互相撕咬、吸血昆虫过多、饲喂硬锐草料、长途运输、低洼地放牧等，均可促进本病的发生与发展。

【症状和病变】潜伏期数小时至 1~2 周，一般 1~3d，病型因受害部位不同而有所不同，常见以下几种。

1. 腐蹄病

多见于成年牛羊，有时也见于鹿，病初跛行，蹄部肿胀或溃疡，流出恶臭的脓汁。病变如向深部扩展，则可波及跟腱、韧带和关节、滑液囊，严重者可出现蹄壳脱落，重症者有全身症状，如发热、畏食，进而发生脓毒败血症导致死亡。

2. 坏死性皮炎

多见于仔猪和架子猪，其他家畜也有发生。病猪体表皮肤及皮下发生坏死和溃疡，多发生于体侧、头和四肢。初为突起的小丘疹，局部发痒，上有干痂，触之硬固、肿胀，进而痂下组织迅速坏死，在皮下已形成很大的囊状坏死灶，灶内组织腐烂，积有大量灰黄色或灰棕色恶臭的液体，最后皮肤也发生溃烂。少数病例，其病变深达肌肉乃至波及骨骼，也有病猪在耳、尾发生干性坏死，最后脱落。个别病猪全身或大块皮肤发生干性坏死，如盔甲般覆盖体表，最后从边缘逐渐脱落。病猪经适当治疗，多能治愈。但当内脏出现转移性坏死灶或继发感染时，病猪全身症状明显，发热、少食或停食，常因高度衰竭而死。母畜还可发生乳头和乳房皮肤坏死，甚至乳腺坏死。

3. 坏死性口炎

坏死性口炎又称"白喉"，多见于犊牛、羔羊和仔猪。偶见于仔兔或雏鸡。病初畏食、发热、流涎、口臭、有鼻汁、气喘。在舌、齿龈、上颚、颊、喉头等处黏膜上可见平面粗糙、污秽的灰褐色或灰白色假膜，剥脱后，其下露出不规则的溃疡面，易出血。发生在咽喉者，有颌下水肿，呼吸困难，不能吞咽，病变蔓延至肺部或其他内脏，形成转移性坏死灶，常导致病畜死亡。病程 4~5d，也有延至 2~3 周者。

4. 坏死性肠炎

常与猪瘟、副伤寒等病混合或继发感染，临床表现严重腹泻，迅速消瘦等全身症状，排便带血脓样或有坏死黏膜，剖检可见大小肠黏膜坏死和溃疡，形成白色假膜，膜下为不规则的溃疡。病变严重者可致肠壁穿孔或胃粘连。

【诊断】根据本病的发生部位是以肢蹄部和畜禽口腔黏膜坏死性炎症为主，以及坏死组织有特殊的臭味和变化及相应功能障碍，再结合流行病学资料，可以做出初步诊断。确诊需进行实验室诊断。

【防制】本病无特异性疫苗，只有采取综合性防制措施。加强平时的饲养管理，搞好环境卫生、消除发病诱因，避免皮肤和黏膜损伤。防止动物互相啃咬，不到低洼潮湿不平的泥泞地放牧，牛、羊要正确护蹄，在本病多发季节，可在饲料中加抗生素类药物进行预防。

畜群中一旦发生本病，应及时隔离治疗，彻底消毒。在做好局部治疗的同时，要根据不同病型配合全身治疗，如肌内或静脉注射磺胺类药物，四环素、土霉素、金霉素、螺旋霉素等，有控制本病发展和继发感染的双重功效。此外，还应配合强心、解毒、补液等对症疗法，以提高治愈率。

对腐蹄病的治疗，应用清水洗净患部并清创，再用1%高锰酸钾溶液或5%福尔马林或10%的硫酸铜溶液冲洗消毒，然后在患部填塞硫酸铜、水杨酸粉或高锰酸钾、磺胺粉，创面可涂敷木焦油福尔马林合剂或5%高锰酸钾或10%甲醛－酒精液或甲紫。牛、羊可通过5%福尔马林或10%硫酸铜溶液进行蹄浴。对软组织可用磺胺软膏、碘仿鱼石脂软膏等药物。

对"白喉"病畜，应先除去假膜，再用1%高锰酸钾溶液冲洗，然后用碘甘油，外涂患处2次/d至痊愈。

【公共卫生】人感染主要表现为手部皮肤、口腔、肺形成脓肿。与口腔感染、牙周炎、妇女生殖道感染及肠穿孔、创伤性感染有关。

十、 钩端螺旋体病

钩端螺旋体病（Leptospirosis）简称钩体病，是由钩端螺旋体引起的一种人畜共患的自然疫源性传染病。家畜中以猪、牛、犬的带菌率和发病率较高，临床上以发热、黄疸、血红蛋白尿、出血倾向、流产、皮肤和黏膜坏死、水肿等为特征。

【病原】钩端螺旋体属共有两个种，一种为似问号钩端螺旋体，对人、畜有致病性；另一种为双钩端螺旋体，无病原性。本病的病原为似问号钩端螺旋体。钩端螺旋体个体纤细，柔软，有12～18个螺旋，菌体两端弯曲成钩，能以直线或旋转方式活泼运动，革兰染色呈阴性，但不易着色，用姬姆萨染色为红色或紫红色，镀银法染色为棕褐色，以后者较好。钩体为需氧微生物，在含有10%灭活兔血清的林格氏液、井水或雨水中均能生长。能产生溶血素，具有毒素作用。根据抗原成分，以凝集溶解反应可将本菌分为黄疸出血、爪哇、犬、秋季、澳洲、波摩那、流感伤寒、七日热等19个血清群，共有180个血清型。

钩端螺旋体对自然环境的抵抗力较强，在一般的水田、池塘、沼泽里及淤泥中可生存数月或更长。在 -70℃可存活数年。对热、酸或碱敏感，一般消毒剂均易将其杀死，水源污染后常用漂白粉消毒。该菌对链霉素及四环素族药物较敏感。

【流行病学】病原性钩端螺旋体几乎遍布世界各地，几乎所有的温血动物都可感染，其中鼠类是最重要的贮存宿主，起着终身带菌传播媒介的作用。家畜中猪、牛、水牛、犬、羊、马、骆驼、鹿、兔、猫，家禽中鸭、鹅、鸡、鸽及其他野兽、野禽、野鸟均可感染和带菌。其中以猪、牛、水牛和鸭的感染率较高，是重要的传染源。钩端螺旋体侵入动物机体后，最后定位于肾小管，可间歇地或连续地从尿中排出病原体，污染水源、土壤、湖泊、池塘、水田、饲料、圈舍和用具等，主要经皮肤、黏膜和消化道感染，也可通过交配、输精感染。菌血症期间，可通过吸血昆虫传播本病。

本病有明显的季节性和地区性。尤其是热带、亚热带地区的江河两岸、湖泊、池塘和水田地带流行严重，每年6～10月为流行的高峰。

【临床症状】各种动物感染钩端螺旋体后的临床表现各不相同。但总体呈现传染率高，发病率低的规律。症状轻的多，症状重的少，幼畜比成年畜发病率高。潜伏期2～20d。

1. 猪

急性多发生于大猪和中猪，呈散发性，偶有暴发。病猪体温升高、食欲废绝、皮肤干燥，有的发痒，随后全身皮肤和黏膜黄染，排血红蛋白尿。数天或数小时内突然惊厥而死。亚急性和慢性型多发生于断奶前后至30kg以下的小猪，呈地方流行性或暴发。病初有不同程度体温升高、食欲减退、精神不振、结膜潮红、有时有浆液性鼻漏。几天后，结膜潮红、水肿、黄染，有的在上下颌、头部、颈部甚至全身水肿，指压留痕，俗称"大头瘟"。尿液呈黄色或茶色、血红蛋白尿甚至血尿，并有味腥臭味。有时便秘或腹泻，逐渐消瘦虚弱。病程十几天至一个多月，病死率50%～90%。耐过猪易成为僵猪。妊娠母猪易流产，产出弱仔、死胎或木乃伊胎。流产率高达20%～70%。

2. 牛

急性型常表现为体温突然升高，黏膜黄染，尿色暗，含有大量清蛋白、血红蛋白和胆色素。常见皮肤干裂，坏死和溃疡。病程3～7d，病死率很高。亚急性型常见于奶牛，表现轻热，食欲减少，黏膜黄染，产奶量显著下降或停止，乳色变黄并常有血凝块。经2个月后逐渐好转，很少死亡。孕牛常发生流产，有时兼有急性或亚急性症状。羊与牛症状基本相似，发病率低。

3. 犬

以幼犬发病较多，成犬多呈隐性感染。常出现黄疸，眼结膜呈黄染，触诊肝和肾区有疼痛感。尿液呈微棕色，放置空气中呈绿色。

4. 貂

主要表现为排黄色稀便，饮水增加，食欲减退，心跳、呼吸增数，精神沉郁。有时还有结膜炎、发热、贫血、后肢瘫痪、血尿等症状，往往死亡。

【病理变化】钩端螺旋体在家畜引起的病变基本一致。主要是黄疸，出血、血红蛋白尿，以及肝、肾不同程度损害。皮肤、皮下组织、浆膜和黏膜呈不同程度的黄染、出血，皮肤干裂、坏死，口腔黏膜有溃疡。肝大呈黄棕色，胆囊充盈。肾大，有点状出血和灰白色坏死灶。心内膜、肠系膜、肠和膀胱黏膜等出血，肠系膜淋巴结肿大。体腔有黄色积液。肺、脾等实质器官有出血斑点。有些病例则在上下颌、头颈、背、胃壁等部位出现水肿。

【诊断】本病可根据畜群中有短期发热，可视黏膜黄染、苍白，血红蛋白尿，皮肤、黏膜出血和坏死，常有孕畜发生流产等，结合流行病学特点，做出初步诊断。确诊需进行实验室诊断。如病原学诊断及血清学诊断。

【防制】预防本病应采取综合防制措施。即加强饲养管理，搞好畜舍消毒和粪便处理，保护水源、环境不受污染，防止病原体散播，平时做好灭鼠工作，严格控制病畜和带菌家畜，及时治疗，消灭传染源。做好预防接种工作，当畜禽出现本病，应及时用钩端螺旋体多价菌苗紧急接种，或选用与当地流行菌型一致的菌苗接种。治疗本病选用青霉素、土霉素、链霉素或金霉素都有效。

一旦畜禽发生本病，应全群治疗，饲料中加入土霉素连喂 7d 可以解除带菌状态和消除一些轻型症状，有效地预防钩端螺旋体感染。急性、亚急性病畜的治疗，成年牛可静脉注射四环素；猪单纯用青霉素、链霉素、土霉素、四环素等均无明显效果，在结合病因治疗时，应配合应用葡萄糖、维生素 C 及强心利尿剂，可起到较好的效果。

【公共卫生】人感染钩端螺旋体后通常表现为发热、头疼、乏力、呕吐、腹泻、淋巴结肿大、肌肉疼痛等，严重时可见咯血、肺出血、黄疸皮肤黏膜出血、败血症，甚至休克。多数病例退热后可痊愈，如治疗不及时可引起死亡。

十一、　衣原体病

衣原体病（Chlamydiosis）又称鹦鹉热或鸟疫，是由衣原体所引起的人畜共患病。以表现流产、肺炎、肠炎、结膜炎、多发性关节炎、脑炎等多种病症为特征。

【病原】衣原体是衣原体科衣原体属的微生物。衣原体属目前认为有四个种，即沙眼衣原体、鹦鹉热衣原体、肺炎衣原体和反刍动物衣原体。肺炎衣原体迄今仅从人类分离到，未见有动物发病的报道；沙眼衣原体以前一直认为除鼠外人是其主要宿主，但近年来发现它还引起猪的疾病；鹦鹉热衣原体和反刍动物衣原体是动物衣原体病的主要致病菌，人也有易感性。

衣原体是介于细菌和病毒之间的细小微生物，呈球状，有细胞壁，含有 DNA 和 RNA 两种核酸。衣原体是专性细胞内寄生物，能在鸡胚和易感的脊椎动物细胞内生长繁殖。在脊椎动物细胞的胞质内可簇集成包涵体，易被嗜碱性染料着染，革兰染色阴性，用姬姆萨、马夏维洛（Macchiavello）、卡斯坦萘达（Castaneda）等法染色着色良好。

衣原体对高温的抵抗力不强，而在低温下则可存活较长时间，如 4℃ 可存活 5d，0℃ 存活数周。受感染的鸡胚卵黄囊在 -20℃ 可保存若干年。常用的消毒剂如 0.1% 福尔马林、0.5% 苯酚溶液在 24h 内，75% 酒精数分钟、3% 过氧化氢片刻，均能将其灭活。

衣原体对青霉素、四环素族、红霉素等抗生素敏感，对链霉素、杆菌肽等有抵抗力。对磺胺类药物，沙眼衣原体敏感，而鹦鹉热衣原体和反刍动物衣原体则有抵抗力。

【流行病学】 衣原体是自然疫源性疾病，具有广泛的宿主，家畜中以羊、牛、猪较为易感，禽类中以鹦鹉、鸽子较为易感，鸡有抵抗力。畜禽不分年龄均可感染。发病动物和带菌动物是本病的主要传染源。它们可由粪便、尿、乳汁以及流产的胎儿、胎衣和羊水排出病原菌，污染水源和饲料等，主要经消化道感染健畜，也可由污染的尘埃、飞沫经呼吸道或眼结膜感染。病畜与健畜交配或用病公畜的精液人工受精可发生感染，子宫内感染也有可能。有人认为厩蝇、蜱也可传播本病。

本病无明显的季节性，但犊牛肺肠炎型病例冬季多于夏季，羔羊关节炎、结膜炎常见于夏秋。本病的流行形式多种多样，怀孕牛、羊、猪流产常呈地方流行性，羔羊、仔猪发生结膜炎或关节炎时多呈流行性，而牛发生脑脊髓炎时则为散发性。饲养密集过大、运输、拥挤、营养不良等应激因素可促进本病的发生。

【临床症状】 本病的潜伏期因动物种类和临诊表现而异，短则几天，长则可达数周，甚至数月。家畜感染后，有不同的临诊表现，常见的有以下几种病型。

1. 流产型

流产型又称地方流行性流产，主要发生于羊、牛和猪。在羊，潜伏期50～90d。临诊症状表现为流产、死产和产弱羔，流产发生于怀孕的最后一个月。发病前数天，病羊体温升高。分娩后，病羊可排出子宫分泌物达数天之久，胎衣常滞留。有些母羊因继发感染细菌性子宫内膜炎而死亡。羊群第一次暴发本病时，流产率可达20%～30%，以后每年为5%左右。流产过的母羊以后不再流产。易感母牛感染后，有一短暂的发热阶段。初次怀孕的青年牛感染后易于引起流产，流产常发生于怀孕后期，一般不发生胎衣滞留。流产率高达60%。年轻的公牛常发生精囊炎，其特征是精囊、附性腺、副睾和睾丸呈慢性炎症。发病率可达10%。猪感染后，一般无流产先兆，但初产母猪的流产率为40%～90%；若为正产，则有部分或全部仔猪死亡；存活者体弱，体轻，吮乳无力；有的病群产活仔虽多，但因仔猪胎内感染迅速出现抑郁，体温升高1～2℃、寒战、发绀，有的发生恶性腹泻，多在3～5d死亡。公猪发生睾丸炎、副睾炎、阴茎炎、尿道炎。

2. 肺肠炎型

本型主要见于6月龄以前的犊牛，仔猪也常发生。潜伏期1～10d，病畜表现出抑郁，腹泻，体温升高至40.6℃，鼻流浆液性黏性分泌物，流泪，以后出现咳嗽和支气管肺炎。犊牛表现的症状轻重不一，有的犊牛可呈隐性经过。仔猪常并发胸膜炎或心包炎。

3. 关节炎型

关节炎型又称多发性关节炎，主发于羔羊。羔羊在病初体温上升至 41～42℃，食欲废绝，离群。肌肉运动僵硬，并有疼痛、跛行，患肢关节触之有疼痛感。随着病的发展羔羊出现弓背站立或长期侧卧。几乎有关节炎的病羔两眼都有滤泡性结膜炎，但有结膜炎的病羔不一定有关节炎。发病率一般达 30%，甚至可达 80% 左右。如隔离和饲养条件较好，病死率低。病程 2～4 周。犊牛也常发病，病初发热，畏食，不愿站立和运动，在病的第 2～3 天，关节肿大，尤以后肢关节严重，多在 2～12d 死亡。恢复的犊牛可能对再感染有免疫力。

4. 结膜炎型

结膜炎型又称滤泡性结膜炎，主发于绵羊，尤其是幼龄羔。此型可引起一眼或两眼同时发病。病初表现结膜充血、水肿，流泪，2～3d 后，角膜发生不同程度的混浊、血管翳、糜烂、溃疡、穿孔。混浊和血管翳形成最先开始于角膜上缘，其后见于下缘，最后扩展至中心，经 2～4d 开始愈合。数天后，在瞬膜和眼睑结膜上形成直径 1～10mm 的淋巴样滤泡。有的病羊还发生关节炎、跛行。肥育场羔羊的发病率可达 90%，但不引起死亡。病程一般为 6～10d，但伴发角膜溃疡者，可长达数周。

5. 脑脊髓炎型

脑脊髓炎型又称伯斯病。主发于牛，尤以 2 岁以下的牛最易感。自然感染的潜伏期介于 4～27d 之间。病初体温突然升高至 40.5～41.5℃，且可持续 7～10d。食欲减少或废绝，消瘦、衰竭，并有明显的流涎和咳嗽。行走摇摆，常呈高跷样步伐，有的病牛有转圈运动或以头抵硬物样的神经症状，后期出现角弓反张和痉挛。四肢关节肿胀、疼痛。有的病牛有鼻漏或腹泻。病死率约为 30%，但因存在着许多轻症和隐性病例，病死率实际上是比较低的。耐过牛有持久免疫力。断奶仔猪也曾出现类似症状，表现精神不振，有稽留热，皮肤震颤，后肢轻瘫；有的病猪高度兴奋、尖叫，突然倒地，四肢做游泳状，腹式呼吸，病死率可达 20%～60%。

禽类感染后称为鹦鹉热，多呈隐性经过，尤其是鸡、鹅、野鸡等，仅能发现有抗体存在。雏鸭死亡率一般较高，成年鸭多为隐性经过。火鸡患病后，精神委顿，不愿采食、腹泻，粪便呈液状并带血，消瘦，病死率一般不高，如果症状严重，病死率高。

【病理变化】

（1）流产型　流产母羊胎膜水肿，血染，子叶呈黑红、黏土色，胎膜周围的渗出物呈棕色。流产胎儿水肿，腹腔积液，血管充血，气管有淤血点。组织学检查，胎儿肝、肺、肾、心和骨骼肌的血管周围常有网状内皮细胞增生病灶。牛表现为胎膜常水肿，胎儿苍白，贫血，皮肤和黏膜有小点出血，皮下水肿，肝有时肿胀。组织学检查，所有器官有弥漫性和局灶性网状内皮细胞增生变化。猪可见流产胎儿皮肤上布有淤血斑，皮下水肿，胸腔和腹腔内积有多量淡红色渗出液，肝大呈红黄色，心内膜有出血点，脾大。

（2）肺肠炎型　剖检死于人工感染的病犊时，有结膜炎和浆液卡他性鼻炎；急性和亚急性卡他性胃肠炎；肠系膜和纵膈淋巴结肿胀充血；肺有灰红病灶，经常见到膨胀不全，有时见有胸膜炎；肝、肾和心肌营养不良；心内外膜下出血，肾包膜下常出血，大脑血管充血；有时可见纤维素性腹膜炎，肝与横膈膜、大肠、小肠与腹膜发生纤维素粘连；脾常增大，髋关节、膝关节和跗关节浆性发炎。

（3）关节炎型　眼观变化见于关节内及其周围、腱鞘、眼和肺部。大的肢关节和寰枕关节的关节囊扩张，内有大量琥珀色液体，滑膜附有疏松的纤维素性絮片，从纤维层一直到邻近的肌肉水肿，充血和小点出血。关节软骨一般正常。患病数周的关节滑膜层由于绒毛样增生而变粗糙。腱鞘的变化与关节者相同，但纤维素量较少。两眼呈滤泡性结膜炎，滤泡的高度和直径可达 10mm。肺有粉红色萎陷区和轻度的实变区。

（4）结膜炎型　组织学变化限于结膜囊和角膜。在病的早期，结膜的一些上皮细胞的细胞质里先出现初体，然后见到原生小体；充血和水肿明显。滤泡内见淋巴细胞增生。角膜水肿、糜烂和溃疡。

（5）脑脊髓炎型　尸体常消瘦，脱水。腹腔、胸腔和心包初有浆液渗出，以后浆膜面被纤维素性薄膜覆盖，并与附近脏器粘连。脾和淋巴结一般增大。脑膜和中央神经系统血管充血，组织学检查见脑和脊髓的神经原变性，神经胶质细胞坏死，神经纤维轻度液化，并有淋巴细胞、单核巨噬细胞和中性白细胞等，许多血管有由淋巴细胞和单核巨噬细胞组成的血管套，脑膜被淋巴细胞和单核巨噬细胞浸润。

禽类的病理变化，除鹦鹉常见脾大外，各种禽类均可见肝大，有坏死灶。气囊发炎，呈现云雾样混浊或有干酪样渗出物。常有纤维素性心包炎，有的有严重肠炎病变。

【诊断】根据流行特点、临诊症状和病理变化仅能怀疑为本病，确诊需进行病原体的分离培养、血清学试验及抗菌药敏试验。

【防制】　防制本病必须认真采取综合性的措施，确实建立密闭的饲养系统；建立疫情监测制度；在本病流行区，应制订疫苗免疫计划，定期进行预防接种。

在动物疫苗方面，以羊流产疫苗研究得较为成功。羊流产疫苗早期的研究系用卵黄囊、胎膜制成福尔马林水悬液疫苗，在配种前进行接种，证明有良好的保护作用，但由于需要大量制苗材料，因而大批使用受到了限制。后来，开展了用佐剂来提高疫苗抗原性的研究，证明易感母羊在配种前接种佐剂灭活苗一次，可使绵羊获得保护力至少达三个怀孕期。最近，许多研究者用通过卵黄囊致弱的方法研究了活的弱毒苗，证明其中某些致弱菌株能产生保护性抗体，但不产生补体结合抗体。

发生本病时，可用四环素族抗生素进行治疗，也可将四环素族抗生素混于饲料中，连用 1~2 周。沙眼衣原体、鹦鹉热衣原体和反刍动物衣原体对抗菌药物的敏感性不同，前者对磺胺嘧啶钠敏感，而后两者不敏感。

十二、 附红细胞体病

附红细胞体病（Epervthrozoonosis）简称附红体病，是由附红细胞体（简称附红体）引起的人畜共患传染病，临床以贫血、黄疸和发热为特征。

【病原】根据其生物学特点更接近于立克次体而将其列入立克次体目无浆体科附红细胞体属。在不同动物中寄生的附红细胞体各有其名，已报道的有家兔的兔附红细胞体、山羊的山羊附红细胞体、猪的猪附红细胞体、绵羊的绵羊附红细胞体、牛的温氏附红细胞体、小附红细胞体等。其中，猪附红细胞体和绵羊附红细胞体致病力较强，温氏附红细胞体致病力较弱，小附红细胞体基本上无致病性。

附红细胞体是一种多形态微生物，多数为环形、球形、卵圆形，少数为逗号形、杆状。附红细胞体多在红细胞表面单个或成团寄生，呈链状或鳞片状，也有在血浆中呈游离状态。附红细胞体对苯胺色素易于着染，革兰染色阴性，瑞特染色为淡蓝色，姬姆萨染色呈紫红色。在红细胞上以二分裂方式进行增殖。迄今尚无研究出附红体纯培养物的报道。

附红体对干燥和化学药物比较敏感，0.5% 苯酚溶液于 37℃ 经 3h 可将其杀死，一般常用浓度的消毒药在几分钟内即可使其死亡；但对低温冷冻的抵抗力较强，可存活数年之久。

【流行病学】附红细胞体寄生的宿主有鼠类、绵羊、山羊、牛、猪、狗、猫、鸟类、骆马（美洲驼）和人等。附红细胞体有相对宿主特异性，也就是说附红细胞体病只能在同种动物中传播，而不感染其他动物，如感染牛的附红体不能感染山羊、鹿。本病的传播途径尚不完全清楚。报道较多的有接触性传播、血源性传播、垂直传播及媒介昆虫传播等。

【临床症状】动物感染附红体后，多数呈隐性经过，在少数情况下受应激因素刺激可出现临诊症状。由于动物种类不同，潜伏期也不同，介于 2~45d 之间。发病后的主要表现是发热，食欲不振，精神委顿，黏膜黄染、贫血、背腰及四肢末梢淤血，淋巴结肿大等，还可出现心悸及呼吸加快、腹泻、生殖力下降、毛质下降等。病程长短不一，短者几天，长者数年，严重者可出现死亡，死亡原因可能与低血糖有关。

【病理变化】死亡动物或实验感染动物的病理变化可见黏膜浆膜黄染，弥散性血管炎症，有浆细胞、淋巴细胞和单核细胞等聚集于血管周围，肝脾大，肝有脂肪变性，胆汁浓稠，肝有实质性炎性变化和坏死，脾被膜有结节，结构模糊，肺、心、肾等都有不同程度的炎性变化。据观察，死亡动物的病变广泛，往往具有全身性。

【诊断】根据临诊症状，可做出初步诊断，确诊需依靠实验室检查。

（1）直接镜检　采用直接镜检诊断人畜附红体病仍是当前的主要手段，包括鲜血压片和涂片染色。用吖啶黄染色可提高检出率。在血浆中及红细胞上观察到不同形态的附红体为阳性。

（2）血清学试验　用血清学方法不仅可诊断本病，还可进行流行病学调查和疾病监测，常用的有补体结合试验、间接血凝试验、荧光抗体试验及酶联免疫吸附试验等。

【防制】治疗病人和各种患病动物，曾用过各种药物，如四环素、卡那霉素、多西环素、土霉素、黄色素、血虫净（贝尼尔）、氯苯胍、914等，一般认为四环素、914是首选药物。

预防本病要采取综合性措施，尤其要驱除媒介昆虫，做好针头、注射器的消毒，消除应激因素；将四环素族抗生素混于饲料中，可预防猪发生本病。

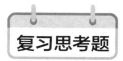

复习思考题

一、名词解释

恶性口蹄疫、黑痘、禽的"白喉"恐水症、日本乙型脑炎、仔猪红痢、卵黄性腹膜炎、炭疽病、珍珠病、仔猪副伤寒、猪肺疫、鸡白痢、锁口风、鹦鹉热、肉毒梭状芽孢杆菌中毒症、伯斯病。

二、简答题

1. 如果你是一个兽医防疫员，在发生口蹄疫时你应采取哪些有效措施进行防制？

2. 目前防制狂犬病的主要措施有哪些？常用的疫苗有哪几种？

3. 痘病的临床主要特征是什么？

4. 简述猪伪狂犬病的临床症状及病理变化。

5. 猪流感的主要特征是什么？

6. 禽流感的诊断要点有哪些？

7. 简述轮状病毒感染的主要特征。

8. 综合分析致病性大肠杆菌病的发病机制。

9. 仔猪黄痢、仔猪白痢、仔猪水肿病在临床各有何特点？应如何区分它们？

10. 种鸡场应如何做好鸡白痢的净化工作？

11. 如何消灭牛场的结核病，建立健康牛群？

12. 简述仔猪副伤寒的主要症状及剖检变化。

13. 牛发生破伤风后如何来进行综合性的治疗？

14. 钩端螺旋体病在流行病学有哪些主要特点？在临床上有哪些表现（猪和牛）？

15. 附红细胞体病的主要特征是什么？猪发病后如何治疗？

16. 简述坏死杆菌病的主要特征及治疗方案。

17. 分别论述猪、牛、禽巴氏杆菌病的临床表现及病理变化。

实训七 实验器皿、 材料的准备

【技能目标】

通过实验器皿和实验材料的准备，了解和掌握玻璃器皿的洗涤、包装、灭菌的方法。

【设备材料】

试管、吸管、平皿、三角烧瓶、烧杯、量筒、组织培养瓶、吸管、玻片、脱脂棉、纱布、旧报纸、苯酚、洗衣粉、盐酸等。

【内容及方法】

（一）一般玻璃器皿的消毒和处理

1. 新购玻璃器皿的处理

新购玻璃器皿中常含有游离碱质，因此不能直接使用，应先在 2% ~3% 盐酸溶液中浸泡过夜，然后用肥皂水或其他洗涤剂溶液和清水刷洗和冲洗干净。

2. 用后玻璃器皿的消毒和处理

凡与微生物接触过的玻璃器皿，在洗涤前均应严格消毒。

（1）平皿、烧杯、试管、锥形瓶、组织培养瓶等可用高压灭菌器灭菌。

（2）吸管、玻片等可在 5% 苯酚溶液、2% ~3% 来苏儿或 0.1% 升汞液中浸泡 48h。若其中含有炭疽杆菌材料时，还应在升汞中加入盐酸使其浓度调整为3%。吸管常用玻璃筒浸泡，其底部应垫以棉花。玻片和滴管也可用 2% ~5% 碳酸钠煮沸消毒 5 ~10min，玻片煮后用清水冲洗干净，拭干保存或浸泡在 95% 酒精中。

（3）装有固体培养基或沾有油脂的玻璃器皿，应在消毒后趁热将内容物倒出，随即用温水冲洗，再用 5% 肥皂水或其他洗涤剂溶液煮沸 5min，然后用清水反复冲洗数次，倒立干燥。

3. 玻璃器皿的洗涤

将玻璃器皿浸泡于肥皂水或其他洗涤剂溶液中，用毛刷或试管刷反复刷洗，必要时可在刷子上蘸上肥皂或洗衣粉，以除去其上的油渍污垢，然后用清水反复冲洗，最后用蒸馏水冲洗。若经清水冲洗后仍有油渍未洗干净，应在 2% ～5% 碳酸钠溶液或 5% 肥皂水中煮沸 30min，然后刷去油渍和污垢，最后分别用清水和蒸馏水冲洗干净。

吸管的洗涤比较困难，可先用细铁丝将管口的棉塞捅出，接着将其浸泡于 5% 热肥皂水中，在细铁丝的一端缠上少许棉花或纱布，在管中来回移动，以除去管内的油渍和污垢，然后用洗洁球一吸一挤反复冲洗数次，最后用清水和蒸馏水反复冲洗数次，倒立于垫有纱布的金属丝篓中干燥。

4. 玻璃器皿的干燥

一般采用自然干燥法，必要时可在温箱或干燥箱内干燥（50℃）。

5. 玻璃器皿的包装

（1）棉塞的制作　视试管口和瓶口的大小，取适量的棉花卷成圆锥形，必要时再取纱布包好塞紧。

（2）试管包装　试管口用棉塞塞上，以 7～9 支为一捆，用棉线在试管的中部捆扎好，再用一张牛皮纸将整捆试管的棉塞端包好，纸外捆以棉线即成。

（3）吸管的包装　先将吸管口端塞少许棉花，然后用报纸条从尖端开始斜向卷曲缠绕包裹，口端多余的纸筒折转向前，再以 10 支为一捆，用报纸或牛皮纸包起，外捆以棉线，置于铝制消毒筒内消毒。

（4）平皿的包装　要相同大小的平皿，4～6 个为一捆，底朝上盖朝下叠成圆柱状，捆以棉线即可。

（5）组织培养瓶和青霉素瓶的包装　单个或数个一包，用报纸或牛皮纸包裹，外表捆以棉线即可。

（6）烧杯和锥形瓶的包装　塞上棉塞后，直接用报纸逐个包扎，也可不用纸包扎。

6. 玻璃器皿的消毒

包扎好的玻璃器皿用前进行干热灭菌或高压蒸汽灭菌。

（二）供细胞培养用的玻璃器皿及其他玻璃器皿的准备

1. 清洗

无论新购的和用过的玻璃器皿，都必须浸泡于粗硫酸或其他清洁液中过夜，次日取出用自来水浸泡于 4～6h 后，用自来水冲洗 10 次以上或用流水冲洗 5min 以上，最后用蒸馏水或双蒸馏水冲洗 6 次或 3 次，在温箱中干燥后即可包装。

2. 包装

包装方法基本同一般玻璃器皿。细胞培养瓶可用软木塞塞上，外包以牛皮纸；青霉素瓶可直接放入消毒盒内消毒。

3. 消毒

包装好的玻璃器皿,用干热灭菌法灭菌(160℃经 1～2h),灭菌后的玻璃器皿必须在 1 周内用完,过期则应重新灭菌。

(三)云雾状玻璃器皿的处理

1. 清洁液的配制

取重铬酸钾 10g 溶于 63mL 蒸馏水中,制成重铬酸钾饱和溶液,再吸取此溶液 35mL 加入 1000mL 粗硫酸中即成。

2. 清洗

云雾状玻璃器皿,普通清洗不易洗净,可用清洁液浸泡 24h,然后取出用清水冲去清洁液,再用肥皂水刷洗至干净为止,仍清洗不净者弃之。清洁液可反复多次使用,直至颜色变为绿色或黑色为止。

实训八 细菌性传染病的实验室诊断

【技能目标】

通过病料的采集、细菌学检查、血清学检查将学过的微生物学、免疫学理论与实验技术应用于畜禽传染病的诊断,并对细菌性传染病的实验室诊断程序有一个总体了解。

【设备材料】

高压蒸汽灭菌器、恒温培养箱、超净工作台、生物显微镜、天平、电热恒温干燥箱、病料、化学试剂、染色液等。

【内容及方法】

(一)微生物学诊断

1. 病料的采集

正确采集病料是进行微生物学诊断的重要环节。

病料力求新鲜,最好能在濒死时或死后数小时内采取。应从症状明显、处于濒死期或自然死亡且未经治疗的病例取材。要求尽量减少杂菌污染,用具器皿应严格消毒。

通常可根据怀疑疾病的类型和特性决定采取哪些器官或组织。原则上要求采取病原微生物含量多、病变明显的部位,同时考虑取材部位易于采取,易于保存和运送。

如果缺乏临床资料,剖检时又难以诊断属何种疾病,应全面地取材,选取血液、肝、脾、肺、肾、脑和淋巴结等,取材部位应带有病变部分。

2. 病料涂片、镜检

通常将有显著病变的组织器官涂片,染色,镜检。此法对一些具有特征形态的病原菌,如炭疽杆菌、巴氏杆菌等可以迅速做出诊断,但对大多数传染病来说,这只能提供初步诊断依据或参考。

3. 分离培养和鉴定

分离培养细菌、真菌、螺旋体等可选择适当的人工培养基，分离培养病毒可选用禽胚、动物或细胞组织等。

分得病原体后，再进行形态学、培养特性、动物接种、免疫学及分子生物学等鉴定。

4. 动物接种试验

病料用适当的方法处理后人工接种于敏感动物，然后根据其对动物的致病力、动物发病症状和病理变化进行诊断。

一般常用的实验动物有家兔、小鼠、豚鼠、仓鼠、家禽、鸽子等。

当实验动物对病原体无感受性时，可以采用有易感性的本种动物，在一定条件下进行接种试验。

（二）免疫学诊断

1. 血清学试验

可以用已知抗原来测定被检动物血清中的特异性抗体，也可以用已知的抗体来测定被检材料中的抗原。

常用的血清学试验方法有：中和试验、凝集试验（直接凝集试验、间接凝集试验、间接血凝试验、协同凝集试验和血细胞凝集抑制试验）、琼脂扩散沉淀试验、补体结合试验、免疫荧光试验、免疫酶技术（ELISA）。这些方法是快速诊断传染病的重要工具。

2. 变态反应

动物患某些传染病（主要是慢性传染病）后，可对该病原体或其产物（某种抗原物质）的再次进入产生强烈反应，即变态反应。

能引起变态反应的物质（病原体或其产物或抽提物）称为变态原，如结核菌素、鼻疽菌素等，将其注入患病动物时，可引起局部或全身反应，故其可用于对传染病的诊断。

（三）分子生物学诊断

分子生物学诊断主要包括 PCR 技术、核酸探针和 DNA 技术，特别是 PCR 技术在动物传染病的诊断中被广泛使用。

实训九　牛结核病的检疫

【技能目标】

牛结核病检疫是防制结核病的重要措施之一，是动物检疫员必备的一项技能。要求学生熟练掌握牛结核菌素皮内变态反应诊断法的操作方法和判定标准，能正确完成牛结核检疫，为以后从事此项工作奠定基础。

【设备材料】

煮沸消毒器、皮内注射器、镊子、毛剪、游标卡尺、牛鼻钳、记录表、针头、工作服、帽、口罩、胶靴、来苏儿、酒精棉球、牛型提纯结核菌素、待检牛。

【内容及方法】

（一）操作方法与步骤

1. 操作方法

（1）注射部位及术前处理　将牛只编号登记后，在颈中部上 1/3 处剪毛（或提前一天剃毛），3 个月以内的犊牛在肩胛部进行，直径约为 10cm，用卡尺测量术部中央皮皱厚度，做好记录。注意术部应无明显的病变。

（2）注射剂量　用提纯结核菌素，无论牛只大小一律皮内注射 0.1mL（含 2000IU）。即将牛型提纯结核菌素稀释成 2 万 IU/mL。冻干菌素稀释后应当天用完。

（3）注射方法　保定好牛只，以 75% 酒精棉消毒术部。一手提捏起术部中央皱皮，另一手持皮内注射器，皮内注射定量的结核菌素。正确注射后局部应出现小包。如注射有疑问时，可另选原注射点 15cm 以外的部位或对侧重做。

（4）注射次数和观察反应　在注射后第 72h 进行观察，注意注射局部有无热、痛、肿胀等炎性反应，并以卡尺测量术部皮皱厚度。详细做好记录。对疑似反应的牛应立即在另一侧以同一批结核菌素同一剂量进行第二回皮内注射，经 72h 观察反应结果。对阴性反应和可疑反应的牛在注射后 96h 和 120h 再分别观察 1 次，以防个别牛出现较晚的迟发型变态反应。

2. 结果判定

（1）阳性反应　局部有明显的炎性反应，皮厚差≥4.0mm；

（2）疑似反应　局部炎性反应不明显，皮厚差≥2.0mm、<4.0mm；

（3）阴性反应　无炎性反应，皮厚差在 2.0mm 以下。

凡判为疑似反应的牛只，应在第 1 次检疫 60d 后进行复检，复检仍为疑似反应时，经 60d 再进行复检，如仍为疑似反应时，应判为阳性反应（见表 3 - 2）。

表 3 - 2　　　　　　　　　　　牛结核病检疫记录表

单位：　　　　　　　时间：　　年　月　日　　　　　　　检疫员：

牛号	年龄	提纯结核菌素皮内注射反应							
		次数		注射时间	部位	原皮厚	72h	96h	120h	判定
		第　次	一回							
			二回							
		第　次	一回							
			二回							
		第　次	一回							
			二回							

受检头数：　　　　阳性头数：　　　　疑似头数：　　　　阴性头数：

（二）技能考核标准（见表 3 – 3）

表 3 – 3　　　　　　　　牛结核病检疫技能考核标准

考核内容及分数分配	操作环节与要求	评 分 标 准		考核方法	熟练程度	时限
		分值	扣 分 依 据			
皮内变态反应（100 分）	注射部位及术前处理	20	注射部位不正确扣 10 分；皮皱厚度测量不准确扣 10 分	单人操作考核辅以口述	熟练掌握	6min
	注射剂量	20	注射剂量不准确，每差 0.01mL 扣 5 分，直至 20 分			
	注射方法和观察反应	30	未消毒扣 5 分；皮内注射方法不正确扣 5 分，注射后未出现小包扣 10 分；结果记录不正确扣 10 分			
	结果判定	15	没有正确判定出阳性反应、疑似反应和阴性反应扣 15 分			
	熟练程度	15	在教师指导下完成扣 5 分			

【复习思考题】

1. 牛结核病检疫的原理和方法是什么？

2. 如何判定被检牛是否患结核病？

实训十　鸡白痢的检疫

【技能目标】

鸡白痢的检疫是防制鸡白痢的重要措施之一，要求学生掌握鸡白痢的血清学检疫方法及其判定标准，为预防和治疗鸡白痢奠定基础。

【设备材料】

清洁玻璃板、针头、玻璃铅笔、接种环（环直径 4.5mm）、橡胶乳头滴管（尖端每滴 0.5mL）、吸管（0.5mL、5mL）、小试管、生理盐水、70% 酒精、来苏儿、鸡白痢阳性血清和阴性血清、鸡白痢全血平板凝集抗原和血清凝集抗原、被检鸡。

【内容及方法】

（一）操作方法与步骤

1. 全血平板凝集反应

（1）操作方法　将玻璃板擦拭干净，用玻璃铅笔划成 1.5 ~ 2cm 的方格，并编号。将抗原充分振荡后，用滴管吸取 1 滴（约 0.05mL）滴于玻板方格内，随即以针头刺破被检鸡冠或翼下静脉，用接种环取血液 1 满环（0.02 ~ 0.04mL），立即与方格内的抗原混匀，扩散至整个方格，置室温（20℃左右）下或在酒精灯上微加温，2min 内判定结果。

（2）判定标准

阳性反应（＋）：出现明显的颗粒或块状凝集。

阴性反应（－）：不出现凝集或呈均匀一致的微细颗粒或边缘由于干涸形成细絮状物。

疑似反应（±）：不易判定阳性或阴性者。

2. 血清试管凝集反应（单管法）

采鸡血分离血清，吸取被检血清 0.02mL 于小试管内，加上述稀释抗原 2mL 与血清混合，置 37℃经 24h，再在室温放置 12～24h，发生凝集者为阳性反应。

3. 血清平板凝集反应

在玻板上滴 1 滴血清和 1 滴抗原，混匀，30～60s 出现凝集者为阳性，试验应在 10℃以上室温中进行。

4. 注意事项

（1）本实验只适用于母鸡和 1 岁以上公鸡的检疫，对幼龄仔鸡不适用。

（2）反应应在 20℃左右进行。

（3）检疫开始时，必须用阳性和阴性血清对照。

（4）操作用过的用具，经消毒后方可再用。

（二）技能考核标准（见表 3－4）

表 3－4　　　　　　　　鸡白痢检疫技能考核标准

考核内容及分数分配	操作环节与要求	评 分 标 准		考核方法	熟练程度	时限
		分值	扣 分 依 据			
鸡白痢的检疫（100 分）	全血平板凝集	30	玻璃板不干净、没划方格各扣 5 分；吸取抗原及鸡冠或翼下静脉用接种环取血量错误各扣 5 分；结果判定不正确扣 20 分	单人操作考核	掌握	5min
	血清试管凝集	20	血清分离不好扣 5 分；用滴管吸取抗原和被检血清量错误扣 5 分；结果判定不正确扣 10 分			1d
	血清平板凝集	20	血清分离不好扣 5 分；抗原及被检血清量吸取错误扣 5 分；结果判定不正确扣 10 分			
	熟练程度	15	在教师指导下完成扣 5 分			
	完成时间	15	每超时 1min 扣 2 分，直至 15 分			

【复习思考题】

1. 鸡白痢的主要特征是什么？
2. 用平板凝集试验和试管凝集试验检疫鸡白痢时对被检鸡群有什么要求？
3. 如何对鸡场进行鸡白痢的检疫？

实训十一　牛布鲁菌病的检疫

【技能目标】

牛布鲁菌病的检疫是动物检疫中最常用的一项技术，是动物检疫人员必备的一项技能。要求学生熟练掌握虎红平板凝集试验和试管凝集试验的操作技术，并能准确地判定检疫结果，具备临床实际检疫的能力。

【设备材料】

恒温培养箱、试管架、凝集管、吸管（5mL、1mL、0.5mL、0.1mL）、玻璃板、移液器、塑料吸头、被检血清、虎红平板凝集抗原、布鲁菌试管凝集抗原、布鲁菌标准阳性血清和阴性血清、牙签或火柴杆、0.5%苯酚溶液生理盐水、生理盐水、被检牛。

【内容及方法】

（一）操作方法与步骤

1. 被检血清的采取

于牛颈静脉无菌操作采血7～10mL，盛于灭菌试管内，立即摆成斜面使其凝固。凝固后将试管置于冷暗处，待血清析出。经过10～12h，将析出的血清用毛细吸管吸于另一灭菌小瓶中，标明血清号及动物号。

2. 虎红平板凝集试验

（1）取一长方形洁净玻璃板，用玻璃铅笔划分成4cm²方格，将玻璃板上各格标记被检血清号，然后加相应血清0.03mL。

（2）在受检血清旁滴加抗原0.03mL。

（3）用牙签或火柴杆搅动血清和抗原，使之混合。

（4）每次试验用两个格分别滴加阳性血清和阴性血清各0.03mL，分别加抗原0.03mL，用来做阳性血清和阴性血清对照。

（5）在对照标准阳性血清（＋）、标准阴性血清（－）反应正常的前提下，被检血清在4min内出现肉眼可见大的凝集片或小的颗粒状物，液体透明判为阳性（＋），无任何凝集物，呈均匀粉红色者判为阴性（－）。

本方法操作简便，容易掌握和判断，适用于普查筛选。筛选出的阳性反应血清，再做试管凝集试验，以试管凝集的结果为被检血清的最终判定。

3. 试管凝集试验

（1）每份血清用5支小试管，另取对照管3支，共8支，置于试管架上。如待检血清多时，对照只需做1份。

（2）按表 3 - 5 所示操作，先加入 0.5% 苯酚生理盐水（检绵羊和山羊血清，则用 10% 盐水稀释血清和抗原），第 1 管加入 2.4mL，第 2 管不加，3 ~ 6 管各加入 0.5mL，然后另取吸管吸取被检血清 0.1mL，加入第 1 管中，并反复吸吹 3 次，将血清与生理盐水充分混合均匀，吸出 0.5mL 弃之，再分别吸出 0.5mL 加入第 2 管、第 3 管，在第 3 管混合后吸出 0.5mL 加入第 4 管，依此类推至第 5 管，混匀后吸出 0.5mL 弃去。第 6 管不加血清，第 7 管中加 1:25 稀释的布鲁菌阳性血清 0.5mL，第 8 管中加 1:25 稀释的布鲁菌阴性血清 0.5mL。

（3）在 2 至 8 管中分别加入用 0.5% 苯酚生理盐水稀释 20 倍的布鲁菌抗原 0.5mL（第 1 管不加此抗原），加完后，充分振荡，放入 37℃ 恒温箱中 24h，取出观察并记录结果。

（4）结果判定 应在标准阳性血清、阴性血清和苯酚生理盐水对照反应正常的前提下进行。根据被检血清各管中上层液体的透明度及凝集块的形状，来判定凝集反应的强度。以产生明显凝集（＋＋）的血清最高稀释度为其效价。

"＋＋＋＋"：大凝集块，液体透明，为 100% 凝集。

"＋＋＋"：凝集片明显，液体较透明，为 75% 凝集。

"＋＋"：凝集片可见，液体不太透明，为 50% 凝集。

"＋"：液体混浊，少量细菌凝集，为 25% 凝集。

"－"：液体均匀混浊，无凝集。

表 3 - 5　　　　　　　　　牛布鲁菌试管凝集试验操作　　　　　　　单位：mL

试管号	1	2	3	4	5	6 抗原对照	7 阳性血清对照 （1:25）	8 阴性血清对照 （1:25）
0.5%苯酸生理盐水	2.4	—	0.5	0.5	0.5	0.5	—	—
被检血清	0.1	0.5	0.5	0.5	0.5	—	0.5	0.5
		舍弃 0.5				舍弃 0.5		
（1:20）抗原	—	0.5	0.5	0.5	0.5	0.5	0.5	0.5
血清稀释倍数	1:25	1:50	1:100	1:200	1:400	不凝集	凝集	不凝集

（5）判定标准 牛于 1:100 倍稀释度，出现"＋＋"以上的凝集现象判为阳性反应。于 1:50 倍稀释度，出现"＋＋"以上的凝集现象判为可疑反应。

可疑反应牛，经 3 ~ 4 周后再采血重新检查，仍为可疑反应判为阳性反应。

（二）技能考核标准（见表3-6）

表3-6 牛布鲁菌病检疫技能考核标准

考核内容及分数分配	操作环节与要求	评分标准		考核方法	熟练程度	时限
		分值	扣分依据			
牛布鲁菌病的检疫（100分）	被检血清的采取	20	不会静脉采血扣10分；没有血清析出扣10分（析出不好扣5分）	口述	熟练掌握	5min
	虎红平板凝集试验	20	被检血清量不准确扣5分；滴加抗原不准确扣5分；结果判定不正确扣10分	单人操作考核		
	试管凝集试验	30	被检血清倍比稀释错一个扣5分；各管加抗原不准确扣5分；结果判定不正确扣10分			1d
	熟练程度	15	在教师指导下完成扣5分			
	完成时间	15	每超时10min扣5分，直至15分			

【复习思考题】

1. 虎红平板凝集试验为什么要在4min内判定结果？如何判定？

2. 牛布鲁菌病的最终判定结果为什么选择试管法？

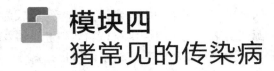

模块四
猪常见的传染病

单元一 | 猪常见的病毒性传染病

猪瘟

　　猪瘟（Swine fever，Hog Cholera）又称"烂肠瘟"，是由猪瘟病毒（HCV）引起的猪的一种急性、热性、高度传染性疾病。其特征为高热稽留和小血管壁变性引起广泛出血、梗死、坏死等病变。该病传播快、流行广，具有很高的发病率和病死率。

　　【病原】猪瘟病毒（HCV）是黄病毒科瘟病毒属的一个成员。病毒粒子呈球形，直径40～50nm，二十面体对称，有囊膜，基因组为单股RNA，长约12kb。目前，HCV仅有一个血清型，它与同属的牛病毒性腹泻病毒（BVDV）和绵羊边界病毒（BDV）之间，基因组序列有高度同源性，抗原关系密切，存在交叉反应。当前的HCV毒力可能存在变异，以往的猪瘟感染多为强毒攻击而出现的典型性猪瘟，但现在一般为弱毒力的病毒感染，引起非典型性猪瘟或温和型猪瘟的发生。

　　HCV对环境的抵抗力不强，在粪便中20℃能存活2周，72～76℃经1h能被杀死。乙醚、氯仿和去氧胆酸盐等脂溶剂可很快使病毒失活。常用的消毒药有2%氢氧化钠溶液、5%的漂白粉溶液、3%～5%的来苏儿溶液等，其中2%氢氧化钠溶液仍是最合适的消毒药。

　　【流行病学】猪是本病唯一的自然宿主，不同年龄、性别、品种的猪和野猪均易感，且一年四季均发，尤以春、秋较为严重。病猪和带毒猪是最主要的传染源，病猪排泄物和分泌物，病死猪和脏器及尸体、急宰病猪的血、肉、内脏、废水、废料污染的饲料，饮水都可散播病毒。本病的传播主要通过接触，经消化道感染。人和其他动物也能机械传播本病。

近年来，猪瘟流行发生了很大的变化，普遍出现了长期持续存在多点散发性猪瘟，临床上表现为非典型、温和型、亚临床和无症状的隐性感染，特别是持续感染、胎盘感染、初生仔猪先天性震颤和妊娠母猪带毒综合征等非常普遍。这些患病和隐性感染的妊娠母猪也可以经胎盘垂直感染胎儿，导致妊娠母猪流产、早产、产生弱仔、死胎或木乃伊胎等。因此，种猪群感染猪瘟后，带毒种猪在产生垂直传播的同时，又向环境排放病毒，感染其他健康猪。同时，先天感染的仔猪又产生后天免疫耐受性，形成持续性感染的带毒猪。这样由于猪瘟的垂直传播与水平传播在一个猪场不间断地反复、交替进行，而且范围越来越大，情况越来越严重，形成了令人头痛的猪瘟感染的恶性循环链，这也是形成猪瘟持续性感染的根本原因。

【发病机制】 猪瘟病毒侵入猪体后，先在靶器官扁桃体的隐窝上皮细胞内增殖，经 15～24h 病毒扩散至淋巴系统和血管壁内皮细胞，并大量增殖，最后侵入各实质器官。通常在感染后 5～6d 内病毒即可传到全身，并经口、鼻、泪腺分泌物、尿和粪便排到外界环境。病毒主要在小血管内皮细胞增殖，致使上皮细胞肿胀、变性，小血管周围发生细胞浸润，导致各器官和组织充血、出血、坏死和梗死，并引起败血症，体温升高。在最急性病例中，往往发生循环障碍。

在急性感染时，由于 HCV 损害造血系统和网状内皮，引起血液中白细胞减少、网状细胞逐渐消失，免疫应答发生改变，使机体内细胞吞噬能力显著下降，容易引起多种病原继发混合感染，使猪瘟病程复杂化。猪瘟病毒持续性感染多由低毒力毒株感染引起，有慢性型和迟发型两种。前者传播较慢、血液和器官中病毒滴度较低，病毒存在于扁桃体、唾液腺、回肠和肾的上皮细胞。循环病毒抗原和抗体可导致应答物在肾沉着，引起肾小球肾炎。后者在病猪一生都有高滴度的病毒血症，尤其是妊娠早期感染的母猪所生的仔猪，病毒在上皮组织、淋巴样组织及网状内皮组织中广泛存在。此外，先天性持续感染猪具有明显的特异性免疫耐受现象，对 HCV 不产生中和抗体应答。

【临床症状】 根据临床症状和特征，猪瘟可分为最急性、急性、慢性及温和型 4 种类型。

1. 最急性型

多见于发病初期和首次发生猪瘟的猪场，表现为突然发病，体温升高至 42℃ 以上，皮肤和结膜发绀、出血，出现精神沉郁，畏食，经一至数天死亡。

2. 急性型

最常见，体温升 41～42℃。病猪精神高度沉郁，食欲下降或废绝，饮水增加，怕冷；眼结膜发炎，并有多量黏液或脓性分泌物，严重时眼睑完全粘连；病猪先便秘，后腹泻。病初的皮肤充血，后期变为发绀或出血，以腹下、鼻端、耳根和四肢内侧等部位为常见。公猪包皮积尿，挤压时流出混浊、恶臭的尿液。少数病猪可发生惊厥、后肢麻痹等症状。病程为 1～2 周，病死率为 50%～60%。

3. 慢性型

症状极不规则，主要表现为食欲不振，体温升高至 40～41℃，消瘦、贫血、喜卧、便秘和腹泻交替发生，被毛枯燥，皮肤有紫斑或坏死痂；腹部蜷缩，行走无力。妊娠母猪一般不表现症状，但病毒可通过胎盘传染给胎儿，引起死胎、早产等。病后期常因衰竭而死亡。病程至少 1 个月以上。预后不良，不死者常成为僵猪。

4. 温和型

温和型又称非典型猪瘟，由低毒力猪瘟病毒引起或是先天性 HCV 感染的结果，是近年来发生较为普遍的一种猪瘟病型。其症状和病变不典型，病情缓和，发病率和病死率均低。病猪体温微热或中等热度，大多数在腹下有轻度的淤血或发绀，皮肤很少有出血点。母猪感染后，在妊娠后期可出现流产、死胎、木乃伊胎、畸形胎和有震颤症状的弱胎。产出的仔猪一般在数天后死亡，不死者可终生带毒和排毒。

【病理变化】

1. 最急性型

多无特征性变化，仅见浆膜、黏膜、淋巴结和肾脏等处有少量的出血斑点。

2. 急性型

以多发性出血性败血症为主。全身淋巴结肿大、出血、暗红色，切面多汁，周边出血或网状出血，呈红白相同的大理石样外观；肾包膜下有数量不等的针尖大小的暗红色出血点，严重者肾脏表面出血点密集，肾切面皮质、髓质、肾盂和肾乳头均可见到出血；有的膀胱黏膜、喉、会厌软骨、肠系膜、肠浆膜和皮肤呈点或斑状出血；脾脏有米粒大到豆大的紫黑色，稍突起，硬实的出血性梗死灶是猪瘟最有诊断意义的病变。此外，心内外膜、心耳、心冠脂肪、胸壁、胆囊、脑软膜等处有的有大小不等，数量不一的小出血点或出血斑。扁桃体一侧或两侧性出血，病程长者甚至出现坏死灶。肺有肺炎病变。大多数病猪都有非化脓性脑炎变化。

3. 慢性型

出血和梗死变化不明显，主要是在回肠末端、盲肠和结肠黏膜上有特征性的坏死性肠炎变化，常呈纽扣状；常因继发感染，引起纤维素性肺炎。

4. 温和型

母猪感染后表现繁殖障碍，所产死胎呈明显的皮下水肿、腹水和胸腔积液，皮肤有点状出血。畸形胎表现头和四肢变形，小脑、肺和肌肉发育不良。

【诊断】典型急性猪瘟暴发，根据流行病学、临床症状和病理变化可做出相当准确的诊断。在开始出现临床病猪 1～2 周后，疾病迅速传播到群内各种年龄的未免疫猪，病死率很高；病猪常有白细胞减少，剖检时可见淋巴结、肾脏和其他器官出血，脾脏梗死。这些都是猪瘟的特征。与急性猪瘟不同，慢性或温和型猪瘟，临床症状通常不典型，呈间歇性，或感染数月而不被觉察。必须采用实验室诊断。

对冰冻切片做直接荧光抗体（FA）试验是最常用的检查 HCV 抗原的方法。扁桃体是首选病料。此外中和试验、ELISA、PCR、动物接种试验如兔体交互免疫试验等方法，也是目前实验室较常用的方法，都可对猪瘟进行确诊。

【防制】做好平时的预防措施。加强饲养管理，搞好环境卫生，定期消毒，严格执行疫苗接种程序，可有效地减少本病的发生，提高猪群的抵抗力。提倡自繁自养，若由外地引进新猪，应到无病地区选购，做好预防接种，到场后，隔离检疫 2～3 周；泔水饲料要充分煮沸消毒；禁止闲杂人员和其他动物进入猪舍，对于猪的流通环节实行严格的检疫。

发生疫情后要实行紧急措施，对可疑病猪要立即隔离或扑杀，其他有感染可能的猪只要就地隔离观察，病猪接触的所有物品要充分消毒，扑杀的猪只应焚烧深埋，疫区封锁，受威胁区进行紧急预防注射。临床出现猪瘟症状后可使用黄芪多糖注射液经肌内注射进行初步治疗，同时考虑口服抗生素预防或治疗继发感染。上述措施对于非急性病猪具有良好效果。

一、 非洲猪瘟

非洲猪瘟（African Swine Fever，ASF）是猪的一种急性、热性、高度接触性传染性疾病。以高热、皮肤发绀、内脏器官严重出血及高病死率为特征。

【病原】非洲猪瘟病毒是非洲猪瘟病毒科的唯一成员，过去曾划归虹彩病毒科。病毒粒子呈球形，直径为 175～215nm，呈 20 面体对称，有囊膜，基因组为双股线状 DNA，大小为 170～190kb。

本病毒的抵抗力很强，能耐低温，在感染的冷冻肉中，病毒可存活数月；室温中可存活数周；但对高温较敏感，55℃经 30min 或 60℃经 10min，病毒被破坏；许多脂溶剂和消毒剂可以将其破坏。在血液、粪便、组织及鲜肉和腌制干肉制品中可存活很长时间。可在媒介昆虫中复制。

【流行病学】非洲猪瘟 1910 年发现于东非，现流行于非洲撒哈拉以南国家。

欧洲伊伯利亚半岛和撒丁岛曾经报道。南美及加勒比海四国也曾发生，但已被消灭。我国从未发生此病。

猪是自然感染非洲猪瘟的唯一家畜，但野猪对非洲猪瘟也有易感性，表现与家猪相似的症状或呈亚临床症状。本病的易感性与品种有关，非洲野猪（疣猪和豪猪）常呈隐性感染。

传播途径为经口和上呼吸道感染，近距离内可发生空气传播。健康猪与病猪直接接触可被传染。或通过饲喂污染的饲料、泔水、剩菜及肉屑；生物媒介（钝缘蜱属软蜱）；污染的栏舍、车辆、器具、衣物等间接传播。

病猪、康复猪和隐性感染猪为主要传染源。病猪在发热前 1～2d 就可排毒，尤其从鼻咽部排毒。隐性带毒猪、康复猪可终生带毒，如非洲野猪及流行地区家猪。病毒分布于急性型病猪的各种组织、体液、分泌物和排泄物中。钝缘蜱属软蜱也是传染源。

【临床症状】潜伏期为 5～15d。

1. 急性型

突然高热达 41～42℃，稽留约 4d，直到死前 48h，体温开始下降。食欲不振，脉搏加速，呼吸加快，伴发咳嗽。眼、鼻有浆液性或黏脓性分泌物。早期（48～72h）白细胞及血小板减少，白细胞总数下降至正常的 40%～50%，淋巴细胞明显减少，幼稚型嗜中性粒细胞增多。同时，患猪皮肤充血、发绀，尤其在耳、鼻、腹壁、尾、外阴、肢端等无毛或少毛处，呈不规则的淤斑、血肿和坏死斑。呕吐，腹泻（有时粪便带血）。怀孕母猪可发生流产。发病后 6～13d 死亡，长的达 20 多天。家猪病死率通常可达 100%，幸存者将终生带毒。

2. 亚急性型

症状较轻，病程较长，主要表现呼吸道症状及怀孕母猪流产。发病后 15～45d 死亡，病死率 30%～70%。

3. 慢性型

呈不规则波浪热，呼吸困难，体重减轻。有时表现为肺炎、心包炎。皮肤可见坏死、溃疡、斑块或小结；耳、关节、尾和鼻、唇可见坏死性溃疡脱落。关节呈无痛性软性肿胀。病程达 2～15 个月，病死率低。

【病理变化】

1. 急性型

血管内皮细胞严重受损，导致各器官组织发生严重的充血、出血、水肿、坏死、梗死等。淋巴结肿胀，边缘呈红色。尤以肾、肠系膜等淋巴结出血严重，呈紫红色，如血瘤状。脾充血增大，呈黑色。喉头、膀胱黏膜以及内脏器官表面点状出血。四肢及腹部皮下点状淤血。心包积液，胸腔积液、腹水增多。肺小叶、肠系膜、腰下部、腹股沟有不同程度水肿。少毛、无毛部位呈紫红色水肿，如耳、鼻、四肢末端、尾、会阴、腹股沟部、胸腹侧及腋窝等处。

2. 亚急性和慢性型

淋巴结、脾、肝窦的网状内皮组织增生是一种特征性的变化，还可能看到与急性型相类似的病理变化。

【诊断】依据临床症状和病理变化可做出初步诊断，但与猪瘟很难区别，因此确诊本病需进一步做实验室诊断，如病原分离鉴定及血清学试验等。在国际贸易中检测的指定诊断方法有酶联免疫吸附试验。替代诊断方法有间接荧光抗体试验。

【防制】我国无本病发生，但必须保持高度警惕，严禁从有病地区和国家进口猪及其产品。销毁或正确处置来自感染国家（地区）的船舶、飞机的废弃食物和泔水等。加强口岸检疫，以防本病传入。

一旦发现可疑疫情，应立即上报，并将病料严密包装，迅速送检。同时按《中华人民共和国动物防疫法》规定，采取紧急、强制性的控制和扑灭措施。封锁疫区，控制疫区生猪移动。迅速扑杀疫区所有生猪，无害化处理动物尸体及相关动物产品。对栏舍、场地、用具进行全面清扫及消毒。详细进行流行病学调查，包括上下游地区的疫情调查。对疫区及其周边地区进行监测。

二、 猪繁殖与呼吸障碍综合征

猪繁殖和呼吸障碍综合征（Porcine Reproductive and Respiratory Syndrome，PRRS）又称蓝耳病，是由猪繁殖和呼吸障碍综合征病毒引起猪的一种繁殖障碍和呼吸道症状的传染病。其特征为畏食，发热，妊娠母猪怀孕后期发生流产、死胎、木乃伊胎和弱胎，幼龄仔猪发生呼吸道症状和高病死率。

【病原】猪繁殖与呼吸障碍综合征病毒（PRRSV）归属于动脉炎病毒科，动脉炎病毒属的成员。病毒粒子呈卵圆形，直径 50 ~ 65nm。有囊膜，二十面体对称，为单股 RNA 病毒。

本病毒对低温有抵抗力，在 −70℃ 可保存 18 个月，4℃ 保存 1 个月。对热敏感，37℃ 经 48h，56℃ 经 45min 完全失去感染力。对乙醚和氯仿敏感。

【流行病学】本病主要侵害繁殖母猪和仔猪，而育肥猪发病温和。病猪和带毒猪是本病的主要传染源，特别是母猪，感染猪可通过鼻分泌物、粪便、尿液以及流产胎儿、胎衣、羊水大量排毒。耐过猪可长期带毒和不断向体外排毒。种公猪感染后精液中含有病毒，通过交配或人工受精引起母猪发病。飞禽是潜在的传染源。

本病传播迅速，主要经呼吸道感染，因此，当健康猪与病猪接触，如同圈饲养，频繁调运，高度集中更容易导致本病发生和流行。本病也可垂直传播。

【发病机制】病毒侵入动物机体后，首先侵染巨噬细胞，特别是青年猪的肺泡巨噬细胞和肺内皮巨噬细胞。在其内生长繁殖，结果使这些巨噬细胞大量变性、溶解、崩溃，造成肺泡巨噬细胞数量减少而发生呼吸困难症状。随着细胞的崩溃，病毒进入血液循环和淋巴循环，形成病毒血症和全身淋巴结的感染，从而导致免疫抑制。同时，降低了机体的免疫力继发感染其他疾病。妊娠后 3 个月，母猪持续感染病毒可经胎盘感染胎儿，造成母猪出现早产、流产、弱仔、死胎等繁殖障碍症。该病毒还有抗体依赖性作用，即在肺泡巨噬细胞培养物上加入病毒的抗体后，病毒在胎儿体内复制也大为增强，所以仔猪通过母乳获取免疫力后，一旦母源抗体下降到安全水平以下，病毒就会表现出来，从而增加仔猪的易感性。同样，弱毒疫苗诱导的抗体可能增强野毒株在猪体内的复制，野毒株抗体也可增强疫苗毒的复制。

【临床症状】人工感染潜伏期 4~7d，自然感染一般为 14d。

1. 母猪

表现为体温升高，食欲不振，部分猪双耳、体表及乳房皮肤发绀。母猪流产、产死胎、弱仔、木乃伊胎，新生仔猪呼吸困难，高病死率达 80%~90%。空怀母猪可表现乏情或发情延迟及配种后返情；哺乳母猪可表现缺乳或乳房炎症状；有的可能出现呼吸系统疾病症状。若猪场在 14d 内出现下述临床指标中的 2个，即可诊断为 PRRS：流产或早产超过 8%；死产占产仔数 20%；仔猪出生后 1周内病死率超过 25%。

2. 仔猪

表现出呼吸困难或呼吸急促，有的呈腹式呼吸，后躯麻痹，四肢共济失调，发热，嗜睡，畏食；咳嗽，打喷嚏，有的两耳变色，出现暂时性紫蓝色，皮肤苍白或有小疱疹；断奶前病死率达 20%~50%，断奶后生长肥育猪病死率在 12%以上；生长猪多出现继发感染，表现细菌或病毒的混合感染症状。有典型的地方性呼吸系统疾病症状。

3. 公猪

公猪多表现高热，畏食，嗜睡，精神沉郁，性欲降低，精子质量差，精液量少，随精液排毒时间较长，但公猪感染后一般呈带毒状态，不一定表现出临床症状。

【病理变化】本病病理变化差异很大，这主要取决于病毒本身的感染的程度和继发感染。剖检常见的病变为局限性间质性肺炎，肺充血、淤血、间质增宽；真皮坏死而形成色斑、水肿。仔猪常见的病变是头部水肿，胸、腹腔积液。有时还可观察到其他组织损伤如淋巴细胞性心肌炎、鼻炎及脾炎。个别病例可见到化脓性脑炎，脑膜血管充血，渗出多量液体。颈、胸、腹部肌肉灰白色或黄白色，似煮肉样。

【诊断】根据母猪妊娠后期发生流产，新生仔猪病死率高，以及临床症状和间质性肺炎可初步做出诊断。但确诊有赖于实验室诊断。

将病猪的肺、死胎儿的肠和腹水等病料处理后，接种猪肺泡巨噬细胞、CL－2621 或 Marc－145 细胞培养，进行病毒的分离鉴定实验；也可用间接 ELISA

法检测抗体或用 RT – PCR 直接检测病料中的 PRRSV。

【防制】本病目前尚无特效药物，主要是采取综合性防制措施及对症疗法。加强猪群的饲养管理，减少应激因素，提高猪群的营养水平，严格执行卫生消毒措施；严把种猪引进关，严禁从疫场引进种猪，引进的种猪要隔离观察两周以上，发现疫情，及时处理，采取全进全出的饲养方式。定期对种母猪、种公猪进行本病的血清学检测，及时淘汰可疑病猪。

疫苗免疫是控制本病的有效途径。灭活疫苗为预防本病的首选疫苗，适合种猪和健康猪使用。对于正在暴发或暴发过本病的商品猪场可用弱毒疫苗紧急预防接种或免疫预防。同时要加强消毒，控制好继发感染。常选用的抗菌药物有泰妙菌素、氟苯尼考、土霉素等。

三、 猪圆环病毒感染

猪圆环病毒感染（Porcine circovirus infection）是由猪圆环病毒引起猪的一种新的传染病。主要感染 8 ~ 13 周龄猪，其特征为体质下降、消瘦、腹泻、贫血、黄疸及呼吸困难。

【病原】猪圆环病毒（Porcine circovirus，PCV）属于圆环病毒科圆环病毒属成员。本病毒是已知的动物病毒中最小的一种病毒。病毒粒子直径为 14 ~ 25nm，二十面体对称，无囊膜，基因组为单股 DNA。猪圆环病毒（PCV）分为 2 个型，即 PCV – 1 和 PCV – 2。PCV – 1 对猪无致病性，但能产生血清抗体，在猪群中较普遍存在，用其接种 2 日龄与 9 月龄的猪均不出现任何临床症状；PCV – 2 对猪有致病性，可引起猪只发病，在临床上主要表现为断奶后仔猪多系统衰弱综合征（PMWS）和猪皮炎与肾炎综合征（PDNS）。

PCV 对外界理化因子的抵抗力相当强，即便在 pH3 的酸性环境及 72℃ 的高温环境中也能存活一段时间，氯仿作用不失活，不凝集牛、羊、猪、鸡等多种动物和人的红细胞。

【流行病学】本病分布很广，一年四季均可发生，猪群血清阳性率达 20% ~ 80%。成年猪感染后不表现症状，但可能长期带毒。

断奶后仔猪多系统衰弱综合征（PMWS）主要危害断奶后 2 ~ 3 周的仔猪，但在实行早期隔离断奶的猪场，10 ~ 14 日龄的断奶猪也有该病的发生病毒可随粪便和鼻腔分泌物排出体外，经消化道传播，也可能经胎盘垂直传染仔猪。发病率和病死率不定，呈地方性流行时，发病率和病死率均较低；但急性暴发时，发病率可达 50%，病死率达 20% ~ 30%。

猪皮炎肾病综合征（PDNS）主要危害生长育肥猪，病死率为 15% ~ 20%，耐过猪发育不良。此外，饲养条件差、通风不良、饲养密度高、不同日龄猪混养等应激因素，或与猪细小病毒或猪繁殖与呼吸综合征病毒、链球菌、多杀性巴氏杆菌和副猪嗜血杆菌等混合感染时，均可加重病情的发展，使病死率升高。

【临床症状】

1. 断奶仔猪多系统衰弱综合征（PMWS）

病猪主要表现为被毛粗糙，生长发育不良和进行性消瘦，皮肤苍白，肌肉衰弱无力，呼吸过速或呼吸困难，嗜睡，腹泻，有的还出现可视黏膜苍白或黄疸，咳嗽以及中枢神经系统紊乱，常突然死亡，体表淋巴结，特别是腹股沟淋巴结肿大。在PRRS 阳性猪场中，由于继发感染，还可见有关节炎、肺炎，这给诊断带来难度。

2. 猪皮炎与肾炎综合征（PDNS）

病猪主要表现为后躯、后肢和腹部皮肤发生圆形或不规则隆起，周边呈红色或紫色，中央黑色，以后融合成条带状或斑块，有时可扩展到胸肋或耳部，轻者体温正常，常自行康复，严重者表现跛行、发热、畏食和体重减轻等症状。

【病理变化】典型病例死亡的猪尸体消瘦，有不同程度贫血和黄疸。剖检可见全身淋巴结肿大 4～5 倍，特别是腹股沟淋巴结、纵隔淋巴结、肺门淋巴结、肠系膜淋巴结及颌下淋巴结等肿大尤为突出，切面呈均质苍白色，有的有出血或化脓性病变。肺有散在隆起的橡皮状硬块。严重病例肺泡出血，在心叶和尖叶有暗红色或棕色斑块。脾大，肾苍白有散在白色病灶，被膜易于剥落，肾盂周围组织水肿。胃在靠近食管区常有大片溃疡形成。回肠和结肠段肠壁变薄，盲肠和结肠黏膜充血并有出血点，少数病例见盲肠壁水肿而明显增厚。

【诊断】根据本病主要发生于断奶猪和育肥猪，表现为消瘦，衰竭，呼吸困难，皮炎以及淋巴结、肺、肾的特征性肉眼病变等可做出初步判断。确诊需进行病毒分离和鉴定。目前诊断 PCV 的方法较多，大致可分为两类：一类为血清学方法；另一类为病原学方法。血清学方法主要有 ELISA，病原学方法包括有免疫酶组织化学法、免疫荧光法、PCR 法，其中以 PCR 法应用较多。

【防制】目前尚无有效疗法，主要加强饲养管理和兽医防疫卫生措施。目前PCV－2 疫苗已经面世，PCV－2 抗体虽不能防止排毒，但可减轻症状和病变，降低抗原检出量，提高存活率。因此，疫苗免疫接种是必要的。没有发生该病的养殖场应坚持自繁自养制度，或从无该病的养殖场引进健康猪，严格控制来访者、车辆、货物进入猪场。

一旦发现可疑病猪应及时隔离，并加强消毒，切断传播途径，杜绝疫情传播。减少饲养密度，严格执行全进全出制，减少应激因素的发生。并使用抗生素控制继发感染，对症治疗，以降低病死率。

有报道称，在血清抗体 PCV－2 阳性的发病猪群防制本病，可选用本场老龄健康母猪或超过100kg 健康肉猪做抽血对象，无菌采血，分离血清，每500mL 加入青霉素链霉素各 100 万 IU，置 4℃冰箱保存。仔猪断奶当天每头颈部肌内注射5mL，对发病猪隔天颈部肌内每天注射5mL，连用3～5 次，防制效果明显。还可以采取本场发病明显的病猪淋巴结等病料，经全灭活处理后用于控制本场猪群的疫情，仅限于发病猪场本场使用。

四、 猪先天性震颤

仔猪先天性震颤（Congenital Tremors of Piglet）俗称"抖抖病"或"跳跳病"，是仔猪出生后全身或局部肌肉出现阵发性痉挛的一种疾病。该病仅见于新生仔猪，受感染的母猪和公猪不表现症状。该病发生无明显季节性，初产母猪所产仔猪多发，经产母猪较少发生，同一窝仔猪中少则 2~3 只，多则全窝发病。

【病因】有报道认为本病是母猪妊娠期间营养不良，胎儿发育不良，特别是小脑发育不全所致；也有报道认为属于遗传性疾病，但究竟是哪些遗传的因素引起，并不清楚；也有人认为是由猪瘟、蓝耳病、圆环病毒、伪狂犬等病所引起。现在的研究报道，多认为引起本病的是一种病毒，新生仔猪受到寒冷或兴奋刺激、注射组胺或麻黄碱都可以加剧本病的发生。

【临床症状】新生仔猪出生后不久或出生后仅几个小时，即发生震颤，有的全窝猪发生，有的部分发生，临床上症状轻重不一，有的仔猪是全身一致的，有节奏的震颤，无法站立，被迫躺卧，躺地后，震颤减轻或停止，再站立又出现症状，有的仔猪全身震颤程度不同，或头部、颈部强烈震颤，不能准确吃奶，或后躯震颤不能站立，显著成跳跃状，病情轻的，虽然全身震颤，但仍可运动，体温、脉搏、呼吸均无明显变化，本病只从母猪垂直传给仔猪，仔猪之间不存在水平传播，轻病病例经数小时或数日自愈，重病病例病程可持续数周，若 4~5d 不死，并能吃到母乳的仔猪，一般预后良好，也有的病猪吃不到母乳受挤压而死。

其发病率随猪群而异，有一两窝发生几只或几窝所有的猪受害。在一猪场内通常在 1 周到 2 个月内生产的几窝猪发病，然后消失。相邻猪场通常不发病。暴发后下一窝很少复发，也很少在一猪场内形成地方流行。突出的临床症状是骨骼肌两侧性阵挛收缩，常见于产后不久，但也有一些在几天后才明显。大多数病猪震颤随时间而变弱，至 1 月龄时消失。相伴的其他症状有神情呆滞、呈坐势。

【病理变化】本病无眼观病变，常见的组织学变化是 CNS 髓鞘发育不良，尤其是脊髓，在所有水平上的横切面都显示白质和灰质减少。

【诊断】根据症状和病史可做出大致诊断。因为先天性震颤病毒不产生细胞病变，也没有可以检查病毒抗原的免疫化学方法，故分离病毒的诊断意义不大。

【防制】本病尚无有效预防疫苗和特效疗法。预防该病首先要从没有发生过该病的猪场引进种猪，严格检疫引入母猪，查清种公猪来源，防止引入隐性带毒猪。发病后立即淘汰病猪和与其有关的公、母猪。保持猪舍清洁、干燥、通风，冬季保暖，避免和防止噪声、惊吓、寒冷等不良刺激对分娩母猪和仔猪的影响；加强对发病仔猪的护理，对吃不到母乳的仔猪要辅助吃奶或人工哺乳。

五、 猪传染性胃肠炎

猪传染性胃肠炎（Transmissible Gastroenteri，TGE）是由猪传染性胃肠炎病毒引起猪的一种急性、高度接触性肠道传染病。临床以呕吐、严重腹泻和失水为特征。各种年龄都可发病，10日龄以内仔猪病死率很高，可达100%，5周龄以上猪的病死率很低，成年猪几乎没有死亡。

【病原】猪传染性胃肠炎病毒（TGEV）属于冠状病毒科冠状病毒属成员。该病毒的基因组为单股RNA，有囊膜，形态多样，呈圆形、椭圆形和多边形，直径为60～160nm，表面有一层棒状纤突，长12～25nm。

本病毒对低温有一定的抵抗力，在−20℃可保存6个月，液氮中存放3年毒力无明显下降。病毒不耐热，56℃经45min、65℃经10min即死亡。在阳光下曝晒6h即被灭活，紫外线能使病毒迅速失活。病毒在pH4～8稳定，pH2.5则被灭活。对乙醚、氯仿及去氧胆酸钠敏感，对0.5%胰酶能抵抗7h。一般常用的消毒药在一定浓度下都能杀灭该病毒。

【流行病学】目前发现该病仅感染猪，其他动物对本病无易感性。各种年龄的猪均可感染发病，但以10日龄以下的哺乳仔猪发病率和病死率最高，随年龄的增大病死率稳步下降。病猪和带毒猪是本病的主要传染源，病毒可通过粪便、呕吐物、乳汁和鼻分泌物及呼气排出，污染饲料、饮水、空气、土壤以及车船、用具等，经消化道和呼吸道感染其他猪只。

本病具有明显季节性，一般多发生于冬春寒冷季节，即11月至翌年4月之间。一旦发生，在猪群中迅速传播，数日内可使未免疫猪群的大部分猪受感染。新疫区因引入带毒动物，导致全场暴发该病。老疫区常呈地方流行性或间歇性的地方流行性发生，常发生在6日龄到断奶后2周的仔猪，而且发病率和病死率也较新疫区的低。

【发病机制】TGE病毒通过消化道和呼吸道入侵机体。病毒经口咽、食管、胃进入消化道，在小肠上皮细胞发生感染，导致空肠和回肠的绒毛显著萎缩。感染的上皮细胞受到破坏而脱落，破坏了小肠上皮细胞吸收功能，使肠道水解乳糖和吸收其他营养成分的功能下降，肠腔内高渗，导致严重腹泻脱水。TGE病毒经鼻腔进入呼吸道，在鼻黏膜和肺中增殖，然后经血液进入小肠。死亡原因可能是脱水和代谢性酸中毒以及高血钾症而引起的心功能异常和肾功能减退。

【临床症状】该病潜伏期短的12～18h，一般2～4d。

仔猪的典型临床表现是突然的呕吐，接着出现急剧的水样腹泻，粪水初呈灰白色，后呈黄色或淡绿色。病猪迅速的脱水，体重下降，精神委靡，被毛粗乱无光。吃奶减少或停止吃奶、战栗、口渴、消瘦，2～5d内死亡，一周龄以下的哺乳仔猪病死率达50%～100%，随着日龄的增加，病死率降低；病愈仔猪增重缓慢，生长发育受阻，甚至成为僵猪。架子猪、肥猪及成年母猪主要是食欲减退或消失，水样腹泻，粪水呈黄绿、蛋灰或褐色，混有气泡；哺乳母猪泌乳减少或停止，3～7d病情好转随即恢复，极少发生死亡。妊娠母猪偶尔可见流产。

【病理变化】尸体脱水明显。主要病变在胃和小肠。胃内充满未消化的凝乳块，胃底黏膜充血，有时有出血点，小肠肠壁变薄、呈半透明状，肠腔内充满黄绿色或灰白色液状物，含有气泡和凝乳块；肠系膜血管扩张，淋巴结肿胀，肠系膜淋巴管内见不到乳糜。将空肠剪开，用生理盐水将内容物冲掉，在玻璃平皿内铺平，加入少量的生理盐水，在低倍显微镜下观察，可见到空肠绒毛变短，萎缩及上皮细胞变性、坏死和脱落等。肾常有混浊肿胀和脂肪变性，并有白色尿酸盐沉积。

【诊断】根据流行病学、临床症状和病理变化（如发病突然，冬季多见，传播快速，全群感染。呕吐明显，水样腹泻。日龄越小，死亡越多。剖检可见肠绒毛变短小肠壁变薄，半透明，肠管扩大，充满半液状或液状内容物）即可做出初步诊断。进一步确诊，必须进行实验室诊断。

取病猪的病料接种猪肾细胞进行病毒的分离鉴定实验，还可用荧光抗体法检查病毒抗原。血清学诊断、RT-PCR 技术和非放射性 cDNA 探针也用于 TGEV 的诊断。

【防制】本病目前无特效治疗方式，常采取综合性防制措施。平时严格执行卫生防疫制度，加强猪群体抗体动态监测，严禁从疫区引种。妊娠母猪产前 2 月和半个月分别免疫 1 次，可有效提高初乳抗体，保护仔猪渡过易感期。发病后立即隔离病猪，全场彻底消毒。对 2 周内将分娩的未感染母猪，要专人管理，严防感染，直到分娩后 2～3 周，确保其渡过易感期。对 2 周以后未感染母猪，可投给病仔猪的病变肠段，使其产生足够的抗体，保护后代。严格执行全进全出饲养方式，减少仔猪感染机会。对发病仔猪，可提高环境温度，补给充足的电解质，甚至投给敏感抗生素以控制继发感染。用微生态制剂调节肠道菌群。如有条件可用抗血清喂服病仔猪，每次 10mL，2 次即可控制病情。

猪群一旦发病，唯一方法就是对症治疗以减轻失水、酸中毒和防止细菌感染。对病猪应加强护理，防寒保暖，供给充足的清洁饮水，对失水过多的危重病猪还可静脉注射葡萄糖林格氏液。

六、 猪流行性腹泻

猪流行性腹泻（Porcine Epidemic Diarrhea，PED）是由猪流行性腹泻病毒引起猪的一种急性接触性肠道传染病，其特征为呕吐、腹泻和脱水。临床症状和病理变化与 TGE 极为相似，但通过仔猪接种、直接免疫荧光、免疫电镜和中和试验，证明与 TGEV 在抗原性上有明显差异。

【病原】猪流行性腹泻病毒（PEDV）属于冠状病毒科冠状病毒属成员。病毒粒子呈多形性，倾向于圆形，直径为 95～190nm。大多数病毒粒子有一个电子不透明的中央区，顶端膨大的纤突长 18～23nm，从核衣壳向外呈放射状排列。其基因组为单股 RNA。到目前为止，还没有发现本病毒有不同的血清型。

本病毒对乙醚、氯仿敏感。从患病仔猪的肠灌液中浓缩和纯化的病毒不能凝集家兔、小鼠、猪、豚鼠、绵羊、牛、马、雏鸡和人的红细胞。

【流行病学】 本病仅发生于猪，各种年龄的猪都能感染发病。哺乳仔猪、架子猪或育肥猪的发病率很高，尤以哺乳仔猪受害最为严重，母猪发病率变动很大，为 15% ~90%。病猪是主要传染源，病毒存在于肠绒毛上皮和肠系膜淋巴结中，随粪便排出后，污染环境、饲料、饮水、交通工具及用具等而传播。主要感染途径是消化道。本病常呈地方流行性，有一定的季节性，多发生于寒冷季节。据我国调查，本病以 12 月和翌年 1 月发生最多。

【临床症状】 潜伏期一般为 5~8d，人工感染潜伏期为 8~24h。

主要表现为水样腹泻，或者在腹泻之间有呕吐。呕吐多发生在吃食和吃奶后。症状的轻重随日龄的大小而有差异，日龄越小，症状越重。1 周龄内新生仔猪发生腹泻后 3~4d，呈现严重脱水而死亡，病死率可达 50% ~100%。病猪体温正常或稍高，精神沉郁，食欲减退或废绝。断奶猪、母猪常呈现精神委顿、畏食和持续腹泻，约 1 周后可逐渐恢复正常。少数猪恢复后生长发育不良。肥育猪在感染后发生腹泻，1 周后康复，病死率 1% ~3%。成年猪症状较轻，有的仅表现呕吐，重者水样腹泻，3~4d 可自愈。

【病理变化】 眼观变化仅限于小肠，小肠扩张，内充满黄色液体，肠系膜充血，肠系膜淋巴结水肿，小肠绒毛缩短。组织学观察可见，空肠段上皮细胞的空泡形成和表皮脱落，肠绒毛显著萎缩。绒毛长度与肠腺隐窝深度的比值由正常的 7:1 降到 2:1 或 3:1。上皮细胞脱落最早发生于腹泻后 2h。

【诊断】 本病在流行病学和临床症状方面与猪传染性胃肠炎无显著差别，只是病死率比猪传染性胃肠炎稍低，在猪群中传播的速度也较缓慢些。进一步确诊须依靠实验室诊断。

常用方法：免疫荧光染色检查，取病猪小肠做冰冻切片或小肠黏膜抹片，风干后丙酮固定，加荧光抗体染色，水洗后盖片、镜检。腹泻后 6h 空肠和回肠的荧光细胞检出率达 90% ~100%；免疫电镜检查；人工感染试验。

用阻断 ELISA 和阻断免疫荧光试验证明，血清中的 PEDV 抗体可持续 1 年。初次感染 5 个月后的康复猪，血清呈阳性，再次感染后仍可出现腹泻，然而这些猪会迅速出现免疫增强反应。

【防制】 本病应用抗生素治疗无效，可参考猪传染性胃肠炎的防制办法。在本病流行地区可对怀孕母猪在分娩前 2 周，以病猪粪便或小肠内容物进行人工感染，刺激其产生母乳源抗体，以减少本病在猪场中的流行。

目前，我国已研制出 PEDV 甲醛氢氧化铝灭活疫苗，保护率达 85%，可用于预防本病。还研制了 PEDV 和 TGE 二联灭活苗，这两种疫苗免疫妊娠母猪，乳猪通过初乳获得保护。在发病猪场断奶时免疫接种仔猪可降低这两种病的发生。

七、 猪水疱病

猪水疱病（Swine Vesicular Disease，SVD）是由猪水疱病病毒引起的猪的一种急性、热性、接触性传染病。临床上以蹄部、口腔、鼻端和母猪乳头周围的皮肤发生水疱为特征。本病流行性强，发病率高，在症状上与口蹄疫极为相似，但牛、羊等家畜不发病。

【病原】 猪水疱病病毒（SVDV）属于小核糖核酸病毒科肠道病毒属成员，病毒粒子呈球形，无囊膜，由裸露的二十面体对称的衣壳和含有单股 RNA 的核心组成。

病毒对环境和消毒药有较强抵抗力，在 pH 2.5～12.0 的条件下可稳定存在较长时间，而口蹄疫病毒在 pH 6～8 范围之外，易于灭活。病毒对乙醚不敏感。在 50℃ 经 30min 仍不失感染力，60℃ 经 30min 和 80℃ 经 1min 即可灭活，在低温中可长期保存。病毒在污染的猪舍内存活 8 周以上，病猪的肌肉、皮肤、肾脏保存于 –20℃ 经 11 个月，病毒滴度未见显著下降。病猪肉腌制 3 个月的仍可检出病毒。3% 氢氧化钠溶液在 33℃ 经 24h 能杀死水疱皮中病毒，1% 过氧乙酸 60min 可杀死病毒。

【流行病学】 在自然流行中，本病仅发生于猪；而牛、羊等家畜不发病，各种年龄、性别、品种的猪均可感染。病猪、带毒猪是本病的主要传染来源，主要通过粪便、尿液、水疱液、乳汁等排出病毒，污染周围的饲料、垫草、运动场和用具等造成本病的传播，其主要是通过直接接触和消化道传播。

本病的发生无明显的季节性，一年四季均发，常呈地方流行性。主要集中在中心城市周围、交通干线附近以及生猪集散地。水疱病疫区和疫点较难净化，往往在若干年以后又重新发生。

【临床症状】 本病潜伏期 2～4d，有的可延长至 7～8d。

患病猪病初体温升高至 40～42℃，在蹄冠的角质与皮肤结合处可见到上皮苍白肿胀，随后在蹄冠、趾间、蹄踵出现一个或几个黄豆至蚕虫大的水疱，继而水疱融合扩大，充满水疱液，经 1～2d 后，水疱破裂形成溃疡，真皮暴露，颜色鲜红。由于蹄部受到损害，病猪行走出现跛行。有些病例，由于继发细菌感染，局部化脓，可造成蹄壳脱落，不能站立。在蹄部发生水疱的同时，5%～10% 的病猪鼻端、口腔黏膜出现水疱和溃烂；8% 哺乳母猪乳房上也出现水疱。一般经 10d 左右可以自愈，但初生仔猪可造成死亡。水疱病发生后，约有 2% 的猪发生中枢神经系统紊乱，表现向前冲，转圈运动，用鼻摩擦猪舍用具，有时有强直性痉挛。

【病理变化】 特征性病变在蹄部、鼻盘、唇、舌面、乳房出现水疱。个别病例在心内膜有条状出血斑。水疱破裂，水疱皮脱落后，暴露出创面有出血和溃疡。其他内脏器官无可见病变。组织学变化为非化脓性脑膜炎和脑脊髓炎病变，大脑中部病变较背部严重。脑膜含有大量淋巴细胞，多数为网状组织细胞，少数为淋巴细胞和嗜伊红细胞。脑灰质和白质发现软化病灶。

【诊断】根据临床症状和病理变化，不能将猪水疱病、口蹄疫区分开来。因此须依靠实验室诊断加以区别。取病猪的水疱液或水疱皮经处理后，取上清液接种于牛、羊、猪、豚鼠和1~2日龄小鼠，若仅猪和1~2日龄小鼠发病，则是猪水疱病；若接种动物都发病，则是口蹄病。

此外，放射免疫、对流免疫电泳、中和试验、酶联免疫吸附试验等都可作为猪水疱病的诊断方法。

【防制】预防本病的重要措施是防止本病传入。因此，在引进猪和猪产品时，必须严格检疫。做好日常消毒工作，对猪舍、环境、运输工具进行定期消毒。在本病常发地区进行免疫预防，用猪水疱病高免血清进行被动免疫有良好效果，免疫期达1个月以上。目前使用的疫苗主要有鼠化弱毒疫苗和细胞培养弱毒疫苗，前者可以和猪瘟兔化弱毒疫苗共用，不影响各自的效果，免疫期可达6个月；后者对猪可能产生轻微的反应，但不引起同居感染，是目前安全性较好的弱毒苗。除此之外还有灭活疫苗，主要是细胞灭活疫苗，该疫苗安全可靠，注射后7~10d产生免疫力，保护率在80%以上，注射后4个月仍有强大的免疫力。

一旦发现疫情，应立即向主管部门报告，按早、快、严、小的原则，实行隔离封锁，并控制猪及猪产品出入疫区。必须出入疫区的车辆和人员等要严格消毒。扑杀病猪并进行无害化处理。对疫区和受威胁区的猪，可进行紧急接种。猪水疱病可感染人，常发生于与病猪接触的人或从事本病研究的人员，因此应当注意个人防护，以免受到感染。

八、 猪细小病毒感染

猪细小病毒感染（Porcine Parvovirus Infection）是由猪细小病毒引起母猪的一种繁殖障碍性疾病。其特征是受感染母猪，特别是初产母猪产出死胎、畸形胎、木乃伊胎、流产及病弱仔猪。母猪本身无明显症状。

【病原】猪细小病毒（Porcine Parvovirus，PPV）属于细小病毒科细小病毒属成员。病毒粒子呈圆形或六角形，无囊膜，二十面体对称，直径为20nm，基因组为单股DNA。该病毒具有血凝活性，能凝集猴、豚鼠、猫、鸡、大鼠和小鼠等多种动物以及人的红细胞。

PPV对热、脂溶剂和一般消毒药耐受力很强，56℃经48h、80℃经5min才失去感染力和血凝活性。对乙醚、氯仿不敏感，pH适应范围很广；3%甲醛需1h，甲醛蒸气和紫外线需要相当长时间才能杀死病毒，但0.5%漂白粉或2%氢氧化钠溶液5min可杀死病毒。

【流行病学】细小病毒可引起多种动物感染，但猪细小病毒仅感染猪。不同年龄、性别的家猪和野猪都可感染，但多发生于初产母猪；病猪和带毒猪是主要传染源。感染本病毒的母猪所产死胎、弱胎、仔猪及子宫分泌物中均含有高滴度的病毒。子宫感染的仔猪至少可带毒9周，有些具有免疫耐受性的仔猪可能终生带毒和排毒。被感染公猪的精细胞、精索、附睾和副性腺都可分离到病毒，在其配种时传染给母猪。本病可水平传播和垂直传染，一般呈地方性流行或散发；特别是购入带毒猪后，可引起暴发流行；本病具有很高的感染性，易感的健康猪群一旦病毒传入，3个月内可导致猪群几乎100%感染；感染的猪只，可较长时间保持血清学反应阳性。

【临床症状】母猪主要表现繁殖障碍，但不同孕期感染表现不同症状。在怀孕30d前感染时，大多表现为发情不正常或久配不孕或胎儿死亡而被母体吸收。在怀孕30~50d之间感染时，主要是产木乃伊胎，怀孕50~60d感染多出现死胎，怀孕70d以上则多能正常产仔，无其他明显症状。此外，本病还可引起产仔瘦小、弱胎。弱仔生后半小时在耳尖、颈胸、腹下、四肢内侧出现淤血、出血斑，短时间内皮肤全部变为紫色而死亡。

【病理变化】眼观病变为母猪子宫内膜有轻微炎症，胎盘有部分钙化，胎儿在子宫有被溶解、吸收的现象。感染胎儿还可见充血、水肿、出血、体腔积液、木乃伊化及坏死等病变。

【诊断】根据流行病学、临床症状和病理变化（如见到流产、死胎、胎儿发育异常等情况而母猪没有明显的临床症状，母猪发情不正常、久配不孕等）可做出初步诊断，确诊需进一步做实验室诊断。可将木乃伊化胎儿、胎儿肺送试验室进行诊断。检验方法可进行病毒的细胞培养和鉴定，也可血凝试验、荧光抗体染色试验、PCR诊断试验、分子杂交试验等。

【防制】本病尚无特效的治疗方法，主要采取预防措施。可对种猪，特别是后备种猪进行疫苗接种预防本病。美国已研制成弱毒疫苗和灭活疫苗，对初产母猪进行免疫接种，能有效预防母猪感染细小病毒。灭活苗免疫期可达4个月以上。我国已研制出灭活疫苗，在母猪配种前1~2个月左右免疫，可预防本病发生。仔猪的母源抗体可持续14~24周，在抗体效价≥1:80时可抵抗猪细小病毒感染，因此，在断奶时将仔猪从污染猪群移到没有本病污染的地区饲养，可以培育出血清阴性猪群。同时，坚持自繁自养原则，防止将病猪引入无本病的猪场，从场外引进猪只时，需选择来自非疫区的健康猪群，并应加强检疫，当HI抗体滴度在1:256以下或阴性时，方可准许引进。引进猪应隔离饲养2周后，再进行一次HI抗体测定，证实是阴性者，方可与本场猪混饲。

一旦发病，应将发病母猪、仔猪隔离或淘汰。所有猪场环境、用具应严密消毒，并用血清学方法对全群猪进行检查，对阳性猪应采取隔离或淘汰，以防疫情进一步发展。

单元二 | 猪常见的细菌性传染病

一、 猪支原体肺炎病

猪支原体肺炎病（Mycoplasmal Pneumonia of Swine）又称猪地方流行性肺炎，俗称猪气喘病，是由猪肺炎支原体引起猪的一种慢性呼吸道传染病。主要临床症状为咳嗽和气喘，病变的特征是肺的尖叶、心叶、中间叶和膈叶前下缘呈"肉样或虾肉样"实变。

【病原】 猪肺炎支原体（Mycoplasma Hyopneumoniae 或 *M. suipneumoniae*），属支原体科支原体属成员。因无细胞壁，故是多形态微生物，有环状、球状、点状、杆状和两极状等。本菌不易着色，可用姬姆萨或瑞特染色。

猪肺炎支原体对自然环境抵抗力不强，圈舍、用具上的支原体，一般在 2 ~ 3d 失活，病料悬液中支原体在 15 ~ 20℃ 经 36h 即丧失致病力。常用的化学消毒剂均能达到消毒目的。本菌对青菌素和磺胺类药物不敏感，但对壮观霉素、卡那霉素、土霉素敏感。

【流行病学】 猪是本病的自然宿主，各种品种、年龄、性别的猪均可感染，其中以哺乳猪和幼猪最易感，发病率和病死率较高；其次是妊娠后期的母猪和哺乳母猪，育肥猪发病较少。母猪和成年猪多呈慢性和隐性感染。病猪和带菌猪是本病的传染源，通过咳嗽、气喘和喷嚏将含病原体的分泌物喷射出来，形成飞沫，经呼吸道而感染。如给健康猪皮下、静脉、肌内注射或胃管投入病原体都不能发病。

本病一年四季均可发生，尤其在寒冷、多雨、潮湿、拥挤、气候骤变或饲养管理和卫生条件不良时较为多见。如有继发感染，则病情更重。本病一旦传入后，如不采取严密措施，很难彻底扑灭。

【临床症状】 潜伏期一般为 11 ~ 16d，最长可达 1 个月以上。根据病程大致可分为急性、慢性和隐性三个类型。

（1）急性型 主要见于新疫区和新感染的猪群，病初精神不振，头下垂，呼吸困难，严重者张口喘气，发出喘鸣声，有明显腹式呼吸。体温一般正常，如有继发感染则可升到40℃以上。病程一般为1~2周，病死率也较高。

（2）慢性型 急性转为慢性，也有部分病猪开始时就呈慢性经过，常见于老疫区的架子猪、育肥猪和后备母猪。主要表现为咳嗽和气喘，咳嗽时站立不动，背拱，颈伸直，头下垂，用力咳嗽多次，严重时呈连续的痉挛性咳嗽。特别是在早晚、运动、驱赶或采食之后尤为明显。但病猪的食欲变化不大，只有在病势严重时减少或完全不食。病期较长的小猪，身体消瘦而衰弱，生长发育停滞。

病程长，可拖延 2 ~ 3 个月，其至长达半年以上。

（3）隐性型　可由急性或慢性转变而成。病猪在较好的饲养管理条件下，不表现任何症状，但用 X 线检查或剖解时发现肺炎病变，在老疫区的猪只中本型占相当大比例。但可作为水平散毒和垂直传播的隐性传染源，是造成本病流行的一个不可忽视的因素。

【病理变化】本病主要病变在肺、肺门淋巴结和纵膈淋巴结。急性死亡见肺有不同程度的水肿和气肿。在心叶、尖叶、中间叶及部分病例的膈叶出现融合性支气管肺炎，以心叶最为显著，尖叶和中间叶次之，然后波及到膈叶。病变部的颜色多为淡红色或灰红色半透明状，病变部界限明显，似鲜嫩的肌肉样，俗称"肉样变"。随着病程延长或病情加重，病变部颜色转为浅红色、灰白色或灰红色，半透明状态的程度减轻，形似胰脏，俗称"胰样变或虾肉样变"。肺门和膈淋巴结显著肿大，有的边缘轻度充血。若继发感染细菌时，还可引起肺和胸膜的纤维素性、化脓性和坏死性病变及其他脏器的病变。

【诊断】根据流行病学、临床症状和病变的特征可做出诊断。诊断本病时应以一个猪场整个猪群为单位，当猪群中发现一头病猪，就可以认为是病猪群。X射线检查对本病的诊断有重要价值，对隐性或可疑患猪通过 X 线透视阳性可做出诊断。

微量补体结合试验、免疫荧光、微量间接血凝试验、微粒凝集试验、ELISA、核酸探针、PCR 等这些诊断方法也有助于本病的快速诊断。

【防制】预防和消灭本病主要是采取综合的防制措施。

坚持自繁自养的原则，防止购入隐性感染猪。确实需引进种猪时，应认真了解猪源所在地有无本病流行。认为健康的猪，购入后应远离生产区隔离饲养 3 个月，经检疫证明无疫病，方可混群饲养。避免把日龄相差太大的猪只混群饲养。平时应加强猪的饲养管理，给予优质全价饲料，做好经常性的卫生防疫及消毒工作，保持栏舍的清洁、干燥、通风。在每批猪出栏后猪舍须经严格冲洗消毒，空置几天后再转入新的猪群。对老疫区内未发病猪场，认真做好疫苗接种，采用猪喘气病油乳剂灭活疫苗，断奶仔猪、育肥猪、种猪免疫 1 头份，30d 后加强免疫1 次。

对于有本病的猪场，实施免疫接种，给种猪和新生仔猪右侧肺内注射接种猪气喘病弱毒活疫苗。同时配合药物治疗与预防，但不易根除。常用药物有支原净、多西环素、泰乐菌素、卡那霉素、林可霉素、壮观霉素、土霉素等。仔猪群中如有已感染病猪须及时隔离，并进行药物治疗。连续注射疫苗 3 年，可以控制猪气喘病。

二、猪接触传染性胸膜肺炎

猪接触传染性胸膜肺炎（Porcine Contagious Pleuropneumonia）又称猪副溶血

嗜血杆菌病，是由胸膜肺炎放线杆菌引起猪的一种接触性呼吸系统传染病。以急性出血性纤维素性胸膜肺炎和慢性纤维素性坏死性肺炎为特征。急性病例病死率较高，慢性病例常可耐过，是目前国际上公认的危害现代养猪业五大重要传染病之一。

【病原】 胸膜肺炎放线杆菌（APP）为革兰阴性的小球杆菌，有荚膜，无芽孢，不能运动，兼性厌氧。本菌包括两个生物型，即生物Ⅰ型和生物Ⅱ型，前者有 15 个血清型、后者有 2 个血清型。各型对猪均致病性，但生物Ⅰ型的毒力比生物Ⅱ型强。在生物Ⅰ型中，血清型 1 型毒力最强，2 型毒力相对较弱，而且部分血清型之间存在交叉免疫，已明确的型交叉反应存在于 3 - 6 - 8、1 - 9、4 - 7 型间。目前，我国主要以血清 7 型为主，2、3、4、5、8 型也有发生。但北方地区分离的胸膜肺炎放线杆菌，以血清 5 型和 7 型居多。

本菌的抵抗力不强，一般消毒液均可将其杀死，对抗生素和磺胺类药物敏感，但对杆菌肽、林肯霉素、壮观霉素有一定抵抗力。

【流行病学】 各种年龄猪均易感，尤以 3 ~ 5 月龄猪最为易感。病猪和带菌猪是本病主要的传染源。主要传播途径是气源感染，通过猪对猪的直接接触或通过短距离的飞沫小滴使疾病传递。据报道，本病急性暴发时，感染可以从一个猪栏"跳跃"到另一个猪栏。一般说大群比小群更易发生本病。老疫区的猪群发病率和病死率趋于稳定，如又突然暴发是由于饲养管理突变或新的血清型入侵所致。

本病一年四季都可发生，但以冬春季节多见。饲养方式突然改变，饲养密度过大，圈舍通风不良，卫生条件差，气温骤变，舍内温度和湿度控制不当，以及长途运输等不良应激因素都可能成为本病的诱因。

【临床症状】 根据猪的临床表现，可分为最急性、急性和慢性三个类型。

（1）最急性型 有一只或几只猪突然发病，迅速死亡，且死前往往见不到症状表现。有时可见到体温升高至41.5℃，精神沉郁，食欲废绝，有短期的下痢和呕吐；后期出现严重的呼吸困难，呈犬坐姿势，张口呼吸。临死前从口、鼻中流出大量带血色的泡沫液体。常在 24 ~ 36h 内死亡，病死率高达 80% ~ 100%。

（2）急性型 发病猪数量较多，表现体温升高（41 ~ 42℃），精神沉郁，食欲废绝，呼吸困难、咳嗽、张口呼吸等严重呼吸症状。病程长短不一，视肺部损害程度和开始治疗的时间而定。

（3）慢性型 发生在急性症状消失之后。体温不高，有程度不等的间歇性咳嗽，食欲不振，增重减少。有的呈隐性感染。首次暴发本病时，孕猪可能发生流产。

【病理变化】 主要病变在呼吸道。肺炎多为两侧性，常发生在心叶、尖叶和膈叶的一部分，病灶区呈紫红色，质地坚实，切面似肝，间质有血色胶样液体。纤维素性胸膜炎明显，胸腔含有带血色的液体。最急性病例，在气管和支气管充满带血色的黏液性泡沫性渗出物，病灶多发生于肺的前下部，在肺的后上部，特别是靠近肺门的主支气管区周围，常出现界限清楚的出血性实变区或坏死区。慢性的病例，在肺膈叶上有大小不一的脓肿样结节；肺与心包粘连及纤维素性心包炎，肺膜上有大量纤维素渗出，甚至与胸膜粘连。

【诊断】根据流行病学、特征的临床症状和剖检变化可以做出初步诊断，确诊需做细菌学检查。可从气管或鼻腔采取分泌物涂片或肺炎病变部触片，用革兰染色镜检，可发现大量阴性小球杆菌，其中以纤细杆菌居多，不形成芽孢，未见荚膜和鞭毛；也可用荧光抗体或用协同凝集试验检测肺抽提物中的血清型特异抗原，做出快速特异诊断。

改良补体结合试验测本病抗体，检出率很高，一般感染后 2 周就可检出抗体，持续 3 个月以上，与其他呼吸道传染病无交叉反应，这样能有效查出慢性感染猪群和感染猪群，对本病的防制有重要意义。血清型分型则需用琼扩或间接血凝试验。

【防制】防制本病有效的方法是加强检疫，搞好环境卫生，改善饲养管理，注意冬季防寒，消除多种诱因是控制该病发生的关键。对无病猪场应防止引进带菌猪，在引进前应用血清学试验进行检疫。对感染猪场逐头猪进行血清学检查，清除血清学阳性带菌猪，并结合药物防制的方法来控制本病。应用相同血清型的疫苗免疫 2～3 月龄仔猪，可获得良好预防效果。

发生本病后，应及时采取隔离治疗、淘汰阳性猪、药物预防和环境消毒等措施。早期用抗生素治疗有效，可减少死亡。常用药物有青霉素、氨苄西林、四环素、磺胺类药物等，一般采用肌内或皮下注射，需大剂量并重复给药。受威胁的未发病猪可在饲料中添加土霉素（0.6g/kg），做预防性给药，可控制本病发生。

三、 猪传染性萎缩性鼻炎

猪传染性萎缩性鼻炎（Swine Infectious Atrophic Rhinitis）是由支气管败血波氏杆菌和产毒素多杀性巴氏杆菌引起的猪的一种慢性呼吸道传染病，临床上以鼻甲骨（尤其是下卷曲部分）萎缩、颜面部变形、慢性鼻炎、生长迟缓等为特征。

【病原】支气管败血波氏杆菌 I 相菌（Bb）和产毒素多杀性巴氏杆菌（Pm）是原发性感染因子。单独感染支气管败血波氏菌可引起较温和的非进行性鼻甲骨萎缩，一般无明显鼻甲骨病变；感染支气管败血波氏菌后继发感染产毒性多杀性巴氏杆菌时，则常引发严重的萎缩性鼻炎。

Bb 为革兰染色阴性球杆菌，两极染色，有周鞭毛，能运动，但不形成芽孢，有的有荚膜，为严格需氧菌。Pm 是多杀性巴氏杆菌荚膜血清 A、D 型株（Pm -A、D 株），所产生的耐热毒素，能使皮肤坏死。以 Bb 及 Pm - D 或 A 株联合感染 SPF 和无菌猪，能引起鼻甲骨严重损害和鼻吻变短。这两种病原菌抵抗力均不强，常用消毒剂对其都可致死。

【流行病学】各种年龄猪都可发生本病，但以仔猪易感性最强，发病率一般随年龄增长而下降。一个月龄内感染，常在数周后发生鼻炎并引起鼻甲骨萎缩。断奶后感染，一般只产生轻微病变。病猪和带菌猪是主要传染源。其他动物及人均可带菌。主要通过飞沫或气溶胶经口、鼻感染猪，也可通过呼吸道分泌物、污染的媒介物接触传播。

该病传播缓慢，多为散发或地方流行性。营养不良、饲养密度大、卫生条件差、通风不良以及遗传因素等均可促使本病的发生。

【临床症状】多见于6～8周龄仔猪。病猪打喷嚏和咳嗽，鼻流清液或黏脓性分泌物。由于鼻黏膜炎症刺激，病猪表现摇头不安、搔抓或摩擦鼻部。继而症状加重，持续3周以上，鼻甲骨开始萎缩，呼吸困难，气喘，吸气时鼻孔开张，发出鼾声。严重时开口呼吸，因用力喷嚏致鼻黏膜破坏而流鼻血，喷在墙上等处。由于鼻泪管阻塞而流眼泪，因与灰尘沾积在眼眶下形成半月形"泪斑"，呈褐色或黑色斑痕，故有"黑斑眼"之称。

鼻甲骨发病后3～4周开始萎缩，致使鼻腔和面部变形，若两侧鼻腔损害程度一致时，则造成"鼻上撅"，即鼻腔变小缩短，向上翘起，下颌相对较长，下门齿突出于上门齿之外，不能正常咬合。若一侧鼻腔病变严重，则可造成鼻子歪向一侧，表现为"歪鼻子"。体温一般正常，病猪生长停滞，难以育肥，有的成为僵猪。

【病理变化】本病特征的病变是鼻腔的软骨和鼻甲骨的软化和萎缩，特别是下鼻甲骨的下卷曲最为常见。有的鼻甲骨的上下卷曲都萎缩，甚至鼻甲骨完全消失。有时可见鼻中隔部分或完全弯曲。鼻黏膜充血水肿，鼻窦内常积聚多量黏性、脓性或干酪样渗出物。

【诊断】根据本病的流行病学、典型临床症状和病理变化（频繁喷嚏、吸气困难，鼻黏膜发炎、生长停滞和鼻面部变形）易做出现场诊断。有条件者，还可做X射线进行检查及实验室诊断。

【防制】及时淘汰发病猪，根除传染源；全进全出制，将患病猪群肥育后集中屠宰，猪舍彻底消毒，重新引进种猪；严格检疫引进猪，改善环境卫生，消除应激因素，饲喂含有药物的饲料。母猪和仔猪可免疫接种。目前国内有支气管败血波氏杆菌Ⅰ相菌油佐剂灭活菌苗、支气管败血波氏杆菌Ⅰ相菌和产毒素D型多杀性巴氏杆菌二联油佐剂灭活菌苗，二联苗效果最佳。

发病猪群可选用卡那霉素、新霉素、庆大霉素等药物进行治疗，有条件的最好先做药敏试验，选择敏感药物治疗效果更佳。此外，用大剂量磺胺类药物拌料，连用30～45d，有利于减少猪群发病。必要时淘汰病猪。

四、猪丹毒

猪丹毒（Erysipelas Suis）俗称"打火印"，是由猪丹毒杆菌引起猪的一种急性、热性传染病。其特征为急性型呈败血症症状；亚急性型在皮肤上出现紫红色疹块；慢性型为非化脓性关节炎、疣状心内膜炎和皮肤坏死。

【病原】 猪丹毒杆菌是一种纤细的革兰阳性小杆菌，不运动，不产生芽孢，无荚膜。但在感染动物病料涂片或血液涂片中，常单在、成对或成丛排列；在陈旧的肉汤培养物内和慢性病猪的心内膜疣状物中，多呈长丝状或短链状。本菌为微需氧菌，明胶穿刺呈试管刷样，在普通培养基上能生长，在血琼脂或血清琼脂上生长更佳。现已确认有 28 个型（即 1a、1b、2 ~ 22 及 N 型），1 型菌株常见急性败血型病例，毒性较强；2 型菌株常见关节炎病例，毒力差些。我国主要为 1a 型和 2 型。

本菌对盐腌、烟熏、干燥、腐败和日光等自然因素的抵抗力较强，但对热的抵抗力较弱，55℃经 15min、70℃经 5 ~ 10min 能将其杀死。在消毒药如 2% 福尔马林、1% 漂白粉、1% 氢氧化钠或 5% 石灰乳中很快死亡。本菌的耐酸性较强，可经胃而进入肠道繁殖。本菌对青霉素及四环素等敏感。

【流行病学】 本病一年四季均可发生，但在北方地区以夏季炎热、多雨季节流行最盛，而在南方地区则在冬春季节流行。常为散发性或地方流行传染，有时暴发流行。各年龄猪均可感染，以 4 ~ 6 月龄的架子猪多发，牛、羊、马、犬、鼠、家禽、鸟类以及人也能感染发病。病猪和带毒猪是本病的传染源，主要经消化道、损伤皮肤、吸血昆虫传播。

【临床症状】 潜伏期一般为 3 ~ 5d，个别短的为 1d，长的可延至 7d。根据病程及临诊表现的不同可分为急性败血型、亚急性疹块型和慢性型。

1. 急性败血型

此型多见于流行初期，以突然暴发为主，病死率高。常见精神不振，体温高达 42 ~ 43℃、呈稽留热，虚弱，卧地，不食，有时呕吐，结膜充血，粪便干硬附有黏液。后期出现下痢、耳、颈、背皮肤潮红、发紫。病程 3 ~ 4d，病死率 80% 左右，不死者转为疹块型或慢性型。

2. 亚急性疹块型

此型症状比急性轻，其特征是皮肤出现疹块，俗称"打火印"。病猪精神沉郁，食欲不振，体温升至 41℃左右。经 2 ~ 3d 后，在背、胸、颈、腹乃至全身皮肤出现界限明显大小不等略微凸起的圆形、方形、菱形或多边形的疹块；初期疹块充血，指压褪色；后期转为淤血，指压不褪色。疹块干枯后形成棕色痂皮，多取良性经过。也有不少病猪在发病过程中，症状恶化而转变为败血型而死。病程为 1 ~ 2 周。

3. 慢性型

此型由急性型或亚急性型转变而来，也有原发性，常见关节炎，关节肿大、变形、疼痛、跛行、僵直。溃疡性或椰菜样疣状赘生性心内膜炎。心律不齐、呼吸困难、贫血。病程数周至数月。

【病理变化】 急性败血型猪丹毒剖检可见胃肠黏膜发生炎性水肿，尤以胃底幽门部严重，小肠、十二指肠、回肠黏膜上有小出血点，体表皮肤出现红斑，淋巴结肿大、充血，脾充血肿大呈樱桃红色或紫红色，切面外翻，可见"白髓周围红晕"现象。肾脏肿大，呈暗红色，皮质部可见针尖状出血点，有"大红肾"之称；肝充血，呈红棕色。肺充血肿大。亚急性疹块型，以皮肤疹块为特征变化。慢性型可见二尖瓣上有灰白色菜花赘生物及溃疡，瓣膜变厚；肺充血，肾梗塞，关节肿大呈慢性增生性非化脓性关节炎。

【诊断】本病可根据流行病学、临床症状及病理变化等可做出初步诊断，必要时可进行病原学诊断或血清学确诊。

【防制】预防接种是控制本病的有效方法。种猪每年春秋两次进行猪丹毒氢氧化铝甲醛苗免疫。育肥猪60日龄时进行一次猪丹毒氢氧化铝甲醛苗或猪瘟－丹毒－肺疫三联苗免疫1次即可。同时，应加强平时的饲养管理及农贸市场、屠宰厂、交通运输检疫工作，对购入新猪隔离观察21d，对圈、用具定期消毒。

一旦发病，立即隔离治疗，并及时消毒。发病猪用青霉素和猪丹毒免疫血清同时注射效果最好。极少数不见效，可选用氧哌嗪青霉素，若与庆大霉素、丁胺卡那霉素合用，疗效更好。对未发病的同群猪用青霉素注射，2次/d，3～4d为止，并加强免疫。

五、猪链球菌病

猪链球菌病（Swinestre Dtococcosis）是由多种致病性链球菌感染引起猪的一种多型性传染病。常见的有败血型、脑膜脑炎型和淋巴结脓肿型。其特征是急性表现为败血症、脑膜炎；慢性表现为心内膜炎、化脓性淋巴结炎以及关节炎。其中，以败血症的危害最大，发病猪群的病死率有时在某些诱因作用下可以达到80%。链球菌（Streptococcus）的种类繁多，在自然界分布很广。

【病原】猪链球菌是一种革兰阳性菌，形态为圆形或卵圆形，常呈链状或成对排列，无鞭毛，不运动，不形成芽孢，但有荚膜。本菌为兼性厌氧菌，在普通琼脂上生长不良，在加有血液、血清的培养基中生长良好，在菌落周围形成 α 型（草绿色溶血）或 β 型（完全溶血）溶血环。前者称草绿色链球菌，致病力较低；后者称溶血性链球菌，致病力强。根据兰氏（Lancefield）血清学分类法，将链球菌分为20个血清群（A～V，I、J除外），引起猪链球菌病的主要有C群马链球菌兽疫亚种及类马链球菌、D群猪链球菌、L群链球菌及E群链球菌。猪链球菌根据菌体荚膜抗原特性的不同分35个血清型（1～34，1/2型），最常见的致病血清型为2型。

本菌对外界环境的抵抗力较强，但对高温和干燥敏感，多数链球菌经60℃加热30min，均可杀死，煮沸可立即死亡。常用的消毒药如2%苯酚溶液、0.1%苯扎溴铵溶液、1%来苏儿，均可在3～5min内杀死。日光直射2h死亡。0～4℃可存活150d，冷冻6个月特性不变。

【流行病学】猪链球菌主要感染猪，各种年龄、品种和性别的猪均易感，尤以仔猪、怀孕母猪及保育猪较常见。病猪和带菌猪是本病的主要传染源。病菌主要存在于猪的鼻腔、扁桃体、颚窦、乳腺等处；从病猪的脓汁、血、脑、肝、脾均可检出本菌。病死猪肉、内脏及废弃物处理不当、活猪市场及运输工具的污染等都是造成本病流行的重要因素。本病主要经呼吸道、消化道和损伤的皮肤感染，新生仔猪因断脐、阉割、注射消毒不严等往往造成感染发病。昆虫媒介在疾病的传播中起重要作用。有报道证实，苍蝇能在猪场内或不同场间通过机械携带传播本病，其他动物或鸟类作为传染源或传播媒介的重要性仍有待证实。

本病一年四季均可发生，但夏秋季节流行严重，一般为地方流行性。新疫区及流行初期多为急性败血症和脑炎型；老疫区及流行后期多为关节炎或淋巴结脓肿型，传播缓慢，发病率和病死率低，但可在猪群中长期流行。拥挤、通风不良、天气变化、混群、运输迁移、免疫接种以及有其他疾病存在时，可诱发本病的发生或加重病情。

【临床症状】潜伏期一般为1~5d，慢性病例有时较长。根据病程和临床表现，分为急性败血型、脑膜炎型、亚急性型和慢性型。

1. 急性败血型

多见于成年猪，常表现突然发病、病程较短。最急性病例，多在不见任何异常表现的情况下突然死亡。急性型病例，病初体温升高达40~41.5℃，继而升高到42~43℃，呈稽留热，精神沉郁，食欲不振，饮水增加，眼结膜潮红，流泪；呼吸促迫，间有咳嗽，鼻镜干燥，流出浆液性、脓性鼻汁；颈部、耳廓、腹下及四肢下端皮肤呈紫红色，并有出血点。有的猪出现多发性关节炎，表现跛行，不能站立。有的猪出现共济失调、磨牙或昏迷等神经症状。个别病例出现血尿、便秘或腹泻。多在1~3d内死亡。

2. 脑膜脑炎型

多见于哺乳仔猪和断奶仔猪。除体温升高、拒食外，主要表现神经症状，如盲目走动、步态不稳、转圈、磨牙、空嚼等；当有人接近或受到刺激时，发出尖叫或抽搐，或突然倒地，口吐白沫，四肢划动，状似游泳，继而衰竭或麻痹，多在1~3d死亡。

3. 亚急性型和慢性型

病程稍长，多由急性型转化而来。主要表现为多发性关节炎。一肢或多肢关节发炎。关节周围肌肉肿胀，高度跛行，有痛感，站立困难，严重病例后肢瘫痪。还有的猪在颌下、咽部、颈部等淋巴结密集处，可见显著隆起脓肿。脓肿成熟后自行破溃，流出绿色、稠厚、无臭味的脓汁。此时全身症状显著减轻。脓汁排净后，肉芽组织新生，逐渐康复。病程为2~3周，一般不引起死亡。

此外，C、D、E、L群β型溶血性链球菌也可经呼吸道感染，引起肺炎或胸膜肺炎，经生殖道感染引起母猪的不育和流产。

【病理变化】死于出血性败血症的猪，可见颈下、腹部及四肢末端等处皮肤有紫红色出血斑点。急性死亡猪可从天然孔流出暗红色血液，凝固不良。胸腔有大量黄色或混浊液体，含微黄色纤维素絮片样物质。全身淋巴结肿胀、出血。心包内积有淡黄色液体，心肌柔软、色淡，心内膜有出血斑点。脾脏明显大，呈灰红或暗红色，质脆而软，包膜下有小点出血。肝脏边缘钝厚、质硬，切面结构模糊。胆囊水肿，胆囊壁增厚。肾脏稍大，皮质髓质界限不清，有出血斑点。胃肠黏膜、浆膜散在点状出血。脑膜脑炎型病例还可见脑脊液增多，脑膜充血、出血，个别病例脑膜下水肿，脑切面可见白质与灰质有小点状出血。患病关节病例多表现为浆液纤维素性炎症。关节囊膜面充血、粗糙、滑液混浊，并含有黄白色奶酪样块状物。有时关节周围皮下有胶样水肿，严重病例周围肌肉组织化脓、坏死及淋巴结脓肿。

【诊断】根据流行病学、临床症状和剖检变化（如新发疫区常呈暴发，传播迅速，病死率高，临床上以高热、呼吸困难、关节肿大、跛行、耳鼻发绀和神经症状较明显。尸体剖检以浆膜炎及肺充血与出血、脑及脑膜充血与出血等全身性出血，血液呈暗红色，凝固不良等）结合药物治疗做初步诊断。确诊需进行实验室诊断，如细菌学检查、动物接种试验、血清学鉴定。

目前，检测猪链球菌 2 型血清抗体的 ELISA 检测试剂盒和间接血凝检测试剂盒，已经应用于临床检测，取得了较好的应用效果。

【防制】加强平时的饲养管理，定期消毒，保持圈舍的清洁、干燥、通风以及圈舍周围环境的卫生清洁，并有计划地做好猪群链球菌病的疫苗接种及药物预防，可有效地预防和控制本病传播。在引进种猪时须经检疫和隔离观察，确保健康时方可放入猪群混养。此外，为预防或减少人类感染，应加强屠夫、生肉销售人员的个人防护；对高危人群（如接触猪或猪副产品工作者，特别是接触病猪或病猪肉者）宣传猪链球苗和感染的危害，告知其在接触猪或生猪肉时应采取预防措施，如戴手套、及时处理或包扎伤口等；经常接触猪和猪肉的人工作中应带保护性手套，同时使皮肤受伤降低到最低程度。

一旦猪链球菌病呈暴发流行时，应及早诊断、及时上报，并对疫区实行隔离、封锁。在疫区出入口必须设立消毒设施，限制人、畜、车辆进出和动物产品及可能受污染的物品运出。对运输工具、饮水用具等进行严格彻底消毒。对病猪作无血扑杀处理，对同群猪立即进行强制免疫接种或药物预防，并隔离观察14d，无体温升高及临床症状者方能合群饲养。对疫点内的同群健康猪和疫区内的猪，也可选用高敏抗菌药物进行紧急预防性给药。常用药物有四环素、恩诺沙星或氧氟沙星以及硝胺类药物、头孢类药物等。

六、 猪痢疾

猪痢疾（Swine dysentery）又称猪血痢，是由致病性猪痢疾蛇形螺旋体引起猪的一种肠道传染病。其特征为大肠黏膜发生卡他性出血性炎症，有的发展为纤维素坏死性炎症，临床表现为黏液性或黏液出血性下痢。

【病原】猪痢疾蛇形螺旋体，有4~6个弯曲，两端尖锐，呈缓慢旋转的螺丝线状，能运动，革兰染色阴性。本菌严格厌氧，对培养基要求很高。

猪痢疾蛇形螺旋体对外界环境抵抗力较强，在粪便中5℃存活61d、25℃存活7d，在土壤中4℃能存活102d，−80℃存活10年以上。对消毒药抵抗力不强，普通浓度的过氧乙酸、来苏儿和氢氧化钠均能迅速将其杀死。

【流行病学】在自然情况下，只有猪发病，各种年龄、品种的猪都可感染，但主要侵害的是2~3月龄的仔猪。病猪和带菌猪是主要传染源，经常从粪便中排出大量菌体，污染周围环境、饲料、饮水和用具等。本病的传染途径是消化道，健康猪吃下污染的饲料、饮用污染的水而感染。此外，饲养管理不良，运输、拥挤、寒冷、过热或环境卫生不良等应激因素都可诱发本病的发生。

本病流行过程比较缓慢，持续时间较长，且可反复发病。在较大的猪群流行时，常常拖延达几个月，直到出售时仍有猪只发病。

【临床症状】潜伏期为3d至2个月以上。自然感染多为1~2周。一般可分为最急性、急性和慢性三个类型。

1. 最急性

多见于流行初期，往往不表现任何症状而突然死亡。

2. 急性

病初精神稍差，食欲不振，粪便变软，表面附有条状黏液。随后迅速下痢，粪便黄色粥样或水样，病情严重的粪便充满血液和黏液。随着病程的发展，病猪精神沉郁，体重减轻，迅速消瘦，弓腰缩腹，起立无力，极度衰弱，最后死亡。病程约1周。

3. 慢性

病情较轻，粪中含较多黏液和坏死组织碎片，血液较少，病期较长，进行性消瘦，生长停滞。不少病例能自然康复，但在一定的间隔时间内，部分病例可能复发甚至死亡。病程为1个月以上。

【病理变化】病变局限于大肠、回盲结合处。大肠黏膜肿胀，并覆盖着黏液和带血块的纤维素。大肠内容物软至稀薄，并混有黏液、血液和组织碎片。当病情进一步发展时，黏膜表面坏死，形成假膜；有时黏膜上只有散在成片的薄而密集的纤维素。剥去假膜露出浅表糜烂面。其他脏器无明显病变。

【诊断】根据本病具有特征性流行规律、临床症状及病理变化的特点可以做出初步诊断。要确诊必须进行实验室诊断。

1. 细菌学诊断

一般取急性病例的猪粪便和肠黏膜制成涂片染色，在暗视野显微镜检查，可见（3~5条/视野）蛇形螺旋体，此为定性诊断依据。但确诊还需从结肠黏膜和粪便中分离和鉴定致病性猪痢疾蛇形螺旋体。如进一步鉴定，应做肠致病性试验（口服感染试验猪和结肠结扎试验），若有50%的感染猪发病，即表示该菌株有致病性。

2. 血清学诊断

常用的方法有凝集试验、间接荧光抗体、被动溶血试验、琼扩试验和 ELISA 等，比较实用的 ELISA 和凝集试验，主要用于猪群检疫和综合诊断。

【防制】本病尚无可用疫苗，主要靠综合性防疫措施。加强饲养管理，做好猪舍、环境的清洁卫生和消毒工作；严禁从疫区引进生猪，必须引进时，应隔离检疫2个月。猪场实行全进全出饲养制，进猪前应按消毒程序与要求对猪舍进行消毒，保持舍内外干燥，防鼠灭鼠措施严格，粪便及时无害处理。

发病猪药物治疗有一定效果，常用药物有痢菌净、硫酸新霉素、诺氟沙星、林肯霉素、四环素族抗生素等。但该病治后易复发、易耐药，需坚持疗程和改善饲养管理相结合，方能收到好的效果。必要时，发病猪场最好全群淘汰，彻底清理和消毒，空舍2~3个月，再引进健康猪。

七、 猪梭状芽孢杆菌性肠炎

猪梭状芽孢杆菌性肠炎（Clostddial Enteritis of Piglets）又称仔猪红痢或仔猪传染性坏死性肠炎，是由 C 型产气荚膜梭状芽孢杆菌引起的1周龄仔猪高度致死性肠道传染病。临床以血性下痢，病程短，病死率高，小肠后段的弥散性出血或坏死性变化为特性。

【病原】病原体为 C 型产气荚膜梭状芽孢杆菌，又称魏氏梭状芽孢杆菌（*C. welchii*）。本菌为革兰阳性，有荚膜、不运动的厌氧大杆菌。芽孢呈卵圆形，位于菌体中央或近端，使菌体膨胀成梭形。

根据产生毒素分为 A、B、C、D 和 E5 个血清型，C 型菌株主要是 α、β 毒素，特别是 β 毒素，它可引起仔猪肠毒血症、坏死性肠炎。形成芽孢后，对外界抵抗力强，80℃经15~30min、100℃经几分钟才能杀死。冻干保存至少10年其毒力和抗原性不发生变化。一般消毒剂都可杀死本菌的繁殖体。

【流行病学】本病主要侵害1~3日龄仔猪，1周龄以上仔猪很少发病。在同一猪群各窝仔猪的发病率不同，高的可达100%，病死率一般为20%~70%。本菌在自然界分布很广，存在于人畜肠道、土壤、下水道和尘埃中；尤其是发病母猪肠道中更多见，可随粪便排出污染哺乳母猪的奶头及垫料；当初生仔猪很短时间内吮吸母猪的奶或吞入污染物，细菌进入空肠繁殖，引起仔猪感染。本病除猪和绵羊易感外，还可感染马、牛、鸡、兔等。猪场一旦发生本病，不易清除，这给根除本病带来一定困难。

【临床症状】本病按病的经过分为最急性型、急性型、亚急性型和慢性型。

1. 最急性型

此型在仔猪出生后，1d 内就可发病，症状多不明显，病猪虚弱，很快变为濒死状态，最终死亡。

2. 急性型

此型较常见。病猪不断排出含有灰色组织碎片的红褐色液状稀粪，且日渐消瘦和虚弱，病程常维持 2d，一般在第 3 天死亡。

3. 亚急性型

病猪呈持续性腹泻，病初排出黄色软粪，以后变为液状，内含坏死组织碎片。病猪极度消瘦和脱水，一般 5～7d 死亡。

4. 慢性型

病猪间歇性或持续性腹泻达 1 周至数周，粪便黄灰色糊状，病猪逐渐消瘦，生长停滞，常于几周后死亡。

【病理变化】眼观病变见于空肠，有的可扩展到回肠。空肠呈暗红色，肠腔充满含血的液体，空肠部绒毛坏死，肠系膜淋巴结鲜红色。病程长的以坏死性炎症为主，黏膜呈黄色或灰色坏死性假膜，容易剥离，肠腔内有坏死组织碎片。脾边缘有小出血点，肾呈灰白色。腹腔积液增多呈血性，有的病例出现胸腔积液。

【诊断】根据流行病学、症状和病变特点（如本病发生于 1 周龄内的仔猪，红色下痢、病程短、病死率高、肠腔充满含血的液体，以坏死性炎症为主等）可做初步诊断。进一步确诊必须进行实验室检查。取离心的内容物上清液静脉注射一组小鼠，并取滤液与 C 型产气荚膜梭菌抗毒素血清混合，注射另一组小鼠做对照实验，如单注射滤液的小鼠死亡，而另一组小鼠健活，即可确诊。

【防制】搞好猪舍和周围环境的卫生和消毒工作，特别是产房更为重要。接生前母猪的奶头要进行清洗和消毒，可以减少本病的发生和传播。目前多采用给怀孕母猪注射 C 型魏氏梭菌氢氧化铝菌苗和仔猪红痢干粉菌苗，在临产前 1 个月肌内注射 5mL，2 周后再注射 10mL，使母猪免疫，仔猪出生后吸吮母猪初乳可获得被动免疫，这是预防本病最有效的办法。仔猪出生后注射抗猪红痢血清，每千克体重肌内注射 3mL，可获得充分保护，但注射要早，否则效果不佳。

八、 副猪嗜血杆菌病

副猪嗜血杆菌病（Haemophilus Parasuis Disease）又称猪副嗜血杆菌病、格拉泽病（Glasser's Disease），是由副猪嗜血杆菌（Haemophilus Parasuis，HPS）引起的一种猪多发性浆膜炎与关节炎，主要是以肺的浆膜和心包以及腹腔浆膜和四肢关节浆膜的纤维素性炎为特征的呼吸道综合征。目前，该病已经在全球范围影响着养猪业的发展。

【病原】副猪嗜血杆菌为革兰阴性的细小杆菌，形态多为纤细杆状，无鞭毛和芽孢，新分离的致病菌有荚膜，在巧克力培养基和金色葡萄球菌共同培养时，在金色葡萄球菌菌苔附近呈卫星状生长，菌落直径达 1～2mm。此病原菌与猪嗜血杆菌十分相似，但猪嗜血杆菌在生长过程中需要 X 因子（血红素及其他卟啉类物质）和 V 因子（烟酰胺腺嘌呤二核苷酸，NAD），而副猪嗜血杆菌只需要 V 因子。拉丁名中的"*para*"表示微生物生长不需要补充 X 因子。

副猪嗜血杆菌对外界抵抗力不强。干燥环境易死亡，60℃可存活 5～20min，4℃可存活 7～10d。常用消毒药可将其杀死。副猪嗜血杆菌对结晶紫、杆菌肽、红霉素、林可霉素、土霉素、卡那霉素、磺胺类等药物敏感。

【流行病学】本病一般呈散发性。通常只感染猪，且多发生于 2 周龄～4 月龄的青年猪，尤其是断奶期间的仔猪发病率较高。病猪和带菌猪为主要传染源，通常情况下，母猪和育肥猪是副猪嗜血杆菌的携带者。本病主要通过空气、猪与猪之间的接触及排泄物进行传播。副猪嗜血杆菌病的发病率在 10%～15%，严重时病死率可达 50%，并且本病常继发或混合感染蓝耳病、圆环病毒感染、猪流感等疾病。

【临床症状】病猪体温高达 42℃左右，精神沉郁，食欲下降，呼吸困难，腹式呼吸严重，鼻孔流脓性分泌物，皮肤发红或苍白，耳梢发紫，眼睑水肿，行走缓慢或不愿站立，腕关节、跗关节肿大，共济失调，尤其是膘情较好的猪发病较厉害，病情较严重，临死前侧卧或四肢呈划水状。

【病理变化】剖检主要表现为胸膜炎、腹膜炎、脑膜炎、心包炎、关节炎、肌膜炎、肌炎及化脓性鼻炎。多见纤维素性或浆液性渗出，胸腔积液和腹腔积液增多，呈淡黄色，有的肺肿胀，出血，淤血，与胸膜发生粘连，腔囊（包膜）内有纤维素性或浆液性分泌物，全身淋巴结肿大，尤其是下颌、股前、肺门等处，切面呈灰白色。

【诊断】根据发病情况、临床症状和病理变化，初步诊断该猪群为副猪嗜血杆菌病，确诊需进行实验室诊断。

1. 涂片镜检

取病猪的心血、肝、肾、淋巴结进行涂片或触片，革兰染色，镜检，均见到革兰阴性的细小杆菌，以纤细杆状者居多，个别呈两极染色的球杆状，间有长而弯细状菌体。

2. 细菌分离培养

（1）取病猪的心包液，肺、关节腔内容物，分别接种于血液平皿培养基上37℃培养 24～48h，生长出小而透明菌落，不出现溶血现象，挑取菌落，涂片镜检，菌形与直接涂片一致。

（2）将分离纯化的细菌与葡萄球菌共同接种培养可形成卫星现象。

（3）将分离菌分别接种于普通巧克力琼脂斜面和经高压蒸汽（120℃经30min）加热的巧克力琼脂斜面，于 37℃培养 24h，该菌在仅含 X 因子的高压巧克力琼脂斜面上生长良好。

3. 血清学诊断

常用方法有琼脂扩散试验、间接血凝试验、ELISA、PCR 鉴定方法等。

【防制】加强饲养管理，提高猪群的营养需求，定时清洁环境卫生，消毒。对于常发病地区用副猪嗜血杆菌灭活苗进行预防接种可有效控制本病的发生。对已患病的猪只及时进行隔离治疗，常用药物有阿莫西林、氨苄西林、氟喹诺酮、头孢菌素、庆大霉素、氟苯尼考、泰妙菌素、替米考星、恩诺沙星、增效磺胺类、地塞米松等。治疗时，最好是进行抗生素联合用药可增强治愈效果。

知识链接

一、 以消化道症状为主的猪传染病的临床综合诊断

消化道症状为主的猪传染病包括仔猪黄痢、仔猪白痢、猪副伤寒 – 肠炎型、猪梭菌性肠炎、猪痢疾、猪传染性胃肠炎、猪流行性腹泻、猪轮状病毒感染。世界动物卫生组织（Office International Des Epizooties，OIE）将猪传染性胃肠炎列为 B 类动物传染病。

仔猪黄痢是由产肠毒素性大肠杆菌引起的初生乳猪的一种急性肠炎。发生于 1 周龄以内的新生仔猪，病死率高，排出黄色粥样便，肠道病变仅限于小肠，呈急性卡他性炎症变化。

猪梭状芽孢杆菌性肠炎俗称仔猪红痢，是由 C 型产气荚膜梭状芽孢杆菌引起的 1 周龄以内仔猪高度致死性的肠毒血症。新生仔猪小肠可见出血性坏死性病变，状芽孢杆病死率很高。

仔猪白痢是由病原性大肠杆菌引起的传染病。多发于 10 ~ 20 日龄仔猪，小肠卡他性炎症病变，一般取良性经过。

猪副伤寒肠炎型主要由猪霍乱沙门菌、猪伤寒沙门菌、鼠伤寒沙门菌等引起的仔猪传染病。多发于 1 ~ 4 月龄仔猪，排出灰黄色或灰绿色水样便，内含坏死组织和血液，常有黏液脓性结膜炎和皮肤弥漫性湿疹，肠道病变主要限于盲肠和结肠，黏膜上覆盖着一层弥漫性坏死性腐乳状物质，剥开后底部呈红色，见有边缘不整的溃疡面。

猪痢疾俗称猪血痢，是由致病性猪痢疾蛇形螺旋体引起的猪的一种肠道传染病。发生于各种年龄的猪，但主要是 2 ~ 3 月龄仔猪多发，腹泻粪便中含大量黏液和血液，病变限于大肠，见出血性坏死性肠炎变化，剥离坏死性假膜后仅见黏膜表层糜烂，以区别猪副伤寒肠炎型。

猪传染性胃肠炎发生于各种年龄的猪，多在冬春季节发病，以呈喷射状水样

腹泻为特征，10 日龄以内的仔猪发病率和病死率较高，架子猪和成年猪几乎没有死亡，病变局限在小肠，肠壁变薄、半透明，肠黏膜绒毛萎缩。

猪流行性腹泻在流行病学、症状和病理变化上与猪传染性胃肠炎无显著差别，只是病死率稍低，传播速度较缓慢。

猪轮状病毒感染由轮状病毒引起的多种幼龄动物和婴幼儿的急性胃肠道传染病。其症状和病理变化很难与猪传染性胃肠炎及猪流行性腹泻相区别，但本病多发于 8 周龄以内的仔猪，以区别上述两种病。

二、 以呼吸道症状为主的猪传染病的临床综合诊断

以呼吸道症状为主的猪传染病包括猪巴氏杆菌病、猪传染性萎缩性鼻炎、猪接触传染性胸膜肺炎、猪支原体肺炎、猪流行性感冒。OIE 将猪传染性萎缩性鼻炎列为 B 类动物传染病。

猪巴氏杆菌病又称猪肺疫，是由多杀性巴氏杆菌引起猪的一种急性、热性传染病。最急性型呈败血症和咽喉部肿胀；急性型表现大叶性纤维素性胸膜肺炎，肺常见不同程度的肝变区；慢性型表现慢性肺炎和慢性胃肠炎，本病应注意混合感染的问题。

猪传染性萎缩性鼻炎主要是由支气管败血波氏杆菌引起猪的一种慢性传染病。其特征是表现频繁喷嚏、呼吸困难、鼻炎、生长停滞，鼻甲骨萎缩，鼻腔和面部变形。

猪接触传染性胸膜肺炎是由猪胸膜肺炎放线杆菌引起的呼吸道传染病。出现呼吸道症状，并具有特征性的小叶性肺炎和纤维素性胸膜炎病变。

副猪嗜血杆菌病主要在断奶后和保育期间发病，发病表现为纤维性多发性浆膜炎、关节炎、胸膜炎和脑膜炎。

猪支原体肺炎又称猪气喘病，是由猪肺炎支原体引起猪的一种慢性呼吸道传染病。主要症状是体温一般正常，咳嗽、气喘（60 ~ 120 次/min），病变的特征是肺的心叶、尖叶有界限明显的肉样变、胰样变和肺门淋巴结显著肿大（本病的临床症状与肺丝虫病很相似，应注意鉴别诊断）。

猪流行性感冒简称猪流感，是由猪流感病毒引起猪的一种急性、热性、高度接触性传染病。根据流行季节（早春及寒冷季节）和发病率高，而病死率小于1%，病猪以体温升高、咳嗽、结膜炎、流鼻汁，多于 6 ~ 7d 后康复为特征。根据这些特征可做出上述传染病的初步鉴别诊断。

三、 以败血症为主的猪传染病的临床综合诊断

猪丹毒是由猪丹毒丝菌引起的一种急性、热性、人畜共患的传染病。多发于炎热多雨的夏季。急性型表现为皮肤潮红，高热稽留，脾大，呈樱桃红色病变；亚急性型皮肤有斑或方形、菱形的紫红色疹块；慢性型表现非化脓性关节炎和疣

状心内膜炎；青霉素治疗效果好。

猪链球菌病是由多种不同群的链球菌引起的不同临诊类型传染病的总称。其特征是急性病例为皮肤有出血斑点，体温高且稽留，呼吸促迫，呈极度衰竭等败血症状，哺乳和断奶仔猪表现神经症状，慢性病例为化脓性关节炎和心内膜炎。剖检时胸腔、腹腔和心包腔积液，并有纤维素性渗出物，脾明显增大，呈暗红色，质脆而软，脑膜充血或出血，可怀疑为本病。

猪副伤寒－败血型是由沙门菌属细菌引起的仔猪的一种传染病。多发于断乳及4月龄猪，以体温升高，后期间有下痢，胸前和腹下皮肤有紫红色斑点为主要特征，剖检时全身黏膜、浆膜均有不同程度的出血点，脾大，质似橡皮，切面蓝红色，肝实质有糠麸状坏死灶，肠系膜淋巴结呈索状肿大。

猪瘟是由猪瘟病毒引起的一种急性、热性和高度接触性的传染病。在未免疫猪群中发病多呈流行性，发病急、发热、畏食、便秘与腹泻交替发生，发病率和病死率很高，皮肤有点状出血，抗生素治疗无效。免疫不全猪群发病一般呈散发，从无症状、亚临床感染到典型发病死亡。妊娠母猪出现流产，产死胎、弱仔等繁殖障碍综合征。剖检特征为脾脏有出血性梗死灶，扁桃体多有灶状溃疡和化脓，回盲口有钮扣状溃疡，淋巴结周边出血，呈大理石样花纹，肾脏、会厌软骨、膀胱黏膜有点状出血等。以此可做出上述传染病的初步鉴别诊断，确诊还需做病原分离和鉴定。

四、 以神经症状为主的猪传染病的临床综合诊断

以神经症状为主的猪传染病包括猪水肿病、破伤风、狂犬病、猪伪狂犬病。另外，伴发神经症状的猪传染病还有4周龄以内哺乳仔猪的猪繁殖与呼吸综合征和猪链球菌病。OIE 将狂犬病和伪狂犬病列为 B 类动物传染病。

猪水肿病是由产类志贺毒素大肠杆菌引起的断乳后仔猪的一种肠毒血症。主要发生于断奶后不久的仔猪，其中肥胖猪最易发病，常突然发病，病程短，病死率高。头部和眼睑及母猪外阴部水肿，病理剖检以胃贲门、胃大弯及肠系膜水肿为特征。

破伤风又名强直症，是由破伤风梭菌经伤口感染引起的一种人畜共患传染病。根据本病的特殊临床症状，如牙关紧闭，瞬膜外露，背弓起，全身肌肉强直性痉挛，触摸坚实如木板感，体温正常，多由阉割等外伤感染引起，即可诊断。

狂犬病是由狂犬病毒引起的人畜共患的急性传染病。根据狂犬病犬咬伤的病史和表现攻击人畜等明显的神经症状可做出初步诊断，如查不到病犬咬伤病史，则诊断比较困难。

猪伪狂犬病是由伪狂犬病毒引起的一种急性传染病。根据4周龄以内仔猪表现腹泻和神经症状，肝、脾有灰白色小坏死灶，孕母猪发生流产。将病料制成乳剂接种于家兔，表现剧痒即可诊断为本病。根据上述特征可做出初步鉴别诊断。

五、 以贫血、 黄疸症状为主的猪传染病的临床综合诊断

以贫血、黄疸症状为主的猪传染病包括附红细胞体病（简称附红体病）和猪圆环病毒感染。

附红细胞体病是由附红细胞体引起的人畜共患病，多数呈隐性经过，在少数情况下受应激因素刺激表现发热，贫血、黄疸，呼吸困难，腹泻等症状。猪圆环病毒感染是由猪圆环病毒引起猪的一种传染病，断奶后 1 周左右的仔猪常发生仔猪断奶后多系统衰竭综合征；12～14 周龄猪常发生猪皮炎和肾病综合征。前者体质下降、贫血、黄疸、消瘦、腹泻、呼吸困难，后者除上述症状外，皮肤出现圆形或不规则形的红紫色病变斑点或斑块。剖检时全身淋巴结显著肿大，肺部有隆起的橡皮状硬块，脾大，肾脏肿大出血并有白色病灶，胃在靠近食管区常有大片溃疡，盲肠和结肠黏膜充血、出血等特征性病变。猪皮炎和肾病综合征还有心包腔、胸腔和腹腔积液。以此可做出初步鉴别上述传染病，但确诊须依靠病原分离鉴定。

六、 以繁殖障碍综合征为主的猪传染病的临床综合诊断

以繁殖障碍综合征为主的猪传染病包括猪衣原体病、流行性乙型脑炎、猪细小病毒感染、猪繁殖与呼吸障碍综合征、猪伪狂犬病、猪瘟。布氏杆菌病的主要易感动物是牛，其次是羊，而猪很少感染发病，故未列入繁殖障碍性猪传染病。此外，还伴发繁殖障碍性传染病有猪肠病毒感染、猪圆环病毒感染、猪流感、钩端螺旋体病、猪附红细胞体病、猪弓形体病等也能引起猪的繁殖障碍，这些病已在有关章节做了叙述，不再重复。OIE 将猪繁殖与呼吸障碍综合征列为 B 类动物传染病。

猪衣原体病是由鹦鹉热衣原体引起的一种猪的接触性传染病。临诊上以妊娠母猪发生流产、死胎、木乃伊胎、产弱仔，2 月龄以内的仔猪发生肺肠炎，断奶仔猪发生脑脊髓炎，公猪发生睾丸炎和尿道炎，肺肠炎仔猪胸腔和腹腔有纤维素性炎症为特征。

流行性乙型脑炎又称日本乙型脑炎，是由流行性乙型脑炎病毒引起的一种人畜共患传染病。发病具有明显的季节性和地区性，妊娠母猪突发生流产或早产，公猪感染后出现睾丸肿大，剖检时胎儿常见脑水肿，皮下水肿，有出血性浸润，胸腹腔积液。

猪细小病毒是由猪细小病毒引起的一种猪的繁殖障碍性疾病。常发病于初产母猪，如果发生流产、死胎，胎儿发育异常等，而母猪没有明显的临床表现，应考虑到本病的可能性。

猪繁殖与呼吸障碍综合征是由猪繁殖与呼吸障碍综合征病毒引起猪的一种繁殖障碍和呼吸道传染病。妊娠母猪后期发生流产，新生仔猪病死率高，2～28 日

龄仔猪呼吸困难，间质性肺炎，有的仔猪耳紫和躯体末端皮肤发绀，后肢麻痹，共济失调等神经症状。伴发流产的传染病中应与猪伪狂犬病和猪瘟加以区别。

猪伪狂犬病，表现妊娠母猪流产，4周龄以内的仔猪腹泻并有神经症状，剖检时肝、脾有坏死灶，肾有出血点。

猪瘟流产胎儿病理变化与急性猪瘟相似。以此可初步鉴别上述传染病，确诊需做病原分离和鉴定。

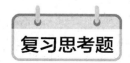

一、名词解释

猪繁殖与呼吸障碍综合征、猪传染性胃肠炎、猪圆环病毒病、猪链球菌病、仔猪红痢、猪痢疾。

二、问答题

1. 试述猪瘟的特征性剖检变化。
2. 简述猪流行性腹泻的主要特征。
3. 试述猪丹毒的诊断要点。
4. 试述链球菌病的诊断要点。
5. 简述猪支原体肺炎的大体剖检变化。
6. 简述猪细小病毒的诊断要点。

实训十二 猪瘟的诊断

【技能目标】

初步了解和掌握猪瘟的现场诊断和实验室诊断方法。

【设备材料】

剖检器械一套、剪刀、手术刀、镊子、接种环、酒精灯、酒精棉球、血液琼脂、麦康凯琼脂、载玻片、荧光显微镜、待检血清、阳性和阴性血清、pH7.2的PBS缓冲液。

【内容及方法】

1. 临诊诊断和尸体剖检诊断

详细询问和调查发病猪群的发病情况和有关的其他情况，包括发病猪头数、发病经过、可能的原因或传染源、主要临诊症状、治疗措施及效果、病程和死亡情况、发病猪的来源及预防接种的时间、发病猪群附近其他猪群的情况等；详细检查病猪的临诊症状，包括步态及精神状态，粪便形状和质地及是否带血或黏液，眼结膜和口腔黏膜是否有出血变化，体表可触摸淋巴结（鼠蹊淋巴结）肿大情况，体温变化情况等。写出病历。病猪急宰或死亡后，应进行剖检，全面检查各系统内脏器官的眼观病理变化，特别注意淋巴结、咽喉部、肾脏、膀胱、胆囊、心内外膜、肠道等脏器的出血性变化。写出剖检记录。

从临诊症状、流行病学和病理变化等方面进行综合分析，注意有无其他疾病（如弓形虫病、猪丹毒、猪肺疫、猪副伤寒等）的可能性，做出初步诊断。

2. 细菌学检查

采取刚死不久的病猪或急宰猪的血液、淋巴结、脾脏等材料，接种于血液琼脂和麦康凯琼脂平板上，培养 24～48h，检查有无疑似的病原细菌。如需进一步鉴定和做动物接种试验，将检查结果记入病历或剖检记录内，并提出诊断意见。猪瘟诊断中细菌学检查的目的是为了确定发病猪（群）是否存在并发或继发细菌感染，有时也为了排除猪瘟。

3. 家兔接种试验

（1）选择体重 1.5kg 以上大小基本相等的清洁及健康家兔 4 只，分为 2 组；试验前 3d 测温，3 次/d，间隔 8h，体温应正常。

（2）采病猪淋巴结和脾脏等病料做成 1∶10 悬液，取上清液加青霉素、链霉素各 1000IU 处理后，以每只 5mL 的剂量肌内接种试验兔。如用血液需加抗凝剂，每头接种 2mL。对照组不接种。继续测温，每隔 6h1 次，连续 3d。

（3）7d 后用猪瘟兔化弱毒 1∶20～1∶50 的上清液静脉注射试验兔和对照兔，每只 1mL。每 6h 测温 1 次，连续 3d。

（4）记录每只兔的体温变化，绘制体温曲线。根据试验组和对照组兔的热反应进行诊断。

①如试验组兔接种病料后无热反应，后来接种猪瘟兔化弱毒后也无热反应，而对照组兔接种猪瘟兔化弱毒有定型热反应，则诊断为猪瘟。

②如试验组兔接种病料后有定型热反应，后来接种猪瘟兔化弱毒不发生热反应，而对照组兔接种猪瘟兔化弱毒发生定型热反应，则表明病料内含有猪瘟兔化弱毒。

③如试验组兔接种病料后无热反应，后来接种猪瘟兔化弱毒后发生定型热反应，或接种病料后发生热反应，后来对接种猪瘟兔化弱毒又发生定型热反应，而对照组兔接种猪瘟兔化弱毒后发生定型热反应，则不是猪瘟。

4. 直接荧光抗体检查

（1）取急性高温期病猪的扁桃体、淋巴结、脾或其他组织一小片，用滤纸吸去外面液体。

（2）取洁净载玻片一块，稍烘热，将组织小片的切面触压玻片，略加转动，做成压印片，置室温干燥，或将病理组织制成冰冻切片。

（3）滴加冷丙酮数滴，-20℃放置15~20min。

（4）用磷酸盐缓冲液（PBS）冲洗，阴干。

（5）滴加标记荧光抗体（中国兽医药品监察所），置37℃饱和湿度箱盒内作用30min。

（6）用pH7.2的PBS漂洗3次，每次5~10min。

（7）干后滴加甘油缓冲液，加盖玻片封闭，用荧光显微镜检查。

（8）如细胞质内有弥漫性、絮状或点状的亮黄绿色荧光，为猪瘟；如仅见暗绿或灰蓝色，则不是猪瘟。

（9）试验设已知含猪瘟病毒材料压印片和不含猪瘟病毒材料压印片，作为阳性和阴性对照。

（10）标本染色和漂洗后，浸泡于5%吐温80-PBS（pH7.2，0.01mol/L）中1h以上，除去非特异染色，晾干后用0.1%伊文思蓝复染15~30min，检查判定同上。

5. 酶标抗体检查

（1）从高温期急性病猪采血2~5mL，注入装有1mL3.8%柠檬酸钠的试管内，混匀后静置2h吸取上面含棕黄层的血浆部分（尽量避免吸取红细胞），以2000r/min离心10min，弃去上清液；将沉淀的白细胞用5~10倍量的0.83%氯化铵溶液（用pH7.4的0.0125mol/LTris-HCl缓冲液配制）处理30min，使残留的红细胞溶解；以2000r/min离心10min，除去上清液；将沉淀白细胞用生理盐水洗3次，并用生理盐水配成合适浓度的悬液；最后制成白细胞涂片，晾干后以4℃丙酮固定10min，干后保存于冰箱内待检。

扁桃体、淋巴结、脾、肾等应去净外面结缔组织和脂肪，横切后在洁净玻片上作触片。经晾干，以4℃丙酮固定10min。干后置冰箱内保存待检。

（2）量取PBS（pH7.2，0.015mol/L）100mL置染色缸中，再加入1%过氧化氢和1%氯化钠各1mL，混匀；将制好的涂片或触片放人缸内，室温中作用30min；弃去缸内液体，加入PBS，浸泡1~2min后再倒去，如此反复泡洗5~6次，再用无离子水泡洗3次，最后取出玻片晾干。

（3）取冻干的猪瘟酶标抗体（中国兽医药品监察所）按说明书用PBS做适当稀释，然后滴加于涂片或触片上，留一小部分不加酶标抗体，放入湿盒内，37℃作用45min；取出玻片，在染缸内按上法用PBS泡洗6次，最后取出玻片晾干。

（4）取Tris-HCl缓冲液（pH8.0，0.0125mol/L）100mL，加入DAB（3，3-二氨基联苯胺四盐酸盐）76mg，避光搅拌溶解，加入1%过氧化氢0.5mL；然后将溶液倒入染色缸中，将洗好未干的玻片放入，避光作用30min；最后用无离子水泡洗6次以上，取出晾干。

（5）将染好色的玻片加 1 小滴阿拉伯胶，加盖玻片后先以低倍镜找到染色细胞，然后用高倍镜或油镜检查。

（6）细胞质呈棕黄色，细胞核不染色或呈淡黄色，则诊断为猪瘟。未用酶标抗体芽色的部分，细胞质应五色或与背景呈同样颜色。试验应设阳性和阴性对照片。

【复习思考题】

1. 写出猪瘟临诊病历和剖检记录，分析诊断结果。

2. 猪瘟兔体交互的免疫原理是什么？

实训十三　猪现场综合性诊断及防制措施的制定

【技能目标】

通过学习，学生能够掌握猪传染病的综合性诊断方法，并能制定防制措施。

【设备材料】

养殖现场、发病及病死猪只、剖检器械一套、剪刀、手术刀、镊子、瓷盘、酒精灯等。

【内容及方法】

（一）猪现场综合性诊断

1. 病情及病史的了解

（1）猪群的基本情况　猪群的种类、品种、数量、日龄、饲养的方式、密度、通风、保温等。

（2）发病的经过　发病日龄、病程、发病率、病死率。

（3）症状　特别是一些特殊的症状。

（4）用药情况　用药种类、用量、服法、疗程、效果。

（5）免疫接种情况　接种了何种疫苗、日龄、剂量、途径等。

（6）饲料、饮水、季节　喂何种饲料，发病前后有否换料。

2. 临床检查

（1）猪群的动态　在安静状态下观察其身体状况，要多了解正常情况下猪群的表现。

（2）个体猪只的检查　动态情况下观察个别特殊的猪只，检查外观、被毛、可视黏膜（天然孔附近）、皮肤、关节、眼鼻、泄殖腔、呼吸音等。

3. 病理学诊断

（1）大体解剖　肉眼诊断在临床上特别重要，往往可以发现诊断依据。

（2）显微或组织切片检查　例如大肠杆菌病、沙门菌病可通过显微镜观察到较为特征性的细菌；但有些病毒性疾病很难通过大体观察到病变，通过组织切片检查可观察到。

4. 微生物学诊断

（1）病料的涂片染色、镜检　如沙门菌病、大肠杆菌病。

（2）病原分离和鉴定　细菌、霉形体、真菌可以在人工培养基上生长；病毒只能在活体动物、组织器官或细胞中生长繁殖。

（3）试验动物的接种　同种易感动物。

（4）血清学的检查　琼脂扩散试验、平板（试管）凝集、荧光抗体、ELISA、病毒中和（SN）试验等。

5. 其他诊断方法

（1）物理化学分析　饲料成分检查，钙、磷、氟、怀疑毒物分析。

（2）PCR、RT－PCR、核酸探针（杂交）、基因芯片等分子生物学手段。

6. 人工发病试验

用分离到的病原是否能复制出与临床病例相同的症状？

7. 综合分析判断

综合上述六点，通过合理分析，最后诊断出该动物个体可能发生的疾病。

（二）综合性的防制措施

1. 平时的预防措施

（1）饲养管理　全价营养、全进全出、自繁自养，保育舍的密度、保温、通风。

（2）防疫制度。

（3）免疫程序制定。

（4）外来人员的参观访问的控制。

2. 发生传染病时的紧急措施

（1）隔离消毒和封锁　少数猪只发病，应隔离单独饲养；大猪场，应设立隔离舍；大部分发病，把健康猪隔离。

（2）病死猪的妥善处理　深埋、焚烧、化制。

（3）紧急接种　紧急接种原则：先注射健康群；一般用2倍量的疫苗；多换针头（原则上1头猪1个针头）；预防继发或并发感染细菌病。

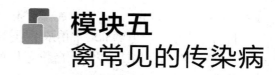

模块五
禽常见的传染病

单元一 | 禽常见的病毒性传染病

一、 鸡新城疫

鸡新城疫（Newcastle Disease，ND）又称亚洲鸡瘟、伪鸡瘟等，是由鸡新城疫病毒（NDV）引起的一种主要侵害鸡、火鸡、野禽及观赏鸟类的高度接触性、致死性传染病，也能感染人。家禽发病后的主要特征是呼吸困难，下痢，并伴有神经症状。成鸡严重产蛋下降，黏膜和浆膜出血，感染率和病死率高。虽然已经广泛接种疫苗预防，但该病目前仍是最主要和最危险的禽病之一。

该病在 1926 年英国新城首次发现，故名新城疫。OIE 将鸡新城疫列为 A 类动物传染病。

【病原】鸡新城疫病毒（Newcastle Disease Virus，NDV），属于 RNA 病毒中的单股负链病毒目、副黏病毒科、副黏病毒亚科、腮腺炎病毒属的病毒。有囊膜，成熟的病毒粒子呈球形，直径为 120～300nm。由螺旋形对称盘绕的核衣壳和囊膜组成。囊膜表面有放射状排列的纤突，含有刺激宿主产生血凝抑制和病毒中和抗体的抗原成分。NDV 血凝素可凝集人、鸡、豚鼠、鸭、鹅和小白鼠等多种动物的红细胞。这种凝集红细胞的活性能被特异的免疫血清所抑制，其凝集抑制作用具有特异性。

NDV 对自然环境因素的抵抗力较强，在污染的鸡舍中可存活 2 个月以上，在污染的饮水中可存活 15d（夏季）至 5 个月（冬季）。在低温条件下抵抗力强，在4℃可存活1~2年，−20℃时能存活10年以上；该病毒对消毒剂、日光及高温抵抗力不强，一般消毒剂的常用浓度即可很快将其杀灭。如1%来苏儿、0.3%过氧乙酸、2%氢氧化钠、5%漂白粉等均可在短时间内将其灭活，百毒杀、碘伏、菌毒杀等也常用于本病消毒。

【流行病学】 NDV可感染50个鸟目中27个目240种以上的禽类，但主要是发生在鸡和火鸡。珍珠鸡、雉鸡及野鸡也有易感性。鸽、鹌鹑、鹦鹉、麻雀、乌鸦、喜鹊、孔雀、天鹅及人也可感染。水禽对本病有抵抗力。新城疫的主要传染源是病鸡和带毒鸡，以及感染的鸟类。主要的传播方式是通过被排出的粪便及口腔黏液污染的饲料、饮水和尘土经消化道、呼吸道或结膜传染给易感鸡；也可以通过卵直接传播。

本病一年四季均可发生，以冬春寒冷季节较易流行。不同年龄、品种和性别的鸡均能感染，但幼雏的发病率和病死率明显高于大龄鸡。纯种鸡比杂交鸡易感，病死率也高。易感鸡群一旦被速发性嗜内脏型鸡新城疫病毒所传染，可迅速传播，并呈毁灭性流行。发病率和病死率均可达90%以上。但近年来，由于免疫程序不当或有其他疾病存在抑制新城疫抗体的产生，常引起免疫鸡群发生新城疫，大多呈现非典型的临诊症状和病理变化，其发病率和病死率较低。

【发病机制】 本病的发生一般认为是病毒从呼吸道或消化道侵入后，先在呼吸道和肠道内繁殖，然后迅速侵入血液扩散到全身，引起败血症。病毒在血液中损伤血管壁，引起出血、浆液渗出和坏死变化；严重的消化功能紊乱即由此所致。同时由于循环障碍引起肺充血和呼吸中枢紊乱，导致常见的呼吸困难。强毒感染还可以造成严重的免疫抑制。

病毒在血液中维持最高浓度约4d，若不死亡，则血中病毒显著减少，并有可能从内脏中消失。在慢性病例后期，病毒主要存在于中枢神经系统和骨髓中，引起脑脊髓炎变化。本病对感受性低的禽类也主要是侵害神经系统而引起特征性的神经症状。

【临床症状】 ND的潜伏期为2~15d，平均3~5d。我国根据临诊表现和病程长短把ND分为最急性、急性和慢性三个型。

1. 最急性型

突然发病，无明显症状而迅速死亡。往往前一天晚上饮食活动正常，第二天早晨发现死亡。多见于流行初期和雏鸡，病死率达90%以上。

2. 急性型

此型最常见，表现为呼吸道、消化道、生殖系统、神经系统异常。往往以呼吸道症状开始，继而下痢，粪便呈黄绿色或黄白色水样。病鸡发热，体温达43~44℃，精神不振，缩颈闭眼，翅膀下垂，鸡冠和肉髯发绀呈暗红色。呼吸困难，张口呼吸，时有"咕咕"的喘鸣声或突然发出尖叫声，有吞咽动作。病鸡嘴角流涎，常有甩头动用。倒提病鸡可见从口中流出大量酸臭液体。采食下降或废绝。产蛋鸡迅速减蛋，软壳蛋数量增多。雏鸡病程短，症状不明显，病死率高。后期可见肌肉震颤、两腿无力，歪脖扭颈，强迫性颈后仰或强迫性低头，并阵发性痉挛，盲目前冲，后退，共济失调做圆圈运动，站立不稳，严重者瘫痪。种鸡发病期间孵化率下降，孵出的雏鸡易发生新城疫。

3. 慢性型

初期临诊症状与急性型相似，随后症状逐渐减轻，但个别有神经症状出现，患鸡翅、腿麻痹，跛行或站立不稳，头颈向后或向一侧扭转，常伏地旋转，动作失调，反复发作，最后瘫痪或半瘫痪，一般经 10~20d 死亡。此型多发生于流行后期的成年鸡，但病死率较低。个别患鸡可以康复，部分未病死的鸡遗留有特殊的神经临诊症状，表现腿翅麻痹或头颈歪斜。有的鸡状似健康，但若受到惊扰刺激或抢食时，会突然后仰倒地，全身抽搐就地旋转，数分钟后又恢复正常。瘫痪或半瘫痪，或者逐渐消瘦，终至死亡。

免疫鸡群中发生新城疫临床诊断症状不很典型，仅表现呼吸道和神经症状，其发病率和病死率较低，有时在产蛋鸡群仅表现产蛋下降。有人把这种新城疫称作"非典型新城疫"或"亚临诊型新城疫"，把这种现象称为新城疫的免疫失败。

【病理变化】急性型的病例主要呈现败血症的变化，剖检可见全身各处黏膜和浆膜出血，淋巴系统肿胀、出血和坏死。心包、气管、喉头、肠和肠系膜充血或出血。

病变主要集中在消化道和呼吸道。特别是腺胃乳头和贲门部出血。直肠和泄殖腔黏膜出血。消化道淋巴滤泡肿大、出血和溃疡是 ND 的一个突出特征。嗉囊内有充满酸臭味的稀薄液体和气体。腺胃黏膜水肿，其乳头或乳头间有鲜亮的出血点或有溃疡或有坏死，腺胃和肌胃交界处有出血点，此为 ND 的典型的病变。肌胃角质层下也常有出血点。消化道出血病变由小肠到盲肠和直肠有大小不等的出血点，严重的呈现斑驳状出血，有纤维素性坏死性病变，病变为暗红色，大小不等，突出于肠黏膜表面，表面有纤维素假膜覆盖，呈枣核状。盲肠扁桃体肿大、出血、坏死。直肠和泄殖腔黏膜充血或出血，黏膜广泛潮红，有时有灰白色坏死灶。气管内通常有浆液性或黏液性渗出物，严重时有充血、出血和水肿，肺部可见淤血或水肿。心冠脂肪一般有针尖大小的出血点。产蛋母鸡卵泡松软，包膜出血和充血，卵泡易破裂，以致卵黄流入腹腔引起卵黄性腹膜炎，输卵管显著充血。脾、肝、肾无特殊病变。

【诊断】根据本病的流行病学、症状和病变进行综合分析，可做出初步诊断。确诊需进行实验室检查。病毒分离和鉴定是诊断 ND 最可靠的方法；也可通过血清学诊断来判定，常用的有血凝抑制试验、病毒中和试验、ELISA 试验、免疫荧光、琼脂双扩散试验、神经氨酸酶抑制试验等。

本病应注意与禽霍乱、传染性支气管炎和禽流感相区别。

【防制】 新城疫的预防工作是一项综合性工程。饲养管理、防疫、消毒、免疫及监测五个环节缺一不可。因此必须建立严格的卫生防疫制度，防止一切带毒动物和污染物品进入鸡群，进入人员和车辆应消毒；饲料来源要安全，不从疫区购进；不从疫区进种蛋和鸡苗；新购进的鸡必须接种新城疫疫苗，并隔离观察2周以上，证明健康者方可混群。合理做好预防接种，对此要注意以下几点。

（1）ND疫苗分为活疫苗和灭活疫苗两大类 活疫苗接种后疫苗毒在体内增殖复制，刺激产生体液免疫、细胞免疫和局部黏膜免疫；灭活疫苗接种后，在体内以接受的抗原量刺激产生体液免疫，对细胞免疫和局部免疫无多大作用。活疫苗包括F株（Ⅲ系）、LaSota株（Ⅳ系）、HitchnerB1株（Ⅱ系）、Clone30（克隆30）株、V$_4$株等弱毒疫苗和Mukteswar株（Ⅰ系）、H株、Komarov株及Roakin等中等毒力疫苗。Ⅱ、Ⅲ、Ⅳ系苗都是弱毒疫苗，大小鸡均可使用，多采用滴鼻、点眼、饮水方法，气雾免疫在鸡群存在支原体、大肠杆菌和其他呼吸道病毒感染时易诱发呼吸病疾病，使用时应注意。V$_4$弱毒苗具有耐热和嗜肠道的特点，适用于热带、亚热带地区的农村养鸡。灭活疫苗的质量取决于所含的抗原量和佐剂，市场上的产品差异很大。

（2）母源抗体对ND免疫应答有很大的影响 母鸡经过鸡新城疫疫苗接种后，可将其抗体通过卵黄传播给雏鸡，雏鸡在3日龄抗体滴度最高，以后逐渐下降。具有母源抗体的雏鸡既有一定的免疫力，又对疫苗接种有干扰作用。因此，有条件的鸡场，最好是根据鸡群HI抗体免疫监测的结果确定初次免疫和再次免疫的时间，这是最科学的方法。对无条件的鸡场一般在母源抗体刚刚消失之前的7日龄时做第1次疫苗接种，在30～35日龄时做第2次接种。但在有本病流行的地区是不安全的，因为母源抗体不足于抵抗强毒病毒的感染。

（3）免疫监测可以了解免疫接种的效果，也为制定或修改免疫程序提供可靠依据。对鸡群抽样采血做HI试验，如果HI效价高于2^{5}时，进行首免几乎不产生免疫应答，可以选在2^{3}时接种。

（4）ND疫苗免疫后产生免疫应答还受到鸡群状况，特别是有无免疫抑制性疾病的影响。

MD、IBD、鸡传染性贫血病毒感染、网状内皮组织增生症病毒感染、使用中等偏强毒力的IBD疫苗，都可使ND的免疫应答受到严重抑制，HI抗体滴度比正常显著降低。

当鸡场一旦发生疑似新城疫，经当地兽医部门确诊后，应及时上报当地政府，划定疫区进行紧急接种、扑杀、封锁、隔离和消毒等严格的防疫措施。一旦发生非典型ND，应立即隔离和淘汰早期病鸡，全群紧急接种至少3倍剂量的La-Sota（Ⅳ系）活毒疫苗，必要时也可考虑注射Ⅰ系活毒疫苗。如果把3倍量Ⅳ系活苗与新城疫油乳剂灭活苗同时应用，效果更好。

【公共卫生】 NDV 也会传染人，多是由于剖检病禽时不注意个人防护而被感染。主要表现严重的眼结膜炎，但一般不会引起死亡，所以，兽医人员在剖检病鸡时要做好个人防护和消毒工作。

二、　传染性脑脊髓炎

禽传染性脑脊髓炎（Avian Encephalomyelitis，AE）俗称流行性震颤，是由禽脑脊髓炎病毒引起的一种主要侵害雏鸡、雉鸡、鹌鹑和火鸡的病毒性地方性传染病。临床以雏鸡共济失调、阵发性头颈震颤、两肢轻瘫及不完全麻痹、蛋鸡短期产蛋量下降为特征。本病在世界各养鸡地区均有发生，我国也有发生的报道。

【病原】 禽脑脊髓炎病毒（Avian Encephalomyelitis Vius，AEV）属于小 RNA 病毒科。病毒粒子具有六边形轮廓，无囊膜，直径 24 ~ 32nm。各病毒株间无血清学差异，但野毒株和鸡胚适应毒株之间有明显的生物学差异，自然野毒的毒株之间致病力也有差异。AEV 各毒株大都为嗜肠性，但有些毒株是嗜神经性的，此种病毒株对鸡的致病性则较强。当家禽被感染后，病毒自粪便中排出，且可存活至少 4 周。病鸡脑组织中的病毒在 50% 甘油中可存活 90d，在干燥或冷冻条件下，可存活 70d。

【流行病学】 自然感染见于鸡、雉、火鸡、鹌鹑、珍珠鸡等，其中鸡对本病最易感。各个日龄均可感染，但主要见于 3 周龄以内的雏鸡，尤其是日龄越小的雏鸡越易感，且有明显症状。本病以垂直传播为主，也能通过接触进行水平传播。产蛋种鸡感染后，一般无明显临床症状，但在感染急性期可将病毒排入蛋中，这些蛋虽然大都能孵化出雏鸡，但雏鸡在出壳时或出生后数日内（7 ~ 10d）就出现症状。此病具有很强的传染性，病毒通过肠道感染 5 ~ 21d 后，经粪便排毒，病毒在粪便中能存活相当长的时间，因此被粪便污染的饲料、饮水、垫草、孵化器和育雏设备而成为病毒传播的来源。如果没有特殊的预防措施，可通过接触来感染其他雏鸡，并在鸡群中传播，造成重大经济损失。

本病无明显的季节性，一年四季均可发生，以冬春季节育雏高潮季节时稍多。发病率及病死率与鸡群的易感鸡多少、病原的毒力高低、发病的日龄大小而有所不同。雏鸡发病率一般为 40% ~ 60%，病死率 10% ~ 25%，甚至更高。

【临床症状】 AE 垂直感染的潜伏期为 1 ~ 7d，水平感染潜伏期为 11 ~ 30d。

病雏最初表现为反应迟钝，继而出现共济失调，雏鸡不愿走动而蹲坐在自身的跗关节上或出现一侧或双侧性腿麻痹。一侧腿麻痹时，走路跛行，双侧腿麻痹则完全不能站立，双腿呈一前一后的劈叉姿势或双腿倒向一侧。肌肉震颤大多在出现共济失调之后才发生，在腿、翼，尤其是头颈部可见明显的阵发性震颤，频率较高，在病鸡受惊扰如给水、加料、倒提时更为明显。部分存活鸡可见一侧或两侧眼的晶状体混浊或浅蓝色褪色，眼球增大及失明。虽然出雏时有较多的弱雏并可能有一些病雏，但有神经症状的病雏大多在 1 ~ 2 周龄出现。产蛋鸡无明显临床症状，只表现为暂时性产蛋下降（5% ~ 10%），蛋重减轻，蛋壳颜色、硬度等均无异常。

【病理变化】 剖检无明显的病理变化，有时可在腺胃的肌层有细小的灰白区，个别雏鸡可发现小脑水肿。组织学变化以非化脓性脑炎变化为主。

【诊断】 根据流行病学、临床症状、病理组织学变化等可做出初步诊断，为确诊本病，必须进行病毒的分离鉴定或血清学试验。

病毒分离与鉴定：取病鸡脑、胰或十二指肠为病料，经研磨和双抗处理后制成组织悬液，经卵黄囊接种于 5 ~ 7 日龄易感鸡胚并继续孵化，如胚体死亡，则应观察是否有肌肉萎缩和脑水肿等异常现象；如能孵出雏鸡，应继续饲养 1 个月，观察雏鸡是否发病及其脑、胃等组织是否有特征性病变。如已分离到病毒，应做病毒的理化特性检测，抗原性及病原性测定。

此外，还可通过病毒中和试验（VN）、间接 FA 法、琼脂扩散试验（ID）、ELISA 和被动血凝试验（PHA）测定。

【防制】 除搞好平时的卫生消毒防制措施外，要特别注意不到有本病的地区和鸡场引进种蛋、雏鸡和种鸡。应坚持自繁自养，非引进不可的也要加强对本病的监测检疫，把好引入关。同时也要做好种鸡群的疫苗接种，保证其在性成熟后不被感染。对种鸡群若出现产蛋量短时期下降现象，应引起高度重视，迅速查找原因，并进行实验室诊断。若确诊为本病应迅速采取扑灭净化措施。

本病尚无有效的治疗方法。一般应将发病鸡群全部扑杀并作无害化处理。如有特殊需要，也可将病鸡隔离，给予舒适的环境，提供充足的饮水和饲料，并在饲料和饮水中添加维生素 E、维生素 B_1，避免尚能走动的鸡踩踏病鸡等，可减少发病与死亡。

三、 传染性支气管炎

传染性支气管炎（Infectious Bronchitis，IB）是鸡的一种急性、高度接触性的呼吸道传染病。以咳嗽、喷嚏、气管啰音、雏鸡流鼻液、呼吸困难等呼吸道症状为特征，有时会发生死亡。产蛋鸡出现产蛋量减少，产畸形蛋、大型蛋、小型蛋、蛋品质下降等表现。呼吸道黏膜呈浆液性、卡他性炎症。肾型传染性支气管炎表现肾脏肿大、肾小管和输尿管有大量尿酸盐沉积。

【病原】 传染性支气管炎病毒属于冠状病毒科冠状病毒属的病毒。该病毒具有多形性，但多数呈圆形，大小为 80 ~ 120nm。病毒有囊膜，表面有杆状纤突，长约 20nm，为单股 RNA 病毒。该病毒本身不能直接凝集鸡的红细胞，但经过 1% 胰酶或磷脂酶 C 在 37℃ 下处理 3h 后，可具有血凝活性，并且这一活性能被特异性抗血清所抑制。

IBV 主要存在于病鸡的呼吸道渗出物中。具有干扰新城疫病毒在机体内的增殖作用，并且与支原体、大肠杆菌等呈协同致病作用。

大多数病毒株在56℃经过15min失去活力，但对低温的抵抗力则很强，在－20℃时可存活7年。一般消毒剂，如1%来苏儿、1%石炭酸、0.1%高锰酸钾、1%福尔马林及70%酒精等均能在3~5min内将其杀死。病毒在室温中能抵抗1%HCl（pH2）、1%石炭酸和1%氢氧化钠（pH12）1h，而在pH7.8时最为稳定。

【流行病学】本病仅发生于鸡，其他家禽均不感染。各种年龄的鸡都可发病，但1~4周龄雏鸡最为严重，病死率也高，一般以40d以内的鸡多发。本病主要经呼吸道传染，病毒从呼吸道排毒，通过空气的飞沫传给易感鸡。也可通过被污染的饲料、饮水及饲养用具经消化道感染。

本病在鸡群中传播速度快（2周内可波及全场），潜伏期短（平均3d），病鸡带毒时间长（康复后49d仍可排毒）。发病率高，但病死率不高（幼鸡为5%，成鸡为1.2%~1.4%）。

本病一年四季均能发生，但以冬春寒冷季节多发，一旦发病迅速传播全群。鸡群拥挤、过热、过冷、通风不良、温度过低、缺乏维生素和矿物质，以及饲料供应不足或配合不当，均可促使本病的发生。气雾、滴鼻免疫也可诱发本病。

【临床症状】由于病毒的血清型不同，鸡感染后出现不同的症状。

1. 呼吸型

多发生于6周龄以下的雏鸡。病鸡无明显的前驱症状，常突然发病，出现呼吸道症状，并迅速波及全群。幼雏表现为伸颈、张口呼吸、咳嗽，有呼噜音，尤以夜间最清楚。随着病情的发展，病鸡表现严重的精神萎靡，食欲废绝、羽毛松乱、翅膀下垂、昏睡、怕冷聚堆。2周龄以内的病雏鸡，还常见鼻窦肿胀、流黏性鼻液、流泪等症状，病鸡常甩头。6周龄以上的鸡只感染后呼吸道症状轻微，伴有减食，精神不振。产蛋鸡感染后产蛋量下降25%~50%，同时产软壳蛋、畸形蛋或砂壳蛋、大型蛋、小型蛋，蛋色变浅、品质下降、蛋清稀薄如水，没有正常鸡蛋的那种浓蛋清和稀蛋清之间的明显分界；病程1~2周，甚至3周；以后5~6周可以恢复产蛋，但是很难达到原来水平。

2. 肾型

感染肾型IBV后其典型症状分三个阶段。

第一阶段是病鸡表现轻微呼吸道症状。鸡被感染后24~48h开始气管发出啰音，打喷嚏及咳嗽，持续1~4d。这些呼吸道症状一般很轻微，有时只有在晚上安静的时候才听得比较清楚，因此常被忽视。

第二阶段是病鸡表面康复，呼吸道症状消失，鸡群没有可见的异常表现。

第三阶段是受感染鸡群突然发病，并于2~3d内逐渐加剧。病鸡畏食、排白色稀便，粪便中几乎全是尿酸盐。病程一般为1~2周，发病日龄越小，病死率越高，一般为10%~30%。

【病理变化】

1. 呼吸型

主要病变见于气管、支气管、鼻腔、肺等呼吸器官，表现为气管环出血。有的病鸡气囊混浊或含有黄色纤维素性渗出物。气管后段和支气管黏膜出血、充血、水肿，管腔内有黏稠透明的液体。幼雏鼻腔、鼻窦黏膜充血，鼻腔中有黏稠分泌物。肺脏水肿或出血。若在雏鸡阶段感染过 IB，成年后则患鸡输卵管发育受阻，变细、变短，长度不及正常的一半，管腔狭小、闭塞或成囊状。产蛋鸡的卵泡充血、出血、变形，甚至破裂，造成"卵黄性腹膜炎"，腹腔内有液态的卵黄样物质。

2. 肾型

肾型 IB 时，可引起肾脏肿大，呈苍白色，肾小管充满尿酸盐结晶，扩张，外形呈白线网状，俗称"花斑肾"。严重的病例在心包和腹腔脏器表面均可见白色的尿酸盐沉着，即所谓的内脏型"痛风"。有时还可见法氏囊黏膜充血、出血，囊腔内积有黄色胶冻状物。肠黏膜呈卡他性炎变化，盲肠后段和泄殖腔中常沉积白色的尿酸盐。发生尿石症的鸡除输尿管扩张，内有沙粒状结石外，还往往出现一侧肾高度肿大，同时另一侧肾萎缩。全身皮肤和肌肉发绀，肌肉失水。呼吸道一般无明显的变化，气囊混浊增厚。

【诊断】 根据流行特点、症状和病理变化，可做出初步诊断。确诊则需进行病毒分离与鉴定及其他实验室诊断方法，如干扰试验、接种试验、血凝抑制试验（HI）、中和试验（SN）、酶联免疫吸附试验（ELISA）、免疫荧光技术（FA）和琼脂扩散试验（AGP）。

干扰试验：IBV 在鸡胚中能够干扰 NDV - B₁ 株（即新城疫 Ⅱ 系疫苗株）产生血凝素，因此，可利用这种方法对 IBV 进行鉴定。

【防制】 严格执行卫生防疫措施。鸡舍要注意通风换气，防止过挤，注意保温，加强饲养管理，补充维生素和矿物质，增强机体抗病力。

适时做好疫苗接种，对于呼吸型 IB，目前国内外普遍采用 M₄₁ 型的弱毒疫苗 H₁₂₀ 和 H₅₂ 及其灭活油剂疫苗来控制 IB，一般认为 M₄₁ 型对其他型病毒株有交叉免疫作用。H₁₂₀ 毒力较弱、对雏鸡安全；H₅₂ 毒力较强，适用于 20 日龄以上鸡；油剂疫苗各种日龄均可使用。一般免疫程序为 5～7 日龄用 H₁₂₀ 首次免疫；25～30 日龄用 H₅₂ 二次免疫；种鸡于 120～140 日龄用油苗做三次免疫。使用弱毒苗应与 NDV 弱毒苗同时或间隔 10d 再进行 NDV 弱毒苗免疫，以免发生干扰作用。

对肾型 IB，弱毒苗有 Ma5，1 日龄及 15 日龄各免疫 1 次，方法同上。除此之外还有多价（2～3 个型毒株）灭活油剂苗，按 0.2～0.3mL/只（雏）、0.5mL/只（成鸡）皮下注射。因 IBV 变异很快，所以用疫苗前必须掌握当地流行的病毒血清型，并使用与当地流行毒株抗原性一致的疫苗品系。

本病目前尚无特异性治疗方法，改善饲养管理条件，降低鸡群密度，饲料或饮水中添加抗生素对防止继发感染，具有一定的作用。对肾型 IB，发病后应降低饲料中蛋白的含量，并注意补充 K$^+$ 和 Na$^+$，具有一定的治疗作用。应用肾肿解毒药、电解多维等辅助治疗。对肾型 IB，可给予复合无机盐、含柠檬酸盐或碳酸氢盐的复方药物。近年来，中药制剂越来越引起人们的重视，主要通过增强机体免疫功能，使鸡产生较强的抵抗力。

由于 IBV 可造成生殖系统的永久损伤，因此对幼龄时发生过 IB 的种鸡或蛋鸡群需慎重处理，必要时及早淘汰。

四、传染性喉气管炎

传染性喉气管炎（Infectious Laryngotracheitis，ILT）是由传染性喉气管炎病毒（ILTV）引起鸡的一种急性接触性呼吸道传染病。特征是呼吸困难、咳嗽和咳出含有血液的渗出物。发病快，病死率高。病变主要发生在喉部和气管，剖检时可见喉头、气管黏膜肿胀、出血和糜烂。本病对养鸡业危害较大，传播快，已遍及世界许多养鸡国家和地区。

【病原】传染性喉气管炎病毒属于疱疹病毒科 α 型疱疹病毒亚科的禽疱疹病毒 1 型。病毒粒子呈球形，中心部分由双股 DNA 所组成，外有一层含类脂的囊膜。该病毒只有一个血清型，但毒株之间有微小的差异，有强毒株和弱毒株之分。

病毒对外界环境因素的抵抗力中等，55℃存活 10～15min，37℃存活 22～24h，直射阳光 7h，普通消毒剂如 3% 来苏儿、1% 氢氧化钠经 12min 都可将病毒杀死。在生理盐水中的病毒，在室温下 90min 可灭活，煮沸立即死亡。气管黏膜中的病毒，在直射阳光下 6～8h 死亡，但在黑暗的禽舍中可存活 110d。病禽尸体内的病毒存活时间较长，在 −18℃ 条件下能存活 7 个月以上，在鸡舍内可存活 9d。冻干后，−60～−20℃ 条件下能长期存活。经乙醚处理 24h 后，即失去了传染性。

【流行病学】在自然条件下，本病主要侵害于鸡，虽然各种年龄的鸡均可感染，但以成年鸡的症状最有特征性。突然发病和迅速传播是本病发生的特点。幼龄火鸡、野鸡、鹌鹑和孔雀也可感染，鸭、鸽、珍珠鸡和麻雀等不易感，哺乳动物不感染。病鸡及康复后的带毒鸡是主要传染源，主要经上呼吸道及眼结膜感染，也可能通过消化道感染。易感鸡群与接种了疫苗的鸡做较长时间的接触，也可感染发病，即免疫后的鸡可以排出病毒，成为传染源。被呼吸器官及鼻腔排出的分泌物污染的垫草饲料、饮水和用具可成为传播媒介。人及野生动物的活动也可机械传播。所以本病尚未见有垂直传播的情况。

本病一年四季都能发生，但以晚秋、冬季、早春季节多见。鸡群拥挤，通风不良，饲养管理不善，维生素 A 缺乏，寄生虫感染等，均可诱发或促进本病的发生。ILT 在同群鸡传播速度快，群间传播速度较慢，常呈地方流行性。本病感染率高，通常高达90%，但病死率较低，一般为5%～10%。产蛋鸡群感染后，其产蛋率下降达35%或更高。

【临床症状】ILT自然感染的潜伏期为6～12d，人工气管内接种为2～4d。根据毒株致病力的不同，在临床上可分为喉气管型和结膜型。

1. 喉气管型（急性型）

此型是由高度致病性病毒株引起，主要发生在成年鸡。其特征是张口呼吸，每次呼吸时都要抬头伸颈，并发出响亮的喘鸣声。病鸡在咳嗽或摇头时，咳出或甩出带血的黏液，常附着于墙壁、水槽、食槽或鸡笼上，个别鸡的嘴有血染。检查口腔时，可见喉头出血，周围有泡沫状液体或黏膜上有淡黄色凝固物附着，严重时喉头被凝块堵塞，引起病鸡窒息死亡。病鸡食欲缺乏，迅速消瘦，排出绿色粪便。病死鸡的鸡冠及肉髯呈暗紫色，鸡体况较好，死亡时多呈仰卧姿势。产蛋鸡的产蛋量迅速减少（可达35%），康复后1～2个月才能恢复。

2. 结膜型（温和型）

此型是由低致病性病毒株引起的，主要发生于40d的雏鸡。其特征为眼结膜炎，眼结膜红肿，1～2d后流眼泪，眼分泌物从浆液性到脓性，最后导致眼盲，眶下窦肿胀。发病率约为5%，病程长短不一，一般为1～4周。产蛋鸡产蛋率下降，畸形蛋增多。

【病理变化】

1. 喉气管型

最具特征性病变在喉头和气管。在喉和气管内有卡他性或卡他出血性渗出物，呈血凝块状堵塞喉和气管，或在喉和气管内存有纤维素性的干酪样物质，呈灰黄色附着于喉头周围，很容易从黏膜剥脱，堵塞喉腔，特别是堵塞喉裂部。干酪样物从黏膜脱落后，黏膜急剧充血，轻度增厚，散在点状或斑状出血，气管的上部气管环出血。

鼻腔和眶下窦黏膜也发生卡他性或纤维素性炎。黏膜充血、肿胀，散布小点状出血。有些病鸡的鼻腔渗出物中带有血凝块或呈纤维素性干酪样物。产蛋鸡卵巢异常，出现卵泡变软、变形、出血等。

2. 结膜型

有的病例单独侵害眼结膜，有的则与喉、气管病变合并发生。结膜病变主要呈浆液性结膜炎，表现为结膜充血、水肿，有时有点状出血。有些病鸡的眼睑，特别是下眼睑发生水肿，而有的则发生纤维素性结膜炎、角膜溃疡。

【诊断】根据流行病学、特征性症状和典型的病变（张口呼吸，气喘，有干啰音，咳嗽时咳出带血的黏液，喉头及气管上部出血明显），即可做出诊断。在症状不典型，与传染性支气管炎、鸡毒支原体病不易区别时，需进行实验室诊断，如鸡胚接种、包涵体检查、中和试验等。

【防制】严格执行兽医卫生防疫制度。坚持隔离、消毒等防疫措施是防止本病流行的有效方法。由于野毒感染和疫苗接种都可造成 ILTV 潜伏感染，因此避免将康复鸡或接种疫苗的鸡与易感鸡混群饲养尤其重要。平时要注意环境卫生、消毒、通风，因鸡舍内氨气过浓时，易诱发本病。新购进的鸡必须用少量的易感鸡与其做接触感染试验，隔离观察 2 周，易感鸡不发病，证明不带毒时方可合群。执行全进全出的饲养制度，严防病鸡和带毒鸡的引入。药物仅是对症疗法，可使呼吸困难的症状缓解。

免疫预防是预防本病的有效方法之一。一般情况下，在从未发生过本病的鸡场不主张接种疫苗，主要依赖认真执行兽医卫生综合预防措施来预防本病的发生。在本病流行的地区和受威胁地区可接种疫苗。

目前有两种疫苗可用于免疫接种，一是弱毒疫苗，经点眼、滴鼻免疫。但 ILT 弱毒疫苗一般毒力较强，免疫鸡可出现轻重不同的反应，甚至引起成批死亡，接种途径和接种量应严格按说明书进行。一种是强毒疫苗，可涂擦于泄殖腔黏膜，4 ~ 5d 后，黏膜出现水肿和出血性炎症，表示接种有效，但排毒的危险性很大，一般只用于发病鸡场。灭活疫苗的免疫效果一般不理想。由于弱毒疫苗可能会造成病毒的终生潜伏，偶尔活化和散毒，因此，应用生物工程技术生产的亚单位疫苗、基因缺失疫苗、活载体疫苗、病毒重组体疫苗将具有广阔的应用前景。

对发病鸡群目前尚无特异的治疗方法，但本病多是由于继发葡萄球菌感染而使病情加重，病死率会大大增加，所以采用抗生素治疗可收到良好效果。

五、 传染性法氏囊病

传染性法氏囊病（Infectious Bursal Disease，IBD）又称冈博罗病，是由传染性法氏囊病病毒引起的鸡的一种急性接触性传染病。症状为腹泻寒战、极度虚弱。法氏囊和肾脏的病变具有特征性的变化。

本病广泛分布于世界各地区，由于感染鸡极度虚弱和免疫抑制，从而造成多种疫苗免疫失败，使鸡对多种传染病的易感性增加，在养鸡场中可造成相当大的经济损失。

【病原】鸡传染性法氏囊病病毒为呼肠孤病毒科、为双股 RNA 病毒。病毒粒子无囊膜，仅由单层核酸和衣壳组成。无红细胞凝集特性。目前已知 IBDV 有两个血清型，即血清 I 型（鸡源性毒株）和血清 II 型（火鸡源性毒株），两者的交叉保护力极差。血清 I 型只对鸡致病。用经典株血清 I 型弱毒苗免疫的鸡，不能抵抗变异株病毒的攻击，疫苗仅能提供 10% ~ 70% 保护；另一种是毒力的变异，国内已出现超强毒株。这些都是导致免疫失败或效果不理想的主要原因。

在鸡舍中的病毒可存活 100d 以上。病毒耐热、耐阳光及耐紫外线照射。56℃加热 5h 仍存活，60℃可存活 30min，70℃则迅速灭活。病毒耐酸不耐碱，pH2.0 经 1h 不被灭活，pH12 时则受抑制。0.05% 氢氧化钠的变性肥皂可杀灭病毒或对病毒活性有强烈的抑制作用。病毒对乙醚和氯仿不敏感。0.5%的氯化铵经 10min 可杀灭病毒，0.2%的过氧乙酸、2%次氯酸钠、5%的漂白粉、3%的石炭酸、3%福尔马林、0.1%的升汞溶液可在 30min 内灭活病毒。

【流行病学】本病的自然宿主仅为雏鸡和火鸡，但二者不发生交叉感染。不同品种的鸡均有易感性。IBD 母源抗体阴性的鸡可于 1 周龄内感染发病，有母源抗体的鸡多在母源抗体下降至较低水平时感染发病。3~6 周龄的鸡最易感，肉仔鸡比蛋鸡易感，成年鸡对本病有抵抗力，1~2 周龄的雏鸡发病较少，也有 15 周龄以上鸡发病的报道。

病鸡和带毒鸡是主要传染源，病鸡的粪便中含有大量病毒。本病毒不仅可通过消化道和呼吸道感染，还可通过污染了病毒的蛋壳传播，但未有证据表明经卵传播。媒介昆虫可能参与本病的传播。另外，经眼结膜也可传播。

IBD 常突然发生，迅速传播，很快波及整个鸡群，典型发病鸡群的死亡曲线呈尖峰式，死亡集中于发病后 3~4d 内，发病 1 周左右基本停止死亡。常造成地方性流行。商品肉鸡由于高密度饲养，病情最为严重。遇超强毒株感染，首次暴发时发病率高达 100%，病死率高达 80% 以上。一般的发病率为 70%~90%，病死率为 20%~40%。暴发后转为隐性感染，一般呈一过性经过，但也有再度感染发病的报道。

IBD 全年均可发生，无明显季节性，但以冬春季节较为严重。

【临床症状】潜伏期为 2~3d。

发病鸡群的早期症状之一是有些病鸡有啄自己肛门的现象，随即病鸡出现腹泻，排出白色黏稠或米汤样稀便，并黏附在泄殖腔周围的羽毛上。随着病程的发展，食欲逐渐消失，颈和全身震颤，病鸡步态不稳，羽毛蓬松竖立，精神委顿，沉郁，闭眼呆立，卧地不动，体温常升高。此时病鸡脱水严重，趾爪干燥，眼窝凹陷，震颤。后期体温下降，最后全身衰竭死亡。急性病鸡可在出现症状 1~2d 后死亡，鸡群 3~5d 达死亡高峰，以后逐渐减少。在初次发病的鸡场多呈显性感染，症状典型，病死率高。以后发病多转入亚临诊型。

近年来发现部分Ⅰ型变异株所致的病型多为亚临诊型，病死率低，病鸡症状不明显，呈隐性感染，病程为 5~7d，长的可达 3 周。其危害性更大，造成的免疫抑制严重。常造成抗病能力下降和疫苗免疫失败。

【病理变化】病死鸡明显脱水，腿爪干燥。大腿内外侧和胸部肌肉常见条纹状或斑块状出血。腺胃和肌胃交界处常见出血点或出血斑。心脏外膜有出血斑点；脾大，肾脏肿大，有尿酸盐沉积。肝表面有黄色条纹；胰脏白垩变性。盲肠扁桃体肿大、出血，直肠黏膜有条纹状出血。法氏囊病变具有特征性，水肿，比正常大 2~3 倍，囊壁增厚，外形变圆，呈土黄色，外包裹有胶冻样透明渗出物。囊内黏膜皱褶上有出血点或出血斑，内有炎性分泌物或黄色干酪样物。随病程延长法氏囊萎缩变小，囊壁变薄，呈现灰色，第 8 天后仅为其原重量的 1/3 左右。

一些严重病例可见法氏囊严重出血，呈紫黑色如紫葡萄状。肾脏肿大、苍白，常见尿酸盐沉积，突出肾窝，表面呈花斑样。肾小管明显扩张，管内有多量尿酸盐沉积。输尿管内也常因尿酸盐沉积而高度扩张。盲肠扁桃体多肿大、出血，肝脏无明显变化，脾大褪色，表面有灰白色坏死灶。

【诊断】根据本病流行病学、临床症状及病变特征，如发现3~6周龄鸡突然发病，传播迅速，发病率高，有明显的高峰死亡曲线和迅速康复的特点及法氏囊、肾脏和肌肉的特征性变化等可以做出初步诊断。确诊需做病毒的分离鉴定、动物接种试验或血清学检查。

此外，中和试验、酶联免疫吸附试验、荧光抗体检查、对流免疫电泳技术等都可以用于本病的确诊。

【防制】加强环境卫生的消毒工作是控制本病的关键措施，必须贯穿种蛋、孵化、育雏的全过程。同时要保证鸡舍换气良好，温度、湿度适宜，消除各种应激条件，提高鸡体免疫应答能力。特别注意不要从有本病的地区、鸡场引进鸡苗、种蛋。必须引进的要隔离消毒观察20d以上，确认健康后方可合群。对60日龄内的雏鸡最好实行隔离封闭饲养，杜绝传染源。

生产中应提高种鸡的母源抗体水平，保护子代雏鸡避免早期感染。应用油乳剂灭活苗对18~20周龄种鸡进行第1次免疫，于40~42周龄时第2次免疫，母源抗体能保护雏鸡至2~3周龄。对雏鸡应进行免疫接种，常用的疫苗有活疫苗或灭活疫苗。活疫苗有三种类型：①弱毒力苗，对法氏囊无任何损伤，但免疫后保护力低，现不常使用。②中等毒力苗，接种后对法氏囊有轻微的可逆性损伤，但保护率高，在污染场使用这种疫苗效果好，其代表种苗有$Cu-IM$、D_{78}、TAD、B_{87}、BJ_{836}疫苗。③中等偏强毒力型，对法氏囊损伤严重，并有免疫干扰，故现在不用。灭活疫苗是用鸡胚成纤维细胞毒或鸡胚毒的油佐剂灭活疫苗，一般用于活疫苗免疫后的加强免疫。

确定弱毒疫苗首次免疫日龄是很重要的。首免时间常以琼脂扩散试验测定雏鸡母源抗体水平来确定。若1日龄阳性率<80%，可在10~17日龄首免；若阳性率≥80%，应在7~10日龄再检测后确定首次免疫日龄；若阳性率<50%时，应在14~21日龄首次免疫；若阳性率≥50%，应在17~24日龄首次免疫；在养鸡生产中由于传染性法氏囊病病毒变异株感染引起免疫失败时，可用当地分离的毒株制成灭活疫苗进行免疫接种，常收到良好的效果。

发病后，必须立即清除患病鸡、病死鸡，应深埋或焚烧。选择合适的消毒药对鸡舍、鸡体表及周围环境进行严格彻底消毒。

鸡群一旦发生本病，应及时处理病鸡，进行彻底消毒。发病鸡舍应严格封锁，每天上下午各进行一次带鸡消毒。对环境、人员、工具也应进行消毒。其他鸡舍且与病鸡同日龄的鸡可使用双倍剂量的中等毒力的活疫苗进行紧急免疫接种。另外，对发病鸡应加强饲养管理，降低饲料中的蛋白含量，提高维生素含量。饮水中加5%的糖或0.1%的盐，供应充足的饮水或在饮水中加入口服补盐液，有利于减少对肾脏的损害。投服抗生素或磺胺类药品，防止继发感染。

六、 马立克病

马立克病（Marek's Disease，MD）是由疱疹病毒引起鸡的一种淋巴组织增生性、肿瘤性疾病。以外周神经麻痹，虹膜褪色变形，皮肤、性腺、内脏等组织发生淋巴细胞增生、浸润，形成肿瘤为特征。

MD存在于世界各个养禽国家，对养禽业的影响随着养鸡集约化而越来越大。

【病原】 马立克病病毒（Marek's Disease Virus，MDV），在分类上属疱疹病毒科B亚群疱疹病毒。本病毒毒株间毒力差异很大，强毒株可引起急性内脏型马立克病；弱毒株只引起神经型马立克病；不致病毒株只造成隐性感染而不发病。

MDV在鸡体内有两种形式存在，一种是无囊膜的裸体病毒，主要存在于内脏组织肿瘤细胞内，是严格的细胞结合病毒，与细胞共存亡；对外界的抵抗力很低，当感染细胞破裂死亡时，病毒的毒力显著下降或失去感染力；另一种是有囊膜的完全病毒，主要存在于羽毛囊上皮细胞内，是非细胞结合性病毒，脱离细胞可存活，对外界有很强的抵抗能力。MDV是传播本病的重要病原体。

根据毒株抗原差异和其他生物学特性，MDV可分为3个血清型。血清Ⅰ型病毒为致肿瘤性MDV；血清Ⅱ型病毒为非致肿瘤性MDV；血清Ⅲ型病毒为火鸡疱疹病毒（HVT）。

MDV对常用消毒药比较敏感，5%福尔马林、2%氢氧化钠、3%来苏儿等常用消毒剂均可在10min内将其灭活。对温热较敏感，37℃经18h、56℃经30min、60℃经10min可将其灭活。耐寒，在-65℃条件可保存210d。不耐酸、碱，pH4以下和pH10以上能迅速杀死本病毒。

【流行病学】 易感动物为鸡和火鸡，另外雉、鸽、鸭、鹅、金丝雀、小鹦鹉、天鹅、鹌鹑和猫头鹰等许多禽种都可观察到类似MD的病变，但很少发生。任何年龄的鸡都能感染，以1日龄最易感，经测定证明，1日龄雏鸡敏感性比14日龄或24日龄雏鸡大1000~10000倍不等；母鸡比公鸡易感。发病大多在2~5月龄的鸡，也有在第3周就发病的报道。

病鸡和带毒鸡是其传染源，主要通过直接或间接接触经空气传播。感染鸡的羽毛囊上皮细胞中增殖的病毒具有很强的传染性。这些完全病毒随羽毛、皮屑脱落而散布到周围环境中，是自然条件下最重要的传染源。绝大多数鸡在生命的早期吸入有传染性的皮屑、尘埃和羽毛引起鸡群的严重感染。鸡在出雏和育雏室的早期感染可导致很高的发病率和病死率。年龄大的鸡感染后大多不发病，但可持续性的排毒。

传播方式为直接或间接接触传播。传播途径主要经呼吸道传染，也可经消化道和吸血昆虫叮咬传染。带毒鸡舍的工作人员的衣服、鞋靴及鸡笼、车辆都可成为该病的传播媒介。发病率和病死率差异很大，与鸡的品种、病毒毒力、感染的时间和饲养管理制度有密切关系。饲养密度越大，感染率越高，感染率可由10%以下升至50%～60%。本病不能通过鸡蛋垂直传播。

【临床症状】潜伏期为3～4周。据症状和病变发生的主要部位，MD在临床上分为四种类型：神经型（古典型）、内脏型（急性型）、眼型和皮肤型。有时可以混合发生，有人称之为第五个类型（混合型）。

1. 神经型

此型又称古典型。主要侵害外周神经，侵害坐骨神经最为常见。病鸡表现为一条腿或者两条腿麻痹，步态失调，常表现为一条腿前伸，另一条腿后伸，形成特征性的"劈叉"姿势，有时两腿完全麻痹，病鸡瘫痪。当臂神经受侵害时，病鸡表现两侧翅膀麻痹下垂。支配颈部肌肉的神经受损时，引起低头、扭颈或歪头现象。当颈部迷走神经受侵时则可引起失声、嗉囊扩张及呼吸困难。腹神经受侵时则常有腹泻症状。此型病程一般较长，病鸡行动、采食困难，因饥饿、饮水不足而消瘦脱水，最后死亡。

2. 内脏型

此型多呈急性暴发，常见于幼龄鸡群，开始无明显症状，只是以大批鸡精神委顿为主要特征。几天后，病鸡表现食欲减少，羽毛松乱，排黄白或黄绿稀粪，逐渐消瘦，鸡冠和肉髯萎缩，颜色变淡，突然死亡。部分病鸡出现共济失调，随后出现单侧或双侧肢体麻痹。部分病鸡死前无特征临床症状，很多病鸡表现下腹增大、脱水、消瘦和昏迷。多见于50～80d的鸡，病死率在30%～80%。

3. 眼型

出现于单眼或双眼，虹膜失去正常色素，呈同心环状或斑点状至弥漫的灰白色（称为鱼眼、灰眼、白眼病）。瞳孔逐渐缩小，瞳孔边缘不整齐，到严重阶段瞳孔只剩下一个针眼大的小孔。视力减退或消失，双眼失明的死亡较快。

4. 皮肤型

此型一般缺乏明显的临诊症状，往往在宰后拔毛时发现羽毛囊增大，形成淡白色的小结节或肿瘤物。约有玉米粒或蚕豆大小，较硬。此种病变常见于大腿部、颈部及躯干背面生长粗大羽毛的部位。病程较长。

混合型的是出现以上两种或几种类型的症状。

近年来发现，雏鸡发生的一种脑炎，也被看做是MD的一种病型。其特征是突然瘫痪，主要是颈和腿表现，持续3d后康复。这种临床症状可出现在5周龄的鸡群中，发病率大小不等，性成熟的鸡也偶然出现。鸡多在症状出现后数周死亡。

【病理变化】

1. 神经型

病鸡最常见的病变表现在外周神经、臂神经、坐骨神经、腹部神经、内脏神经等。特征是神经肿胀变粗，比正常粗 2 ~ 3 倍，变成灰黄色，有时呈半透明的胶冻样，同时神经上还可以看到小的结节，神经粗细不均，横纹消失。病变往往只侵害单侧神经，另一侧正常。诊断时应多与另一侧神经比较。

2. 内脏型

病鸡脏器上有大小不等的肿瘤结节，肿瘤有时可形成结节突出于脏器表面，有时不突出于脏器表面，可能是弥漫性的浸润在内脏的实质内。肿瘤多见于肝、脾、肾、腺胃、睾丸、肌肉、肺、胰脏、心脏、卵巢和皮肤等器官。在上述组织中大小不等的肿瘤块，呈灰白色，质地坚硬而致密。肿瘤组织在受害器官中呈弥漫性增生时，整个器官变得很大，可增大到原来的几倍甚至几十倍，可使腺胃胃壁增厚 2 ~ 3 倍，腺胃外观肿胀，较硬，黏膜潮红，腺胃乳头变大，顶端糜烂。胸腺、法氏囊等萎缩。

3. 皮肤型

病变多是炎症性的，也有肿瘤性的，多位于羽毛囊部形成瘤状物。胸腺有时严重萎缩。多见法氏囊萎缩，偶尔呈弥漫性肿大，不形成结节状肿瘤。这是与淋巴白血病在剖检上的主要区别。

4. 眼型

表现为虹膜或睫状肌有大量淋巴细胞增生、浸润。

【诊断】根据 MD 的临床特点、症状、病理解剖变化可以做出初步诊断。确诊需做实验室检查。

病毒分离培养与鉴定。血清学检查包括间接荧光抗体技术、间接红细胞凝集试验、酶联免疫吸附试验、琼脂扩散试验等。常用的是血清琼脂扩散试验和羽毛囊琼脂扩散试验。

MD 常与淋巴白血病（LL）或网状内皮增生症（RE）混淆，应注意鉴别诊断。

【防制】坚持自繁自养，执行全进全出的饲养制度。尽量不从外地，特别是有本病的地区引进种鸡，非引进不可的要隔离、观察一段时间，并进行两次血清学检疫，健康者方可在本场饲养繁殖。避免不同日龄鸡混养，减少鸡只与羽毛粪便接触。严格卫生消毒制度，尤其是种蛋、出雏器和孵化室的消毒和育雏室的消毒，对防止雏鸡的早期感染非常重要。孵化场应远离鸡舍，孵化器具、接种室要严格消毒，种蛋入孵前和雏鸡出壳后均应用甲醛熏蒸消毒。育雏舍应远离其他鸡舍，入雏前应彻底清扫和消毒。提高鸡群的抗病力。消除各种应激因素，注意对 IBD、ALV、REV 等的免疫与预防。加强检疫，及时淘汰病鸡和阳性鸡。

疫苗接种是防制本病的关键。在进行疫苗接种的同时，鸡群要封闭饲养，尤其是育雏期间应搞好封闭隔离，可减少本病的发病率。用于制造疫苗的病毒有三种：人工致弱的 1 型 MDV（如 CVl988）、自然不致瘤的 2 型 MDV（如 SB$_1$，Z$_4$）和 3 型 MDV（HVT）（如 FCl26）；二价疫苗主要由 2 型和 3 型或 1 型和 3 型病毒组成。由于二价苗与血清 I 型疫苗是细胞结合疫苗，其免疫效果受母源抗体的影响很小，但一般需在液氮条件下保存，给运输和使用带来一些不便。因此，在尚未存在超强毒的鸡场，仍可应用 HVT。由超强毒株引起的 MD 爆发，用 1 型 CVI988 疫苗，2 型、3 型毒组成的双价疫苗可以控制。

我国目前应用的疫苗仍是 HVT，雏鸡接种后 10～14d 产生免疫力，保护期为一年半。常用的免疫方法是对 1 日龄的雏鸡进行皮下或肌内注射，皮下注射部位一般在颈后的皮下，肌内注射在胸肌内。近年的研究结果证实，由于 HTV 疫苗为异源性，受母源抗体干扰严重，产生免疫保护至少需 2 周以上，又不能抵抗超强毒感染。因此，目前在养鸡发达国家，已经很少应用 HIV 疫苗。

一旦发现本病，应及时隔离、封锁、反复检疫，坚决剔除淘汰、焚烧病鸡和阳性带毒鸡，被污染的环境彻底消毒。垫草焚烧，粪便加 0.5% 生石灰堆集发酵，用具、场地、鸡笼等用 2% 氢氧化钠消毒。鸡舍消毒 1～2 次/d，连续 7d 并空置后再用。

七、 禽白血病

禽白血病（Avian Leukosis，AL）是由禽 C 型反转录病毒群的病毒引起的禽类多种肿瘤性疾病的统称，为淋巴细胞白血病、成红细胞增多症、成髓细胞性白血病、髓细胞瘤病。本病在世界各地均有发生，我国也有本病发生的报道。

【病原】 白血病病毒（ALV）属于反转录病毒科禽 C 型反转录病毒群。禽白血病病毒与肉瘤病毒紧密相关，因此统称为禽白血病/肉瘤病毒。依据其宿主范围和抗原性及病毒之间的干扰现象不同，将其分为 A、B、C、D、E、F、H 7 个亚群，A 和 B 亚群是最常见的两个病毒亚群。在同一个亚群内部存在抗原性的差异。

白血病/肉瘤病毒对外界抵抗力弱，对紫外线抵抗力较强。不耐酸、碱，对脂溶剂和去污剂敏感，对热的抵抗力弱。病毒材料需保存在 -60℃ 以下，在 -20℃ 条件下很快失活。本群病毒在 pH5～9 时稳定。

【流行病学】 本病在自然情况下只有鸡能感染。禽白血病/肉瘤病毒宿主范围最广，人工接种在野鸡、珍珠鸡、鸽、鹌鹑、火鸡和鹧鸪也可引起肿瘤。不同品种或品系的鸡对病毒感染和肿瘤发生的抵抗力差异很大。母鸡的易感性比公鸡高，多发生在 6～18 月龄以上的鸡，4 月龄以下的鸡很少发生。本病呈慢性经过，病死率为 5%～6%。

传染源是病鸡和带毒鸡。有病毒血症的母鸡，其整个生殖系统都有病毒繁殖，以输卵管的病毒浓度最高，特别是蛋白分泌部，因此其产出的鸡蛋常带毒，孵出的雏鸡也带毒。这种先天性感染的雏鸡常有免疫耐受现象，它不产生抗肿瘤病毒抗体，长期带毒排毒，成为重要的传染源。后天接触感染的雏鸡带毒排毒现象与雏鸡的年龄有很大关系。雏鸡在 2 周龄以内感染这种病毒，发病率和感染率很高，残存母鸡产下的蛋带毒率也很高。4～8 周龄雏鸡感染后发病率和病死率大大降低，其产下的蛋也不带毒。10 周龄以上的鸡感染后不发病，产下的蛋也不带毒。很多感染鸡群的生产能力下降，尤其是产蛋率和蛋的品质下降。

在自然条件下，本病主要以垂直传播方式进行传播，也可水平传播，但比较缓慢，多数情况下接触传播被认为是不重要的。本病的感染虽很广泛，但临床病例的发生率相当低，一般多为散发。饲料中维生素缺乏、内分泌失调等因素可促进本病的发生。

【临床症状】 由于禽白血病/肉瘤病毒群引起的肿瘤种类很多。其中对养禽业危害较大、流行较广的主要是淋巴细胞性白血病。而成红细胞性白血病、成髓细胞性白血病、骨髓细胞瘤病等在现场很少发生，在生产中的意义也不大，因此在此不做介绍。

淋巴细胞性白血病（LL）是最常见的一种白血病病型。潜伏期长，自然病例可见于 14 周龄后的任何时间，但通常以性成熟时发病率最高。

病鸡精神委顿，全身衰弱，进行性消瘦和贫血，鸡冠、肉髯苍白，皱缩，偶见发绀。病鸡食欲减少或废绝，腹泻，产蛋停止。腹部常明显膨大，用手按压可摸到增大的肝脏（俗称大肝病），最后病鸡衰竭死亡。

【病理变化】 剖检可见肿瘤主要发生于肝、脾、肾、法氏囊，也可侵害心肌、性腺、骨髓、肠系膜和肺。肿瘤呈结节形或弥漫形，灰白色到淡黄白色，大小不一，切面均匀一致，很少有坏死灶。

【诊断】 实际诊断中常根据血液学检查和病理学特征，结合病原和抗体的检查来确诊。

成红细胞性白血病在外周血液、肝及骨髓涂片，可见大量的成红细胞，肝和骨髓呈樱桃红色。成髓细胞性白血病在血管内外均有成髓细胞积聚，肝呈淡红色，骨髓呈白色。

淋巴细胞性白血病应注意与内脏型马立克病鉴别（见表 5 - 1）。

表 5 - 1　　　鸡马立克病（内脏型）与鸡淋巴细胞性白血病的区别

特　征	鸡马立克病（内脏型）	鸡淋巴细胞性白血病
病原	疱疹病毒感染	淋巴细胞性白血病病毒
发病周龄	大于 4 周龄	常大于 16 周龄
麻痹或不全麻痹	经常出现	经常出现
虹膜混浊	经常出现	极少
周围神经和神经节肿大	经常出现	经常出现
皮肤和肌肉肿瘤	可能出现	无
浸润细胞类型	成熟与未成熟淋巴细胞	主要为淋巴细胞
法氏囊	常见萎缩	常能形成肿瘤

【防制】由于本病主要为垂直传播，水平传播仅占次要地位，所以疫苗免疫对防制的意义不大，目前也没有可用的疫苗。减少种鸡群的感染率和建立无白血病的种鸡群是防制本病最有效的措施。目前通常是通过 ELISA 检测并淘汰带毒母鸡以减少感染，彻底清洗和消毒孵化器、出雏器、育雏室，在多数情况下均能奏效。

八、 网状内皮组织增生病

网状内皮组织增生病（Reticulo Endotheliosis，RE）是由网状内皮组织增生病病毒（REV）群的反转录病毒科 C 型反转录病毒引起的火鸡、鸡、鸭和其他禽类的以淋巴网状细胞增生为特征的一群病理综合征，包括急性致死性网状细胞肿瘤、慢性淋巴细胞性肿瘤和矮小综合征。

RE 虽然症状不明显，但其普遍存在，能造成感染鸡免疫抑制、生长缓慢、淘汰率高等，给养鸡业带来严重损失。

【病原】网状内皮组织增生病病毒（Reticulo Endotheliosis Virus，REV）属于反转录病毒科禽 C 型肿瘤病毒，为 RNA 病毒。它在免疫学、形态学和结构上与禽白血病/肉瘤病毒群的反转录病毒有所不同。REV 呈球形，有壳粒和囊膜。目前分离到的毒株虽然致病力不同，但都具有相似的抗原性，即属于同一血清型。该病毒在 $-70℃$ 下可长期保护，$4℃$ 下也较稳定，但在 $37℃$ 经 2h 病毒感染性即可丧失。

【流行病学】REV 感染的自然宿主有火鸡、鸭、鹅、鸡和鹌鹑，其中以火鸡发病最为常见。本病在商品鸡群中呈散在发生，在火鸡和野水禽中可呈中等程度流行。自然接触感染极少引起临床症状。REV 的垂直传递在鸡有过报道，通常传播率很低。鸡在接种意外污染 REV 的疫苗后也能发病，污染有 REV 的马立克病疫苗或禽痘疫苗是引起 RE 的主要因素，时常造成严重的经济损失。REV 感染鸡胚或低日龄鸡，特别是新孵出的雏鸡，可引起免疫抑制。这种情况往往导致免疫失败或大批发生矮小综合征。日龄较大的鸡免疫功能完善，感染后不出现或仅出现一过性病毒血症。

RE 有水平传播和垂直传播两种方式。阳性鸡的分泌物、排泄物、羽毛及 RE 的种蛋是 RE 传播的来源。水平传播一般经呼吸道和口感染。感染率因禽的种类、品系、日龄及禽 RE 不同而敏感性不同。REV 可通过鸡胚垂直传播。

【症状和病理变化】网状内皮组织增生病（RE）是除马立克病和淋巴细胞性白血病以外，病因较为清楚的禽病毒性肿瘤病。禽 RE 的不同毒株的致病性也不尽相同。如不完全型禽 RE 主要引起急性肿瘤，完全型禽 RE 首先引起非肿瘤疾病，后期则可形成淋巴瘤。它包括急性致死性网状细胞肿瘤、慢性淋巴细胞性肿瘤和矮小综合征。

RE 以淋巴细胞或网状内皮细胞为靶细胞，严重损害了免疫器官的功能，因而诱发明显的细胞和体液免疫抑制，降低机体对其他病原或抗原的免疫应答，特别是幼龄禽感染时，可引起明显的免疫抑制，而且多数感染的禽（鸡）不表现典型症状，当与其他病毒或细菌混合感染时疾病严重，使大多数病毒性和细菌性感染的症状和病变不典型，继发性感染也显著增加。

1. 急性网状细胞肿瘤

急性网状细胞肿瘤是由复制缺陷型（不完全型）REV-T 株引起的，人工接种后潜伏期很短，最短仅为 3d，一般接种后 3 周左右发生死亡。病死率可达 100%。由于病程较短，常无明显的临床症状。剖检可见为肝、脾急性肿大，伴有局灶性或弥漫性浸润性病变。病变还可见于胰腺、心、肾脏和性腺。组织学变化以大的空泡样淋巴网状内皮细胞的浸润和增生为特征。

2. 慢性淋巴细胞性肿瘤

慢性淋巴细胞性肿瘤是由非缺陷型（完全型）REV 毒株引起的慢性肿瘤。根据表现可分为两种类型，一类是包括鸡和火鸡经漫长的潜伏期后发生的淋巴瘤，其与淋巴细胞性白血病的主要区别在于前者是以淋巴网状细胞为主形成的肿瘤；另一类是指那些具有较短潜伏期的肿瘤，但其特征大多尚不明了，有待进行深入研究。

3. 矮小综合征

矮小综合征是指由几种与非缺陷型（不完全型）REV 毒株感染有关的非肿瘤病变。表现为明显的发育迟缓和消瘦苍白，羽毛粗乱和稀少。胸腺和法氏囊萎缩、外周神经肿大、羽毛发育异常、腺胃炎、贫血、肠炎和肝脾坏死，并伴有细胞和体液免疫应答低下等。

鸡感染非缺陷型（完全型）REV 后，其细胞和体液免疫反应常受到抑制。能抑制马立克病病毒、火鸡疱疹病毒、新城疫病毒、绵羊红细胞等抗体的产生。抑制程度与接种剂量和毒株有关。

【诊断】 由于 RE 缺乏特征性的症状和病变，并且疾病的表现多种多样，许多变化易与其他肿瘤病相混淆。因此，本病的诊断不仅需见到典型的肉眼和组织学病变，还应尽可能进行病毒的分离鉴定和血清学试验。

血清学检查应用间接免疫荧光或病毒中和试验、琼脂凝胶扩散试验，可以测出感染禽血清或卵黄中的特异性抗体。

【防制】 至今尚无适用于本病的特异性防制办法，其是散发和自限性疾病，一般可参照禽白血病的综合性防疫措施进行防制。

九、 鸡传染性贫血

鸡传染性贫血（Chicken Infectious Anemia，CIA）是由鸡传染性贫血病毒引起雏鸡的一种免疫抑制性疾病，又称出血综合征、贫血因子病、贫血性皮炎综合征和蓝翅病等。主要特征为再生障碍性贫血、皮下肌肉出血、全身淋巴组织萎缩和引起机体免疫抑制。

【病原】鸡传染性贫血病毒属于圆环病毒科圆环病毒属环状单股 DNA 病毒，呈球形，直径为 19～24nm，无囊膜，无血凝性，不凝集鸡、猪和绵羊的红细胞。本病毒只有一个血清型，不同病毒株毒力有一定差异，但抗原性无差异。

本病毒耐酸，pH3 作用 3h 仍然稳定；耐热，对 56℃ 或 70℃ 经 1h 和 80℃ 经 15min 仍有抵抗力，100℃ 经 15min 可完全灭活。对氯仿、乙醚、丙酮、两性肥皂和季铵盐类有抵抗力。病毒在 50% 酚中作用 5min，在 5% 次氯酸 37℃ 作用 2h 可失去感染力。对甲醛、1% 戊二醛和含氯制剂敏感，可用于消毒。

【流行病学】鸡是其唯一的自然宿主，各种年龄的鸡均可感染。自然发病多见于 2～4 周龄鸡，有混合感染时发病可超过 6 周龄，但 1～7 日龄雏鸡最易感染，其中以肉鸡、尤其是公鸡最易感染。成鸡不易感，但能带毒和排毒。发病鸡和带毒母鸡是主要传染源。垂直传播是本病主要的传播方式，母鸡感染后 3～14d 内种蛋带毒，带毒的鸡胚出壳后发病和死亡，也可通过消化道及呼吸道水平传播。感染后 12～16d 病变最明显，第 12～28 天出现死亡，病死率一般为 30%。2 周龄鸡感染而不发病；有母源抗体的雏鸡可被感染，但不发病。

本病能诱导雏鸡的免疫抑制，不仅增加对继发感染的易感性，而且能降低疫苗的免疫力，特别是对鸡马立克病疫苗的免疫。本病与鸡马立克病、传染性法氏囊病、网状内皮组织增生病混合感染时，能增强病毒的传染性和降低母源抗体的抵抗力，从而增加鸡的发病率和病死率。

【临床症状】潜伏期 10～14d。

其特征性症状为严重的免疫抑制和贫血。可见发育不良，精神沉郁，消瘦贫血，皮肤苍白，羽毛松乱。皮肤和肌肉广泛出血，全身点状出血明显，血液稀薄如水，凝血时间延长，双翅出血严重，发暗呈蓝紫色。血液学检查，红细胞和血红素明显降低，血细胞比容值降至 20% 以下，白细胞、血小板减少。血液中出现幼稚型红细胞，吞噬细胞内有变性的红细胞。病死率高低不尽相同，低的为 10%，也可高达 60%。

成鸡感染后一般无临床表现，产蛋量、受精率和孵化率均不受影响，但可经蛋垂直传播病毒。

【病理变化】全身贫血，血液稀薄。特征性的病变为骨髓萎缩，尤其是股骨腔中的骨髓呈脂肪色、淡黄色或淡红色，导致再生障碍性贫血。常见有胸腺萎缩，甚至完全退化，呈深红褐色。个别鸡出现法氏囊萎缩，体积缩小，外观呈半透明状。肝、脾、肾大，褪色。心脏变圆，心肌、真皮和皮下出血并伴有坏疽性皮炎。骨骼和腺胃固有层黏膜出血，严重的出现肌胃黏膜糜烂和溃疡。个别鸡有肺实质性变化。骨髓中造血细胞严重减少，几乎被脂肪组织所代替。

【诊断】根据流行病学特点、症状和病理变化可做出初步诊断；血常规检查有助于诊断，但确诊需要做病毒分离和血清学试验。常用肝脏病料制成悬液加等量氯仿处理后接种于 1 日龄 SPF 雏鸡或鸡胚卵黄囊，进行病毒分离培养。此外，还可采用病毒中和试验、ELISA、间接荧光抗体试验、核酸探针技术和 PCR 技术等诊断本病。

【防制】加强鸡群的饲养管理及卫生措施。防止从疫区引种时引入带毒鸡，在引种前，必须对 CIA 抗体监测，严格控制 CIAV 感染鸡进入鸡场。对种鸡加强检疫，及时淘汰阳性鸡是控制本病的最主要措施。应注意鸡群传染性法氏囊病和马立克病的防制。

免疫接种目前主要有两种疫苗，一种是由鸡胚生产的有毒力的活疫苗，可通过饮水免疫途径对 13 ~ 15 周龄种鸡进行接种，3 周后可出现抗体，6 周后产生坚强的免疫力，免疫期为 10 个月，可有效地防止其子代发病。但该疫苗不能在产蛋前 3 ~ 4 周接种，以防止垂直传播；另一种是减毒的活疫苗，可通过肌内或皮下对种鸡接种，效果良好。

本病目前尚无有效的治疗方法。

十、 鸡包涵体肝炎

包涵体肝炎（Inclusion Body Hepatitis，IBH）是由禽腺病毒引起鸡的一种急性传染病，又称贫血综合征，以突然死亡、严重贫血、黄疸、肌肉出血、肝炎、肝细胞内形成核内包涵体为特征。

1951 年美国首次报道本病，世界很多国家均有发生。

【病原】包涵体肝炎病毒属于腺病毒科禽腺病毒属。病毒粒子直径为 80 ~ 90nm，无囊膜，呈正二十面体对称，为双股 DNA 病毒。可以从病鸡的肝、脾、肾及腔上囊组织中分离出病毒。IBHV 的血清型众多，从病鸡中分离到的腺病毒已发现认定有 12 个血清型。

IBHV 对外界环境的抵抗力较强。耐热 50℃ 3h 稳定，在干燥条件下 25℃ 可存活 7d。对乙醚、氯仿、脱氧胆酸钠、胰蛋白酶、2% 酚、酸碱（pH3 ~ 9）均不敏感，0.2% 甲醛溶液 38℃ 经 48h 可灭活。对福尔马林、次氯酸钠、碘制剂也较为敏感。

【流行病学】本病主要发生在鸡，火鸡、鸽、野鸭及鹌鹑也可感染发病。主要流行于肉用仔鸡饲养地区，发生于 3 ~ 15 周龄的鸡，以 3 ~ 9 周龄鸡最常见。成年鸡很少发病。通常病死率 10% 左右，如有其他疾病混合感染时，病情加剧，病死率上升。本病可垂直传播是一个重要的特点，一旦传入很难根除。此外与病鸡接触或被病鸡污染的禽舍、饲料、饮水可经消化道传染。本病多发于春、秋两季。

【临床症状】自然感染潜伏期为 1 ~ 2d。往往是在小鸡或青年鸡群中突然发生急性死亡，一般 3 ~ 4d 出现死亡高峰，5d 后死亡减少或逐渐停止，病程一般为 10 ~ 14d。

多见于 3~7 周龄的肉用鸡，病鸡常表现为突然发病，精神沉郁，羽毛蓬乱无光泽，食欲缺乏或消失，呈严重贫血和黄疸症状。水样下痢，肛门周围有污垢。血液学检查，可见血液稀薄如水样，红细胞和血小板明显减少。病程为 10~14d，病死率约为 10%，如并发其他细菌（如大肠杆菌、梭状芽孢杆菌等）感染，病死率可高达 40%。

【病理变化】典型病变是肝脏肿胀、淤血、脂变，质脆弱易碎，呈点状或斑驳状出血，并见有隆起坏死灶；组织学检查可见肝细胞核内产生一种嗜酸性包涵体，着染红色，这是本病的一个示病性的变化，因此称为包涵体肝炎。肾脏肿胀呈灰白色并有出血点；脾有白色斑点状和环状坏死；法氏囊萎缩变小；骨髓呈灰白色或黄色。

【诊断】根据流行病学、临诊症状、病理变化特点可作出初步诊断，确诊需做实验室诊断。分离病毒时可选用病鸡的肝脏和脾脏，常规处理后接种 9~12 日龄的 SPF 鸡胚或无母原抗体的鸡胚的卵黄囊或绒毛尿囊膜上，经 2~7d，鸡胚死亡，胚体全身充血或出血，肝脏有黄色坏死灶，在肝细胞内可检出嗜碱性核内包涵体。

用琼脂扩散试验可进行定性检查，目前应用较广。还可采用血清中和试验、免疫荧光抗体试验、酶联免疫吸附试验等方法诊断。

【防制】坚持自繁自养，全进全出制。在没有本病的地区，要把好引入关，不从有该病的地区、鸡场引进种鸡、种蛋。做好法氏囊病、传染性鸡贫血因子等病的防制。坚持不同群的鸡分群隔离饲养和定期消毒的卫生防疫制度等综合性防制措施。加强平时的饲养管理，提高鸡群的抵抗力。

目前对鸡包涵体性肝炎尚无有效疗法。一旦发生本病，最好将病鸡全部淘汰，鸡舍用 0.1%~0.3% 次氯酸钠或次氯酸钾喷雾或福尔马林熏蒸等彻底消毒。粪便加 0.5% 生石灰堆积发酵。饮水用漂白粉消毒。同时在雏鸡饲料中适当喂抗生素药物，以减少细菌的继发感染，降低病鸡病死率。此外，给鸡群补充适量的维生素（主要是维生素 B_{12}）和微量元素（铁、铜和钴合剂），以促进贫血的恢复。

十一、病毒性关节炎

病毒性关节炎（Viral Arthritis，VA）又称禽呼肠孤病毒感染、传染性腱鞘炎，是一种由呼肠孤病毒引起鸡的重要传染病，主要发生于肉用仔鸡。病毒主要侵害关节滑膜、腱鞘和心肌，引起足部关节肿胀，腱鞘发炎，继而使禽的腓肠腱断裂。特征是关节炎、肌腱炎、滑膜炎。此外，呼肠孤病毒还与僵鸡综合征、吸收不良综合征、心肌炎、肠道病有关。本病在世界各地均有发生。

【病原】病毒性关节炎的病原为禽呼肠孤病毒（Avian Reovirus），在分类上属呼肠孤病毒科呼肠孤病毒属。该病毒粒子无囊膜，呈正二十面体对称排列，直径约为75nm，有双层衣壳结构，核酸为分段的双链RNA基因组。

该病毒对热有一定的抵抗能力，耐寒冷，4℃可存活3年以上，-20℃可存活4年以上。能耐受60℃达8~10h。对乙醚不敏感，对过氧化氢、pH5、2%来苏儿、3%福尔马林等均有抵抗力。用70%乙醇、0.5%有机碘、2%~3%的氢氧化钠可以灭活病毒。

病毒血清型很复杂，毒株间的毒力有很大差异，至少有11个血清型。

【流行病学】本病仅见于鸡。主要发生于肉鸡，其次是蛋鸡和火鸡。一年四季均可发生，冬季较重。肉鸡比蛋鸡易感，群养比笼养易感，公鸡比母鸡易感。一般呈散发或地方性流行。本病感染后多呈隐性感染长期带毒，4~21周龄时有部分转为显性感染，出现临诊症状。病鸡和带毒鸡所产的蛋也带毒。

传染源主要是病鸡、带毒鸡和带毒蛋。可通过直接或间接接触病鸡和带毒鸡经消化道、呼吸道水平传播，或经带毒蛋垂直传播。吸血昆虫是传播媒介。

本病常发生于2~16周龄的鸡，尤以4~7周龄多见，成年鸡也有发生。各种类型的鸡都可以感染，但以肉仔鸡的发病率高，为100%，病死率为6%。

【临床症状】本病大多数野外病例均呈隐性感染或慢性感染，需通过血清学检测和病毒分离才能确定。人工感染的潜伏期为9~13d，自然感染的潜伏期为28~150d。病鸡精神沉郁、食欲缺乏、发育不良、生长迟缓。跗、趾关节肿大，胫跖骨变粗，腓肠肌腱断裂。多见一侧跛行或单腿跳动。病鸡常蹲坐，不愿行走，进而瘫痪卧地不起，因无法采食，衰竭而死。

种鸡在产蛋期受到感染，其症状与肉用仔鸡相似，有时跟腱发生断裂，患部肿大，或不表现任何症状。产蛋率下降15%~20%，种鸡受精率下降，淘汰率很高。

【病理变化】患鸡跗关节上下周围肿胀，切开皮肤可见到关节上部腓肠腱水肿，滑膜内经常有充血或点状出血，关节腔内含有淡黄色或血样渗出物，少数病例的渗出物为脓性，与传染性滑膜炎病变相似，这可能与某些细菌的继发感染有关。其他关节腔淡红色，关节液增加。病鸡小腿肿胀。根据病程的长短，有时可见周围组织与骨膜脱离。大雏或成鸡易发生腓肠腱断裂。换羽时发生关节炎，可在患鸡皮肤外见到皮下组织呈紫红色。慢性病例的关节腔内的渗出物较少，腱鞘硬化和粘连，在跗关节远端关节软骨上出现凹陷的点状溃烂，然后变大、融合，延伸到下方的骨质，关节表面纤维软骨膜过度增生。有的在切面可见到肌和腱交接部发生的不全断裂和周围组织粘连，关节腔有脓样、干酪样渗出物。有时还可见到心外膜炎，肝、脾和心肌上有细小的坏死灶。

【诊断】根据流行病学、临诊症状和病理变化即可做出初步诊断，确诊需要做实验室诊断。可从肿胀的腱鞘、关节液取病料，按常规处理后接种5~7日龄的SPF鸡胚卵黄囊，接种后3~5d鸡胚胚体出血，内脏器官充血出血、胚体呈淡紫色。分离出病毒后可进一步做血清学试验或动物敏感性试验，如1日龄雏鸡掌内感染试验。

此外，也可用琼脂扩散试验、荧光抗体技术、中和试验和酶标记技术进行病毒鉴定或抗体检测。

【防制】本病目前尚无有效的治疗方法，主要采用以预防为主的综合性防制措施。

1. 坚持做好平时的消毒、卫生工作

不从有本病的地区、鸡场引进种蛋、种鸡；凡需引进时要加强对本病的检疫，确认无病时方可进入饲养鸡舍。加强饲养管理，密度不要过大，使用全价饲料，保持鸡舍恒温。坚持定期消毒，定期监测，定期搞好防疫，全进全出，自繁自养等措施。

2. 免疫接种

目前国外已有多种灭活疫苗和弱毒疫苗。1 日龄雏对呼肠孤病毒最易感，至 2 周龄时已开始建立年龄相关抵抗力，因而疫苗接种的目标是提供早期保护。用活疫苗或死疫苗免疫种鸡是防制本病的有效方法，不仅通过母源抗体保护 1 日龄仔鸡，而且对垂直传播也有限制作用。

在使用活疫苗时要注意疫苗毒株对不同年龄雏鸡的毒性是不同的。用 S1133 弱毒苗与马立克病疫苗同时免疫时，S1133 会干扰马立克病疫苗的免疫效果，故两种疫苗接种时间应相隔 5d 以上。无母源抗体的雏鸡，可在 6～8 日龄用活疫苗首次免疫，在 8 周龄时再用活疫苗加强免疫，在开产前 2～3 周注射灭活疫苗。一般可使雏鸡在 3 周内不受感染。对于肉种鸡，多在 1 日龄时接种 1 次弱毒疫苗。

十二、 产蛋下降综合征

产蛋下降综合征（Eggs Drop Syndrome1976，EDS－76）是由禽腺病毒引起鸡的一种传染病。临床症状不明显，主要表现产蛋率急剧下降，出现软壳蛋和畸形蛋。

本病 1976 年首次在荷兰发现，现已遍及世界各地。

【病原】鸡产蛋下降综合征病毒属于腺病毒科禽腺病毒属成员，为无囊膜的双股 DNA 病毒，病毒粒子直径为 70～80nm。病毒含有血细胞凝集素，能凝集鸡、鸭、鹅的红细胞，并为特异抗体所抑制。所以可用血凝和血凝抑制试验诊断本病。其他禽腺病毒，主要是凝集哺乳动物红细胞，这与 EDS－76 病毒不同。

病毒对外界抵抗力较强，对乙醚、氯仿不敏感，pH3～7 时稳定，病毒在 56℃条件下可存活 3h，60℃条件下 30min 可丧失致病性，70℃条件下 20min 死亡，室温条件下可存活 6 个月以上，0.3% 的甲醛溶液经 24h、0.1% 的甲醛溶液经 48h 可完全灭活病毒。

【流行病学】本病的主要易感动物是鸡，其自然宿主是鸭或野鸭。鸭感染后虽不发病，但长期带毒，带毒率可达 85% 以上。在家鸭、家鹅、俄罗斯鹅和白鹭、加拿大鹅和凫、海鸥、猫头鹰、鹳、天鹅、北京鸭、珠鸡中广泛存在 EDS - 76 抗体。

不同品系的鸡对本病毒的易感性有差异。26～35 周龄的所有品系的鸡都可感染，尤其是产褐壳蛋的肉用种鸡和种母鸡最易感，产白壳蛋的母鸡患病率较低。本病毒除可使不同品系的鸡和鸭感染外，鹅、雉鸡、珠鸡、火鸡和鹌鹑也可产生不同程度的抗体或排出病毒，鹌鹑只排出病毒但不产生抗体。

任何年龄的肉鸡、蛋鸡均可感染。幼龄鸡感染后不表现任何临床症状，血清中也查不出抗体，只有到开产以后，血清才转为阳性。因此，本病的流行特点是病毒的毒力在性成熟前的鸡体内不表现出来，产蛋初期的性成熟应激，致使病毒活化而使产蛋鸡发病。6～8 月龄母鸡处于发病高峰期。

本病的传染源是带毒鸡和病鸡，主要途径是由输卵管和卵巢传播。既可水平传播，又可垂直传播。被感染鸡可通过种蛋和种公鸡的精液传递。从鸡的输卵管、泄殖腔、粪便、咽黏膜、白细胞、肠内容物等可分离到 EDS - 76 病毒。病毒可通过上述途径向外排毒，污染饲料、饮水、用具、种蛋，经水平传播使其他鸡感染。通过蛋垂直传播，并经蛋内感染的鸡，多数在全群产蛋率达到 50% 至高峰时，出现排毒，并产生血凝抑制抗体。水平传播较慢，且呈间断性。

【临床症状】潜伏期约为 9d。

感染鸡群无明显临诊症状，通常是 26～36 周龄产蛋鸡突然出现群体性产蛋率下降，比正常下降 20%～30%，甚至达 50%。与此同时，产出软壳蛋、薄壳蛋、无壳蛋、小蛋，蛋体畸形，蛋壳表面粗糙，如白灰、灰黄粉样，褐壳蛋则色素消失，颜色变浅、蛋白水样，蛋黄色淡或蛋白中混有血液、异物等。异常蛋可占产蛋量的 15% 以上，蛋的破损率增高。持续 4～10 周或更长时间，而后产蛋率缓慢回升，最终也达不到标准产蛋量。发生于产蛋后期的鸡，产蛋率下降更明显。病鸡，有时出现腹泻，其他均无明症状。

【病理变化】本病无明显的病理变化，其特征性病变是输卵管各段黏膜发炎、水肿、萎缩。病鸡的卵巢萎缩变小，卵泡出血、软化、色淡，甚至变性。子宫黏膜发炎，肠道出现卡他性炎症。

【诊断】根据流行病学、临诊症状等可做出初步诊断。本病的特点是引起产蛋率下降的持续时间较非典型 ND、低致病性禽流感、IB 和 AE 等要长。确诊需要进行实验室诊断，如病原分离和鉴定、血清学试验。此外，还可通过琼脂扩散试验、免疫荧光抗体技术、中和试验和 ELISA 等方法进行诊断。

【防制】目前没有特效的治疗方法，只有采用综合性防制措施。应严格执行兽医卫生措施，加强鸡场和孵化室消毒工作。在日粮配合中，注意氨基酸、维生素的平衡。杜绝 EDS_{76} 病毒传入。本病主要是经胚垂直传播，所以应从非疫区鸡群中引种，引进种鸡要严格隔离饲养，产蛋后经 HI 试验监测，HI 抗体阴性者，才能留作种鸡。用油佐剂灭活疫苗对鸡免疫接种可起到良好的保护作用。鸡在

110～130 日龄进行免疫接种，免疫后 HI 抗体效价可达 8～9lg2，免疫后 7～10d 可测到抗体，免疫期 10～12 个月。以新城疫病毒和 EDS₇₆ 病毒制备二联油佐剂灭活疫苗，有良好的保护力。

十三、鸭瘟

鸭瘟（Duck Plague，DP）是由鸭瘟病毒引起的鸭、鹅、天鹅等雁形目动物的一种急性、热性、败血性传染病。本病又被称为鸭病毒性肠炎（Duck Virus Enteritis，DVE）。临床主要特征为发病快、传播迅速、发病率和病死率高，部分病鸭流泪、肿头，下痢，消化道黏膜出血、坏死，严重者在食管或泄殖腔黏膜表面形成黄绿色假膜，肝脏出血或坏死等，是严重威胁养鸭业发展的重要传染病之一。

【病原】鸭瘟病毒（Duck Plague Virus，DPV）又称鸭疱疹病毒 1 型，属于疱疹病毒科疱疹病毒甲亚科疱疹病毒属中的滤过性的病毒。病毒粒子呈球形，直径为 120～180nm，有囊膜，病毒核酸型为双股 DNA。病毒分散于病鸭体内各种内脏器官、血液、分泌物和排泄物中，其中以肝、肺、脑含毒量最高。本病毒对禽类和哺乳动物的红细胞没有凝集现象，毒株间在毒力上有差异，但免疫原性相似。

病毒对外界抵抗力不强，温热和一般消毒剂能很快将其杀死。病毒在 80℃经 5min 即可死亡，56℃经 10min 即可杀死。在污染的禽舍内（4～20℃）可存活 5d。对低温抵抗力较强，在 -7～-5℃经 3 个月毒力不减弱；-20～-10℃经 1 年对鸭仍有致病力。病毒对乙醚和氯仿等常用消毒剂敏感。

【流行病学】本病一年四季均可发生，但以春秋季流行较为严重。在自然条件下，本病主要发生于鸭，对不同年龄、性别和品种的鸭都有易感性，但以番鸭、麻鸭易感性较高，北京鸭次之。自然感染则多见于成鸭，一个月以下雏鸭发病较少。

病鸭和带毒鸭是本病主要传染源。鸭瘟可通过病禽与易感禽的接触而直接传染，也可通过与污染环境的接触而间接传染。鸭瘟的传播途径主要是消化道，还可以通过交配、眼结膜和呼吸道传染，吸血昆虫也可成为本病的传播媒介。被病鸭和带毒鸭的排泄物污染的饲料、饮水、用具和运输工具等，都是造成鸭瘟传播的重要因素。

【临床症状】自然感染的潜伏期为 3～5d，人工感染的潜伏期为 2～4d。

患鸭病初体温升高至 43℃以上，高热稽留。病鸭表现精神委顿，食欲减少，渴欲增加，羽毛松乱无光泽，两翅下垂。两脚麻痹无力，走动困难。流泪和眼睑水肿是鸭瘟的一个特征症状，病初流出浆性分泌物，以后变黏性或脓性分泌物，往往将眼睑粘连而不能张开。严重者眼睑水肿或翻出眼眶外，眼结膜充血或小点出血，甚至形成小溃疡。此外，病鸭从鼻腔流出稀薄和黏稠的分泌物，呼吸困难，个别病鸭见有频频咳嗽。同时病鸭发生下痢，排出绿色或灰白色稀粪，肛门周围的羽毛被污染并结块。泄殖腔黏膜充血、出血、水肿，严重者黏膜外翻并有一层黄绿色的假膜，不易剥离。部分病鸭在疾病明显时期，可见头和颈部发生不同程度的肿胀，触之有波动感，俗称"大头瘟"。病程一般为 2 ~ 5d，慢性可拖至 1 周以上，生长发育不良。

鹅发病率低，极少死亡。其临床特征为头颈羽毛松乱，精神委顿，脚软麻痹，卧地不愿行走，食欲下降，甚至废绝，渴欲增加。体温升高达 42.5 ~ 43℃。两眼流泪，眼睑水肿，死后眼睑周围有凝固的血迹，头、下颌部皮下水肿。鼻孔有浆液性和黏液性分泌物，呼吸困难，下痢，粪便呈乳白色或黄绿色黏液状，肛门水肿。成鹅产蛋量下降。

【病理变化】 病变的特点是出现急性败血症，体表皮肤有许多散在出血斑，眼睑常粘连一起，下眼睑结膜出血或有少许干酪样物覆盖。部分头颈肿胀的病例，皮下组织有黄色胶样浸润。食管黏膜有纵行排列的灰黄色假膜覆盖或小出血斑点，假膜易剥离，剥离后食管黏膜留有溃疡斑痕，这种病变具有特征性。有些病例腺胃与食管膨大部的交界处有一条灰黄色坏死带或出血带。肠黏膜充血、出血，以十二指肠和直肠最为严重。泄殖腔黏膜的病变与食管相同，也具有特征性，黏膜表面覆盖一层灰褐色或绿色的坏死结痂，黏着很牢固，不易剥离，黏膜上有出血斑点和水肿，具有诊断意义。产蛋母鸭的卵巢滤泡增大，有出血点和出血斑，有时卵泡破裂，引起腹膜炎。

肝脏不大，肝表面和切面有大小不等的灰黄色或灰白色的坏死点，少数坏死点中间有小出血点，这种病变具有诊断意义。雏鸭感染鸭瘟病毒时，法氏囊呈深红色，表面有针尖状的坏死灶，囊腔充满白色的凝固性渗出物。

鹅感染鸭瘟病毒后的病变与鸭相似。食道黏膜上有散在的坏死灶、溃疡，肝有坏死点和出血点。泄殖腔黏膜出血，表面覆盖一层灰绿色斑点状隆起物，不宜剥离刮落，用刀刮有磨砂感。其他参考鸭的病变。

【诊断】 根据流行病学特点、特征症状和病变可做出初步诊断。本病传播迅速，发病率和病死率高。特征性症状为体温升高，流泪，两腿麻痹和部分病鸭头颈肿胀；有诊断意义的病变为食管和泄殖腔黏膜溃疡和有假膜覆盖的特征性病变和肝脏坏死灶及出血点。必要时进行病毒分离鉴定和中和试验可做出确诊。此外，Dot – ELISA 可作为快速诊断。

【防制】 坚持自繁自养，全进全出制。避免从疫区引进鸭，如必须引进，一定要经过严格检疫，并经隔离饲养 2 周以上，确认健康后才能合群饲养。应禁止在鸭瘟流行区域和野水禽出没区域放牧。平时对禽场和工具进行定期消毒。目前使用的疫苗有鸭瘟鸭胚化弱毒苗和鸡胚化弱毒苗。病愈和人工免疫的鸭均获得坚强免疫力。雏鸭 20 日龄首次免疫，4 ~ 5 月后加强免疫 1 次即可。

一旦发生鸭瘟时，立即采取隔离和消毒措施，对鸭群用疫苗进行紧急接种。

要禁止病鸭外调和出售，停止放牧，防止扩散病毒。在受威胁区内，所有鸭和鹅应注射鸭瘟弱毒疫苗，母鸭的接种最好安排在停产时或产蛋前 1 个月。

对经济价值较高的鸭，可在病初肌内注射鸭高免血清 0.5 ~ 1mL/只，也可用聚肌胞肌内注射 1mg/只，1 次/3d，连用 2 ~ 3 次，可收到良好疗效。应用高免卵黄制剂给每只鸭进行皮下注射 1 ~ 2mL，预防量减半；也可以用免疫过的蛋鸭所产的蛋给正在发病的鸭群服用，每天每只鸭一个蛋黄，有一定的效果。

十四、 鸭病毒性肝炎

鸭病毒性肝炎（Duck Virus Hepatitis，DVH）是由鸭肝炎病毒引起雏鸭的一种急性、高度致死性传染病。其特征是发病急，传播快，死亡率高；共济失调，角弓反张；肝大和出血。本病常给养鸭场造成巨大的经济损失，是严重危害养鸭业的主要传染病之一。

【病原】 鸭肝炎病毒属于小核糖核酸病毒科肠道病毒属成员。病毒大小为20 ~ 40nm，基因组为 RNA。该病毒不凝集禽和哺乳动物红细胞。病毒有 3 个血清型，即I、II、III型，各型之间有明显差异，无交叉免疫性。本病毒不能与人和犬的病毒性肝炎的康复血清发生中和反应，与鸭乙型肝炎病毒也没有亲缘关系。

DHV 对外界的抵抗力很强，对氯仿、乙醚、胰蛋白酶和 pH3.0 都有抵抗力，在 56℃经 60min 仍可存活，62℃经 30min 可以灭活；在 37℃中能抵抗 2% 来苏儿作用 1h 和 0.1% 福尔马林 8h；病毒在 1% 福尔马林或 2% 氢氧化钠中 2h（15 ~ 20℃），在 2% 的漂白粉溶液中 3h，5% 酚、碘制剂均可使其灭活。

【流行病学】 自然条件下本病主要发生于 6 周龄以下雏鸭，特别是 3 周内的雏鸭最易感。成年鸭可感染，但仅有免疫反应，无临床症状。自然条件下不感染鸡、火鸡和雏鹅。本病主要通过与病鸭接触或被污染的人员、工具、饲料、垫料、饮水等传播，经消化道和呼吸道感染。在野外和舍饲条件下，本病可迅速感染鸭群中的全部易感小鸭，表明其具有极强的传染性。野生水禽可能成为带毒者，鸭舍中的鼠类也可能散播本病毒，病愈鸭仍可通过粪便排毒 1~2 个月。

本病一年四季均可发生，以冬春季节发病为多。主要在孵化季节，我国南方多在 2 ~ 5 月和 9 ~ 10 月，北方多在 4 ~ 8 月。饲养管理不当，鸭舍内温度过高、密度太大、卫生条件差、缺乏维生素和矿物质都能促使本病的发生。发病率严重时可达 100%，病死率不一，因年龄不同而有较大差异，1 周龄内雏鸭的病死率可达 95%，2 ~ 3 周龄的雏鸭病死率不到 30% ~ 70%，4 周龄以上的雏鸭发病率和病死率都很低。

【临床症状】 本病潜伏期短，仅为 1 ~ 2d。表现为发病突然。最急性的雏鸭常无任何症状而突然死亡，几个小时后波及全群。开始时病鸭表现扎堆、精神萎靡、缩颈、翅下垂，不能随群走动，眼睛半闭，打瞌睡，共济失调。发病半日到 1 日而发生神经症状，不安定、全身性抽搐，头向后背，成角弓反张姿态，俗称

"背脖病"（此为最具特征的症状）。身体倒向一侧，两脚痉挛性反复踢蹬，约十几分钟后死亡。也有反复发作，持续几小时后死亡的。喙端和爪尖淤血呈暗紫色，少数病鸭死亡前排黄白色和绿色稀粪。

Ⅱ型和Ⅲ型鸭肝炎病毒所引起的鸭病毒性肝炎的临床症状与Ⅰ型相似。

【病理变化】病变主要在肝脏，肝大，发黄发暗，质地脆，呈淡红色或外观呈斑驳状，表面有出血点或出血斑或刷状出血。胆囊肿胀，充满胆汁，胆汁呈褐色或茶色，或淡黄淡绿色。脾有时大，外观也呈斑驳花纹状，多数病鸭的肾脏发生树枝状充血和肿胀，心肌多苍白。其他器官没有明显变化。

病理组织学变化特征是肝组织的炎症变化，急性病例肝细胞弥漫性变性坏死，其间有大量红细胞。慢性病变为广泛性胆管增生，有不同程度的炎性细胞反应和出血。脾组织呈退行性变性坏死。

【诊断】本病发病急、传播迅速、病程短；3周龄内病死率高，成年鸭不发病；病鸭有明显的神经症状（角弓反张）；病变主要表现为肝细胞的变性和出血。上述特征可做出初步诊断。一个更敏感可靠的方法是接种 1～7 日龄的敏感雏鸭，复制出该病的典型症状和病变，而接种同一日龄的具有母源抗体的雏鸭（即经疫苗接种的母鸭子代）则应有80%～100%受到保护，即可确诊。

国外报道用直接荧光抗体技术可对自然病例或接种鸭胚的肝脏触片或冰冻切片进行快速、准确的诊断。

【防制】严格的防疫和消毒制度是预防本病的积极措施，应避免从疫区或疫场购入带毒雏鸭。坚持自繁自养和全进全出的饲养管理制度，可有效防止疾病传入和扩散。定期对鸭场环境、用具进行预防消毒是绝对必要的。

疫苗接种是有效的预防措施，可用鸡胚化鸭肝炎弱毒疫苗给临产蛋种母鸭皮下免疫，共 2 次，间隔 2 周。这些母鸭的抗体至少可维持 4 个月，其后代雏鸭母源抗体可保持 2 周左右，如此即可渡过最易感的危险期。但在环境卫生条件差，疫情较重的鸭场，则在雏鸭 9～13 日龄时进行一次鸭肝炎疫苗的主动免疫或使用免疫母鸭的蛋黄匀浆进行被动免疫。未经免疫的种鸭群，其后代 1 日龄时经皮下或腿肌注射 0.5～1.0mL 弱毒疫苗，即可受到保护。

发病或受威胁的雏鸭群，可经皮下注射康复鸭血清或高免血清或免疫母鸭蛋黄匀浆 0.5～1.0mL，可起到降低病死率、制止流行和预防发病的作用。

十五、 雏番鸭细小病毒病

番鸭细小病毒病（Muscovy Duckling Parvovirosis，MDP）俗称番鸭三周病，是由雏番鸭细小病毒引起的，以喘气、软脚、腹泻及胰脏坏死和出血为主要特征的传染病。主要侵害 1～3 周龄雏番鸭，具有高度传染性、发病率和病死率高，是目前番鸭饲养业中危害最严重的传染病之一。病变的主要特征是肠黏膜坏死、脱落。易感动物除雏番鸭外，其他禽类和哺乳动物均不感染发病。本病可造成雏番鸭大批死亡，未死者成为僵鸭。

【病原】雏番鸭细小病毒是细小病毒科细小病毒属的成员。病毒粒子呈圆形或六边形，病毒直径 22 ~ 23nm，二十面体对称，无囊膜，为单股 DNA 病毒。MDPV 的生物学特性与小鹅瘟病毒（GPV）相似。但通过交叉中和试验可以把 MPV 和 GPV 区分开来，临床上有高效价抗 GPV 抗体的雏番鸭对 MDPV 仍然易感。病毒能在番鸭胚和鹅胚中繁殖，并引起胚胎死亡，但不感染鸡胚。病毒在番鸭胚成纤维细胞上生长并引起细胞病变，荧光抗体染色在细胞核内出现明亮的黄绿色荧光，说明病毒在细胞核内复制。

该病毒对鸡、番鸭、麻鸭、鸽子、猪等动物的红细胞均无凝集作用。对乙醚、胰蛋白酶、酸和热等有很强的抵抗力，但对紫外线照射很敏感。

【流行病学】雏番鸭是唯一自然感染发病的动物，发病率和病死率与日龄关系密切，日龄越小发病率和病死率越高，一般从 4 ~ 5 日龄初见发病，10 日龄达高峰，3 周龄以内的雏番鸭发病率为 20% ~ 60%，病死率为 20% ~ 40%。以后逐渐减少，20 日龄以后表现为零星发病。近年来，雏番鸭发病日龄有增大的趋势，40 日龄的番鸭也可发病，但发病率和病死率低。

病番鸭和带毒番鸭是主要的传染源。病鸭通过排泄物特别是通过粪便排出大量病毒，污染饲料、饮水、用具、人员和周围环境造成传播。成年番鸭感染病毒后不表现任何症状，但能排出大量病毒。如果含病毒的排泄物污染种蛋外壳，则引起种蛋在孵化器及出雏器内的污染，使出壳的雏番鸭成批发病。

本病发生的季节性不明显，但是由于冬春气温低，育雏室空气流通不畅，空气中氨和二氧化碳浓度较高，故此季节的发病率和病死率相对较高。

【临床症状】本病的潜伏期 4 ~ 9d，病程 2 ~ 7d，病程长短与发病日龄密切相关。根据病程长短可分为最急性型、急性和亚急性型三种类型。

1. 最急性型

多发生于出壳后 6d 以内的雏番鸭，病势凶猛，病程很短，只有数小时。多数病雏不表现症状即衰竭、倒地死亡。

2. 急性型

主要见于 7 ~ 21 日龄的雏番鸭，约占整个病雏数的 90% 以上。主要表现为精神委顿，羽毛蓬松，两翅下垂，尾端向下弯曲，两脚无力，懒于走动，畏食，离群。有不同程度腹泻，排出灰白或淡绿色稀粪，并黏附于肛门周围。呼吸困难，喙端发绀，后期常蹲伏，张口呼吸。濒死前两腿麻痹，翅膀耷拉并倒地不起，最后衰竭死亡。病程一般为 2 ~ 4d。

3. 亚急性型

本型病例较少，往往是由急性型转来，也可见于日龄较大的雏鸭。主要表现为精神委顿，喜蹲伏，两腿无力，行走缓慢，排黄绿色或灰白色稀粪，并黏附于肛门周围。病程 5 ~ 7d，病死率低，大部分病愈鸭颈部、尾部脱毛，嘴变短、生长发育受阻，成为僵鸭。

【病理变化】最急性型由于病程短，病理变化不明显，只在肠道内出现急性卡他性炎症，并伴有肠黏膜出血，其他内脏器官无明显病变。

急性型病理变化典型，呈全身败血症的变化，全身脱水明显。大部分病死鸭肛门周围有稀粪黏附，泄殖器扩张、外翻；心脏变圆，心壁松弛，尤以左心室病变明显。肝脏稍大，胆囊充盈，肾和脾稍大，胰腺肿大且表面散布针尖大小的灰白色病灶。特征性病变在肠道，在空肠中、后段显著膨胀，在肠道膨大处内有一小段质地松软的黏稠渗出物，长 3～5cm，呈黄绿色，主要由脱落的肠黏膜、炎性渗出物和肠内容物组成。两侧盲肠均有不同程度的炎性渗出和出血。直肠内黏液增多，黏膜有许多出血点，肠管粗大。其他内脏器官一般无明显可见的肉眼变化。

【诊断】根据流行病学、临诊症状和病理变化可以作出初步诊断。但是临诊上本病常与小鹅瘟、鸭病毒性肝炎和鸭传染性浆膜炎混合感染，故容易造成混淆。确诊时必须依靠病原分离鉴定和血清学检测。

番鸭对 GPV 和 MDPV 都易感，并且 GPV 和 MDPV 又存在共同抗原，所以要把番鸭细小病毒病（MDPV）和小鹅瘟病毒（GPV）区分开来，必须通过血清学分子生物学方法或交叉中和试验。对 MDPV 特异的单抗在对分离物的鉴定和对临诊样品的快速诊断上发挥很重要的作用。基于 MDPV 特异性单抗的乳胶凝集试验和免疫荧光试验可用于临诊样品 MDPV 病毒的检测，而乳胶凝集抑制试验则可用于血清流行病学调查和免疫鸭群的抗体监测。

鉴别诊断：应注意与雏番鸭小鹅瘟鉴别诊断。

【防制】采取严格的生物安全措施对本病的防制具有重要意义。尤其是对种蛋、孵化器、出雏器和育雏室的严格消毒，是保证防止发病的重要措施。再结合预防接种，可很好的控制本病的发生和流行。

目前，国内已研制出 MDPV 弱毒活疫苗供雏番鸭和种鸭免疫预防用；也可使用灭活疫苗。国外有供种鸭用的 GPV 和 MDPV 二联灭活疫苗，而在雏番鸭则联合使用灭活的水剂 MDPV 疫苗和弱毒 GPV 活疫苗。

对已经发病的雏鸭可用高免血清进行防制。用番鸭细小病毒弱毒疫苗反复免疫易感鸭，然后收集琼脂扩散试验抗体效价在 1：32 以上的鸭血清，即为雏番鸭细小病毒病（MDP）高免血清。该血清用于雏番鸭本病的预防，可大大减少发病率，用量为每只雏鸭皮下注射 1mL；对发病鸭进行治疗时，使用剂量为每只雏鸭皮下注射 2～3mL。

十六、 小鹅瘟

小鹅瘟（Gosling Plague，GP）又称鹅细小病毒感染，是由细小病毒引起的雏鹅与雏番鸭的一种急性或亚急性败血性传染病。临床特征为精神委顿、食欲废绝和严重下痢。剖检后以渗出性肠炎为主要病理变化。本病主要侵害 4 ~ 20 日龄雏鹅，传播快、发病率高、病死率高。

【病原】 小鹅瘟病毒属细小病毒科细小病毒属成员。病毒为球形，无囊膜，直径为 20 ~ 22nm，是一种单链 DNA 病毒。与一些哺乳动物细小病毒不同，本病毒无血凝活性，与其他细小病毒无抗原关系。国内外分离到的毒株抗原性基本相同，仅有一种血清型。

病毒经 65℃ 30min 对滴度无影响，能抵抗 56℃ 3h，在 pH3.0 溶液中 37℃ 条件下耐受 1h 以上，对氯仿、乙醚和多种消毒剂不敏感，能抵抗胰酶的作用。

【流行病学】 本病仅发生于鹅与番鸭的幼雏，其他禽类均无易感性。本病的发生及其危害程度与日龄密切相关，雏鹅的易感性随年龄的增长而减弱。主要侵害 5 ~ 25 日龄的雏鹅与雏番鸭。10 日龄以内发病率可达 100%，而病死率高达 95% 以上，以后随日龄增大而逐渐减少。1 月龄以上较少发病，成年禽可带毒、排毒而不发病。

病雏及带毒成年禽是本病的传染源。在自然情况下，与病禽直接接触或采食被污染的饲料、饮水是本病传播的主要途径。易感的成年鹅群中一旦传入小鹅瘟病毒，可通过垂直传播使易感雏鹅群严重暴发本病。

本病的爆发与流行具有明显的周期性，在每年全部更新种鹅的地区，大流行后的一两年内都不会再次流行。有些地区并不每年更新全部种鹅，本病的流行不表现明显的周期性，每年均有发病，但病死率较低，在 20% ~ 50%。

【临床症状】 小鹅瘟的潜伏期与感染时雏鹅的日龄有关，1 日龄感染为 3 ~ 5d，2 ~ 3 周龄感染为 5 ~ 10d。

1 周龄内发病者常呈最急性型，往往无前期症状，一经发现即极度衰弱或倒地乱划，不久即死亡。发病率可达 100%，病死率高达 95% 以上。

第 2 周内发生的病例多为急性型，病鹅表现全身委顿，食欲减少，常离群，打瞌睡，随后腹泻，排出灰白色或黄绿色带有气泡的稀粪。临死前出现两腿麻痹或抽搐。病程 1 ~ 2d。

2 周龄以上病例病程稍长，一部分转为亚急性型，以委顿消瘦和拉稀为主要症状，少数幸存者在一段时间内生长不良。病死率一般在 50% 以下。

雏番鸭的临床症状与鹅相似。

【病理变化】 最急性型病例除肠道有急性卡他性炎症外，其他器官一般无明显病变。

急性病例表现为全身性败血症变化，全身脱水，皮下组织显著充血。心脏变圆，心房扩张，心壁松弛，心肌晦暗无光泽。肝大，呈深紫色或黄红色，胆囊肿大，充满暗绿色胆汁。本病的特征性变化是为小肠发生急性卡他性 – 纤维素性坏死性肠炎，小肠中下段整片肠黏膜坏死脱落，与凝固的纤维素性渗出物形成栓子或包裹在肠内容物表面的假膜，堵塞肠腔。剖检时可见靠近卵黄与回盲部的肠段，外观极度膨大，质地坚实，状如香肠，肠管被一淡灰或淡黄色的栓子塞满。这一变化在亚急性病例更易看到。

【诊断】本病具有特征的流行病学表现，遇有孵出不久的雏鹅群大量发病及死亡，结合到症状和特有的病变，即可做出初步诊断。确诊可通过病毒分离鉴定或病毒中和试验、琼脂扩散试验、反向间接血凝试验、ELISA 试验、精子凝集抑制试验等特异抗体检查。

【防制】各种抗菌药物对本病无治疗作用。除采取常规的卫生防疫措施外，主要依靠疫苗，高免血清和卵黄液进行防制。及早注射抗小鹅瘟高免血清能制止80% ~90% 已被感染的雏鹅发病。由于病程太短，对于症状严重病雏，抗血清的治疗效果甚微。

小鹅瘟主要是通过孵坊传播的，因此，孵坊中的一切用具、设备，在每次使用后必须清洗消毒，收购来的种蛋应用福尔马林熏蒸消毒。如发现分发出去的雏鹅在 3 ~5d 发病，即表示孵坊已被污染，应立即停止孵化，将房舍及孵化、育雏等全部器具彻底消毒。刚出壳的雏鹅要注意不要与新进的种蛋和大鹅接触，以防感染。对于已污染的孵坊所孵出的雏鹅，应立即注射高免血清。

严禁从疫区购进种蛋及种苗；新购进的雏鹅应隔离饲养 20d 以上，确认无小鹅瘟发生时，才能与其他雏鹅合群。

在本病严重流行的地区，利用弱毒苗甚至强毒苗免疫母鹅是预防本病最经济有效的方法。但在未发病的受威胁区不要用强毒免疫，以免散毒。在留种前一个月做第 1 次接种，每只肌内注射种鹅弱毒苗尿囊液原液 100 倍稀释物 0.5mL，15d 后做第 2 次接种，每只尿囊液原液 0.1mL。再隔 15d 方可留做种蛋。

单元二 | 禽常见的细菌性传染病

一、 禽支原体病

支原体（*Mycoplasmosis*）又称霉形体，是一类没有细胞壁，仅由胞浆膜包裹的原核微生物，是目前所知的能在无生命培养基中繁殖的最小原核细胞微生物。广泛存在于人类、动物、植物、昆虫体内，其中部分支原体对人或动物具有一定的致病性，在兽医学上是一类重要的病原微生物。1967 年正式命名为霉形体。

支原体对禽类具有广泛的致病性，主要侵害呼吸系统和生殖系统，还能引起关节炎、眼部感染。从禽类分离的支原体已发现的有十多种，目前已知的支原体有 80 余种，其中对禽致病的主要为鸡败血支原体、滑液囊支原体和火鸡支原体。最近国内学者又证明鸭支原体是鸭传染性窦炎的病原。

（一）鸡毒支原体感染

鸡毒支原体感染（Mycoplasma Gallisepticum Infection）是由鸡毒支原体引起鸡和火鸡等禽类的一种慢性接触性呼吸道传染病，又称鸡败血支原体病、鸡败血霉形体病、慢性呼吸道病（CRD），火鸡则称为传染性窦炎。其特征为咳嗽、流鼻液、呼吸道啰音和张口呼吸，剖检可见鼻窦、气管卡他性炎和严重的气囊炎。疾病发展缓慢，病程长，成年鸡多为隐性感染，可在鸡群长期存在和蔓延。本病分布于世界各地，是危害养鸡业的重要传染病之一。

【病原】鸡败血支原体（MG）是支原体属内的致病种。该菌一般呈球形，大小为 0.25～0.5μm。革兰染色弱阴性，姬姆萨染色效果较好。本菌为好氧和兼性厌氧，在液体培养基中培养 5～7d，可分解葡萄糖产酸。在固体培养基上，生长缓慢，能凝集鸡和火鸡红细胞。到目前为止，这个种只发现 1 个血清型，但各个分离株之间的致病性和抗原性存在差异。

鸡败血支原体对环境抵抗力低弱。一般消毒药物均能将它迅速杀死。在水内立刻死亡，对紫外线的抵抗力极差，在阳光直射下会很快失去活力。在 20℃的鸡粪内可生存 1～3d，但在发酵粪堆中也很快死亡。在卵黄内 37℃能生存 18 周，20℃存活 6 周，在 45℃中经 12～14min 死亡。液体培养物在 4℃中不超过 1 个月，在 -30℃中可保存 1～2 年，在 -60℃中可生存多年，冻干培养物在 -60℃中存活时间更长。

本菌对泰乐菌素、泰妙菌素、红霉素、链霉素等敏感，但对新霉素、多黏菌素、青霉素和磺胺类药物有抵抗力。

【流行病学】本病主要感染鸡和火鸡，各种年龄的鸡和火鸡都能感染本病。但年龄越小症状越严重，鸡以 4～8 周龄最易感，火鸡多见于 5～16 周龄。纯种鸡较杂交鸡严重，成年鸡常为隐性感染。

本病的传播方式有水平传播和垂直传播。病禽和带菌禽是主要的传染源，其分泌物、排泄物带有大量病原。此外，疫苗本身带菌也是一个非常重要的传染来源。

本病一年四季均可发生，但在寒冷的冬春季节及气候突变时多发而且严重。并表现长期存在、反复发生、流行缓慢，很难根除的特点。有人总结出"三轻三重"（即用药时、天气好时、饲养管理好时轻；停药时、天气坏时、饲养管理差时重）。发病率和病死率的高低决定于管理条件和有无继发感染，易受环境因素影响，如雏禽的气雾免疫、卫生状况差、饲养管理不良、应激、其他病继发等影响。

【临床症状】潜伏期，人工感染 4～21d，自然感染可更长。

病初的典型症状为浆液或浆液黏液性鼻液，鼻孔堵塞、频频摇头、喷嚏、咳嗽，还见有窦炎、结膜炎和气囊炎。其后炎症蔓延到下呼吸道即出现咳嗽，呼吸困难，呼吸有气管啰音等症状。病鸡食欲不振，体重减轻消瘦。到了后期，如果鼻腔和眶下窦中蓄积渗出物，眶下窦肿胀、发硬，表现为颜面部肿胀。眼睑肿胀，眼部突出如肿瘤状，突出眼外，似金鱼眼。眼球受到压迫，发生萎缩并造成失明，可以侵害一侧眼睛，也可能两侧同时发生。

成年鸡很少死亡，幼鸡如无并发症，病死率也低。产蛋鸡感染后，只表现产蛋量下降和孵化率低，孵出的雏鸡活力降低，并维持在低水平上。后期常蹲伏一隅，不愿走动，公鸡的症状常较明显。种蛋的受精率和孵化率下降，死胚和弱胚增多，孵出的弱雏多，易发病死亡，且弱雏的气囊炎发生率高。肉用仔鸡和火鸡可见严重的气囊炎、咳嗽、啰音和生长不良。

火鸡的症状基本上与鸡相似，常见的症状是窦炎、鼻炎和呼吸困难。

【病理变化】单纯感染 MG 时，可见鼻道、气管、支气管和气囊内含有混浊的黏稠渗出物，喉头、气管黏膜常增厚，内有微量的黏液状物质积聚，早期气囊轻度混浊、肥厚，常见有黄色泡沫，严重者有干酪样渗出物。自然感染的病例多为混合感染，可见呼吸道黏膜水肿，充血、肥厚。窦腔内充满黏液和干酪样渗出物，有时波及肺、鼻窦和腹腔气囊，如有大肠杆菌混合感染时，可见纤维素性肝被膜炎和心包炎，火鸡常见到明显的窦炎。

【诊断】根据本病的流行情况、临诊症状和病理变化，可做出初步诊断。本病在临诊上应注意与鸡的传染性支气管炎、传染性喉气管炎、新城疫、雏鸡曲霉菌病、滑液囊支原体、禽霍乱等相鉴别。但进一步确诊须进行病原分离鉴定和血清学检查，此外还有 HI 和 ELISA。

【防制】平时加强饲养管理，尽量消除引起鸡抵抗力下降的一切应激因素。感染本病的鸡多为带菌者，很难根除病原，故必须采取措施建立无支原体病的种鸡群。在引种时，必须从无本病鸡场购买。幼鸡到 2～4 月龄时，应定期进行血清凝集试验，淘汰阳性反应鸡，要求与鸡白痢检疫相同。控制 MG 感染的疫苗有灭活疫苗和活疫苗两大类。灭活疫苗为油乳剂，可用于幼龄鸡和母鸡。活疫苗主要是 F 株和温度敏感突变株 S6 株。据报道，其免疫保护效果好，比未免疫的对照鸡病变轻，生产性能好。

本病对某些抗生素有一定的疗效。目前认为泰乐菌素、壮观霉素、链霉素和红霉素对本病有一定的疗效。抗生素治疗时，停药后往往复发，因此应考虑几种药轮换使用。此外，本病的药物治疗效果与有无并发感染的关系很大，病鸡如果同时并发其他病毒病（例如传染性喉气管炎），疗效不明显。

（二）滑液囊支原体感染

滑液囊支原体感染（Mycoplasma Synoviae，MS）又称传染性滑膜炎，是滑液囊支原体引起的鸡和火鸡的一种急性或慢性的传染病。主要侵害关节的滑液囊膜和腱鞘，引起渗出性滑膜炎、腱鞘滑膜炎及滑液囊炎。

【病原】本病的病原为滑液囊支原体（MS），呈多形态的球形体，比鸡毒支原体稍小。革兰染色阴性，只有 1 个血清型，不同菌株间几乎没有差异。病原体具有一般支原体特征。

滑液囊支原体对外界环境的抵抗力与败血支原体相似，不耐热，在低温条件下能够存活很长时间，如卵黄囊中的支原体在 -20℃下能存活 2 年，肉汤培养物在 -70℃条件下或冻干的培养物在 4℃条件下均可稳定存活数年。

【流行病学】 滑液囊支原体病只感染鸡、火鸡和珍珠鸡，人工感染可使野鸡、鸭和鹅发病。主要发生于 4 ~ 16 周龄的鸡和 10 ~ 24 周龄的火鸡，偶见于成年鸡。雏鸡也有在 1 周龄时发生本病的，急性感染期之后出现的慢性感染可持续数年。

传播方式主要是通过空气从呼吸道感染和传播，通常感染可达 100%。污染的用具、衣服及车辆等均能机械传播病原，也能够通过种蛋垂直传染，感染的雏鸡可在雏鸡中传播疾病。种母鸡感染后，通过生殖道排毒长达 14 ~ 40d。普通鸡胚培养制造的疫苗中常有滑液囊支原体的污染，会将病原传播给接种的鸡。

【临床症状】 潜伏期通常为 11 ~ 21d。

发病初期的症状是冠色苍白，跛行（表现八字步），喜卧，食欲下降，消瘦，生长发育不良，常见含有大量尿酸盐的绿色排泄物。随病情发展，跗关节及足掌肿胀，可达鸽卵大。至病发后期，由于久病而关节变形，久卧不起，甚至不能行走中，无法采食，极度消瘦，虽然病已趋严重但病鸡仍可持续饮水和吃食。上述急性症状之后继以缓慢地恢复，但滑膜炎可持续 5 年之久。经呼吸道感染的鸡在 4 ~ 6 周时可表现轻度啰音或者无症状。

火鸡的症状与鸡基本相同，主要表现为跛行，呼吸道的症状不常见。

【病理变化】 病初，病变关节的滑膜、滑液囊和腱鞘可见到多量炎性渗出物，早期为清亮并逐渐混浊，以后变成干酪样渗出物。有时关节软骨出现糜烂。慢性病例的病变关节的表面常呈橘黄色。肝大并呈绿或暗红色，脾大，肾常肿大苍白呈斑驳状。随着病情的发展，关节和腱鞘内的分泌物呈浓缩状（干酪样渗出物）。有的可见胸部出现囊肿。上呼吸道一般没有病变，偶尔可见气囊炎的变化。

【诊断】 根据病鸡的发病年龄和胫跗关节及足垫的病理变化。可以初步诊断。但确实诊断必须进行支原体的分离培养和鉴定、动物接种试验及血清学鉴定。

【防制】 目前有多种抗生素对本病都有疗效，包括诺氟沙星、四环素、红霉素、壮观霉素、林可霉素、泰乐菌素及土霉素等，可以添加在饲料中。但抗生素治疗不能从鸡群中排除滑膜支原体感染。

本病的防制措施与鸡败血支原体病相同，必须采取有效的综合防疫措施，防止感染的传入。目前尚缺乏疫苗用于免疫接种。

二、 传染性鼻炎

传染性鼻炎（Infectious Coryza，IC）是由副鸡嗜血杆菌所引起鸡的急性上呼吸道传染病。主要症状为鼻腔与鼻窦发炎，流鼻涕，打喷嚏，眼结膜发炎，流泪，脸部肿胀。

目前，本病分布于世界各地，虽然本病的病死率不高，但由于感染的蛋鸡产蛋下降（10%～40%），育成鸡生长停滞及淘汰鸡数增加，肉鸡肉质下降，常造成严重经济损失。如有并发或继发感染和其他应激因素，则损失更大。

【病原】副鸡嗜血杆菌属巴氏杆菌科嗜血杆菌属，呈多形性。在初分离时为一种革兰阴性小球杆菌，两极染色，不形成芽孢，无荚膜，无鞭毛，不能运动。对营养的需求较高，属于兼性厌氧菌。鲜血琼脂或巧克力琼脂可满足本菌的营养需求，经24h后可形成露滴样小菌落，不溶血。本菌可经鸡胚卵黄囊内接种，24～48h内致死鸡胚，在卵黄和鸡胚内含菌量较高。

用菌体抗原做直接凝集试验，将本菌分为A、B、C三个血清型。我国流行的以A血清型为主，各型之间无交叉保护作用。本菌的抵抗力很弱，对热及消毒药很敏感。

【流行病学】本病主要发生于鸡，各种年龄的鸡都可感染，但1周龄内的雏鸡由于有相当高水平的母源抗体而不易发病，随着年龄的增加易感性增高，以8～9周龄以上的育成鸡和产蛋鸡最易感，尤以产蛋鸡发病最多。传染途径主要以飞沫及尘埃经呼吸道感染，但也可通过污染的饲料和饮水经消化道感染。麻雀也能成为传播媒介。

本病有明显的季节性，多发生在秋、冬寒冷的季节。本病通常表现为发病率高、病死率低。一旦发病若不采取防制措施，鸡群将无一幸免。此外，本病的发生与一些能使机体抵抗力下降的诱因密切相关，如鸡群拥挤、不同年龄的鸡混群饲养、通风不良、鸡舍内闷热、氨气浓度大，或鸡舍寒冷潮湿、缺乏维生素A、受寄生虫侵袭等都能促使鸡群发病。

【临床症状】潜伏期短，一般人工感染为18～36h，自然感染为1～3d。很快蔓延整个鸡群。

多数病鸡可见发热，精神不振，食欲缺乏。同时流出鼻汁，初期量多，呈水样。在流鼻汁的同时或晚1d，面部出现一侧性或两侧性水肿，并流泪。后鼻腔有脓性分泌物，呼吸困难，有啰音，有时发生奇怪的咳声。此时，多数病例发生下痢，排绿色粪便。如转为慢性和并发其他疾病，则鸡群中发出一种污浊的恶臭。育成鸡群发生本病时，幼鸡发育停滞或增重缓慢，开产期延迟，发育不良，弱残鸡增多。一般淘汰率在30%以上；产蛋鸡发病，产蛋量急剧减少，可由70%降至20%～30%，一般平均下降25%左右。

【病理变化】主要病变为鼻腔和窦黏膜呈急性卡他性炎，黏膜充血肿胀，表面覆有大量黏液，窦内有渗出物凝块，后成为干酪样坏死物。常见卡他性结膜炎，结膜充血肿胀，结膜囊蓄积干酪样物质，常使鸡的眼部发生显著肿胀和向外突出，严重者巩膜穿孔、眼球萎缩、破溃、失明。脸部及肉髯皮下水肿。严重时可见气管黏膜炎症，偶有肺炎及气囊炎。

【诊断】根据流行特点、临床特征和病理变化可怀疑为本病或做出初步诊断，要进一步确诊须进行病原的分离鉴定、动物接种试验、血清学试验。

此外，血凝抑制试验（HI）、琼脂扩散试验（AGP）、PCR 也可用于本病诊断。

【防制】加强饲养管理，改善鸡舍通风，避免过密饲养，带鸡消毒等措施可减轻发病。因为康复带菌鸡是主要的传染源，故不应从疾病情况不明的鸡场购进种公鸡或生长鸡。新购进的鸡只要进行隔离观察。鸡场与外界、鸡舍与鸡舍之间要保持一定的距离。

目前我国已研制出鸡传染性鼻炎油佐剂灭活疫苗，经实验和现场应用对本病流行严重地区的鸡群有较好的保护作用。预防传染性鼻炎所用的疫苗主要是多价油乳剂灭活疫苗，免疫期一般 3~4 个月。健康鸡群在 3~5 周龄接种 1 次，开产前再接种 1 次，每只鸡 0.5mL，可有效地预防本病。发病群也可做紧急接种，并配合药物治疗，同时对饮水和鸡舍带鸡消毒，可以较快地控制本病。

本菌对多种抗生素及磺胺药物有一定敏感性。发病时可选用高敏药物进行治疗，常用红霉素、土霉素等。双氢链霉素和一些磺胺类药物协同用药，对治疗 IC 的效果较好。

三、 坏死性肠炎

坏死性肠炎（Necrotic Enteritis）又称肠毒血症，是由 A 型或 C 型产气荚膜梭状芽孢杆菌引起的鸡的一种急性传染病。主要发生在鸡和火鸡中，以病禽排出黑色间或混有血液的粪便和小肠后段肠黏膜坏死为主要特征。

【病原】为 A 型或 C 型产气荚膜梭状芽孢杆菌（又称 A 型或 C 型魏氏梭状芽孢杆菌），而由其所产生的 α 和 β 毒素则被认为是引起感染鸡肠黏膜坏死这一特征性病变的直接因素。

产气荚膜梭状芽孢杆菌为直杆状、两端钝圆的大杆菌，大小为 $1.3 \sim 19.0 \mu m$ $\times 0.6 \sim 2.4 \mu m$，单个或成对，革兰染色呈阳性，无鞭毛，不能运动。芽孢大而卵圆，位于菌体中央或近端，但在一般条件下罕见形成芽孢。多数菌株在动物体内可形成荚膜。

本菌为厌氧菌，但对厌氧程度的要求并不严格。对营养要求不苛刻，在普通培养基上可以生长，若加入葡萄糖、血液，则生长更好。该菌可产生外毒素，用液体培养物离心后的上清液接种小鼠，每只 0.5mL，小鼠可在 18~24h 死亡。

【流行病学】在禽类中，仅有鸡自然感染发生本病的报道。肉鸡、蛋鸡均可发生，尤以平养鸡多发。蛋鸡的发病日龄为 2 周龄至 6 月龄，肉鸡发病日龄一般为 2~6 周龄。

本病多为散发，一年四季均可发生，但以炎热潮湿的夏季多发。该病的发生有明显的诱因，如鸡群密度大、通风不良、饲料的突然更换且饲料中鱼粉、小麦的含量较高、高纤维垫料、不合理地使用药物添加剂、球虫病导致的肠黏膜损伤等均会诱发本病。一般情况下，该病的发病率和病死率都不高。

【临床症状】本病的经过较急，常突然发病，病鸡往往没有明显症状就突然死亡。病程稍长的可见病鸡精神沉郁、呆立，羽毛松乱，食欲减退或废绝，常有腹泻，排出黑色或混有血液的粪便。病程极短，常急性死亡。一般情况下发病鸡只较少，如治疗及时，1~2周即告停息，病死率2%~3%，如治疗不及时或有并发症则病死率明显增加，最高可达50%。

【病理变化】新鲜的病死鸡只打开腹腔后，可闻到一般疾病所少有的尸腐臭味。病变主要在小肠后段，尤其是回肠和空肠部分，盲肠也有病变。肠壁脆弱、扩张、充满气体，内有黑褐色肠容物。肠黏膜上附着疏松或致密的黄色或绿色的假膜，有时可出现肠壁出血。病变呈弥漫性，并有病变形成的各种阶段性症象。实验感染病变显示，感染后3min，十二指肠呈现肠黏膜增厚、肿胀，充血；感染后5h肠黏膜发生坏死，并随病程进展表现严重的纤维素性坏死，继之出现白喉样的假膜，易剥脱。有时可见到因肠道穿孔而引起的腹膜炎。肝充血增大，有不规则或圆形的坏死灶。本病常与球虫病同时发生，所以，有时剖检可见到球虫病的病变。

【诊断】根据流行病学特点和特征性的病理变化可做初步诊断。确诊主要靠病料涂片镜检和病原菌的分离鉴定及动物接种试验。

【防制】加强饲养管理和环境卫生工作，提高鸡只抵抗力，避免密饲和垫料堆积，合理储藏饲料，减少细菌污染等，严格控制各种内外因素对机体的影响，避免应激因素，使用乳头式饮水器，注意垫料的质量，可有效地预防和减少本病的发生。平养鸡要控制球虫病的发生，对防制本病有重要意义。

发病鸡群可用杆菌肽、土霉素、青霉素、链霉素、磺胺类药物、弗吉尼亚霉素、林可霉素等药物进行治疗和预防，一般通过饮水或混饲给药。在治疗的同时，也要改善鸡舍卫生条件，认真做好卫生消毒，减少饲养密度，加强通风等工作对迅速控制本病具有非常重要的意义。

四、禽曲霉菌病

禽曲霉菌病（Aspergmosis Avium）主要是由烟曲霉菌和黄曲霉菌等曲霉菌引起的多种禽类的一种真菌性呼吸道传染病。该病特征为患禽喘气、咳嗽，肺、气囊、胸腹腔浆膜表面形成曲霉菌性结节或霉斑。在禽类以肺及气囊发生炎症和肉芽肿小结节为主，故又称曲霉菌性肺炎。幼禽多发且呈急性群发，发病率和病死率都很高，成年禽多为散发。

【病原】主要病原体为半知菌纲曲霉菌属中的烟曲霉，其次为黄曲霉。另外，构巢曲霉、黑曲霉和土曲霉等也有不同程度的致病性。偶尔也可从病灶中分离到青霉菌、白霉菌等。这些霉菌和它产生的孢子，在自然界中分布很广，如稻草、谷物、木屑、发霉的饲料以及墙壁、地面、用具和空气中都可能存在。

曲霉菌的形态特征是分生孢子呈串珠状，在孢子柄膨大形成烧瓶形的顶囊，囊上呈放射状排列。烟曲霉的菌丝呈圆柱状，色泽由绿色、暗绿色至熏烟色，在沙堡弱葡萄糖琼脂培养基上，菌落直径 3~4cm，扁平，最初为白色绒毛状结构，经 24~30h 后开始形成孢子，逐渐扩延，迅速变成浅灰色、灰绿色、熏烟色及黑色。

本菌为需氧菌，在室温和 37~45℃均能生长。孢子对外界环境理化因素的抵抗力很强，在干热 120℃经 1h，煮沸 5min 才能杀死。对化学药品也有较强的抵抗力。在一般消毒药物中，如 2.5% 福尔马林、3% 的氢氧化钠、水杨酸、碘酊等，需经 1~3h 才能灭活。

【流行病学】曲霉菌可引起多种禽类发病，鸡、鸭、鹅、火鸡、鹌鹑、鸽及多种鸟类（水禽、野鸟、动物园的观赏禽等）均有易感性，以幼禽易感性最高，特别是 20 日龄以内的雏禽呈急性暴发和群发性发生，而成年家禽常常散发。出壳后的幼雏在进入曲霉菌严重污染的育雏室或装入被污染的装雏器内而感染。48h 后即可开始发病和死亡，4~12 日龄是本病流行的最高峰，以后逐渐减少，至 1 月龄时基本停止。如果饲养管理条件不好，流行和死亡可一直延续到 2 月龄。

本病的主要传播媒介是被曲霉菌污染的垫料和发霉的饲料。病菌主要是通过呼吸道和消化道传染。育雏阶段的饲养管理、卫生条件不良是引起本病暴发的主要诱因；育雏室内日温差大、通风换气不好、过分拥挤、阴暗潮湿及营养不良等因素都能促使本病发生和流行。另外，孵化环境受到严重污染时，霉菌孢子容易透过蛋壳侵入而引起胚胎感染。

【临床症状】自然感染的潜伏期 2~7d，人工感染 24h。根据发病的病程可将本病分为急性型和慢性型。

1. 急性型

多见于幼禽。病禽可见呼吸困难、喘气、咳嗽、张口呼吸，冠和肉髯因缺氧而发绀，精神委顿，常缩头闭眼，流鼻液，食欲减退，口渴增加，消瘦，体温升高，后期表现为腹泻。在食管黏膜有病变的病例，表现吞咽困难。病程一般 1 周左右。禽群发病后如不及时采取措施，病死率可达 50% 以上。放养在户外的家禽对曲霉菌的抵抗力很强，几乎能避免传染。

有些雏鸡可发生曲霉菌性眼炎，结膜充血、眼肿、眼睑封闭，通常是一侧眼的瞬膜下形成一黄色干酪样小球，致使眼睑鼓起。有些鸡还可见角膜中央形成溃疡，严重者导致失明。病原侵害脑组织，引起共济失调、角弓反张、麻痹等神经症状。一般在发病后 2~3d 出现急性死亡。

2. 慢性型

多见于中成禽，症状较为温和，主要表现为生长缓慢，发育不良，渐进性消瘦，呼吸困难，且常有腹泻。产蛋禽则产蛋减少，甚至停产，零星死亡，病程在2周以上。

【病理变化】肺的病变最为常见，肺充血，切面上流出灰红色泡沫液。胸腹膜、气囊和肺上有一种从针头至小米般大小的灰黄色至灰白色粟粒样或珍珠状霉菌性坏死肉芽肿结节，有时气囊壁上可见大小不等的干酪样结节或斑块，质地较硬。最大的直径3~4mm，结节呈灰白或淡黄色，柔软有弹性，切开后可见有层次的结构，中心为干酪样坏死组织，内含大量菌丝体，外层为类似肉芽组织的炎性反应层，含有巨噬细胞。随着病程的发展，气囊壁明显增厚，干酪样斑块增多、增大，有的融合在一起。后期病例可见在干酪样斑块上及气囊壁上形成灰绿色真菌斑。腺胃胃壁增厚，乳头肿胀。

【诊断】根据流行病学、症状和剖检可作出初步诊断，确诊则需进行微生物学检查。取病理组织（结节中心的菌丝体最好）少许，置载玻片上，加生理盐水1~2滴，用针拉碎病料，加盖玻片后镜检，可见菌丝体和孢子；接种于马铃薯培养基或其他真菌培养基，生长后进行检查鉴定。

【防制】不使用发霉的垫料和饲料是预防本病的关键措施。育雏室保持清洁、干燥。防止用发霉垫料，垫料要经常翻晒和更换，特别是阴雨季节，更应翻晒防止霉菌生长，育雏室每日温差不要过大，按雏禽日龄逐步降温。合理通风换气，减少育雏室空气中的霉菌孢子。保持室内环境及用物的干燥、清洁，饲槽和饮水器具经常清洗，控制孵化室的卫生，防止雏鸡的霉菌感染。育雏室清扫干净，用甲醛液熏蒸消毒和0.3%过氧乙酸消毒后，再进雏饲养。

本病目前尚无特效的治疗方法。用制霉菌素防制本病有一定效果，剂量为每100只雏鸡1次用50万IU，2次/d，连用2d。此外，也可用克霉唑（人工合成的广谱抗真菌药），剂量为每100只雏鸡用1g，混合在饲料内喂给。饮水中添加硫酸铜（1:2000~3000倍液稀释），连喂3~5d，也有一定效果。

五、 禽念珠菌病

禽念珠菌病（Avian Moniliasis，Candidiasis）又称霉菌性口炎、白色念珠菌病，俗称"鹅口疮"，是由白色念珠菌引起禽类上消化道的一种真菌性传染病。特征是上消化道（口腔、食管、嗉囊）黏膜发生白色的假膜和溃疡。

1858年最早报道火鸡发生本病，目前呈世界性分布。

【病原】病原是半知菌纲中念珠菌属中的一种类酵母状的真菌，称为白色念珠菌。在沙堡弱培养基上经37℃培养1~2d，形成2~3mm大小、呈白色或奶油色凸起的圆形菌落，表面湿润，呈金属光泽的小菌落。边缘整齐，不透明，较黏稠略带酒酿味。菌体小而椭圆，能够长芽，伸长而形成假菌丝。革兰染色阳性，但着色不甚均匀。病鸡的粪便中含有多量病菌，在病鸡的嗉囊、腺胃、肌胃、胆囊及肠内都能分离出病菌。白色念珠菌在自然界广泛存在，可在健康畜禽及人的口腔、上呼吸道和肠道等处寄居。各地不同禽类分离的菌株其生化特性有较大差别。

白色念珠菌对外界环境及消毒药物有很强的抵抗力。

【流行病学】 本病可发生于多种禽类，如鸡、火鸡、鸽、鸭、鹅等均可感染。我国主要有鸡、火鸡、鸽、鸭、鹅发病的报道。本病以幼龄禽多发，成年禽也有发生。鸽以青年鸽易发且病情严重。该病多发生在夏秋炎热多雨季节。

病禽和带菌禽是主要传染源。病原通过分泌物、排泄物污染饲料、饮水，经消化道感染。雏鸽感染主要是通过带菌亲鸽的"鸽乳"而传染。其发病率、病死率在火鸡和鸽中均很高。

禽念珠菌病的发生与禽舍环境卫生状况差、饲料单纯和营养不足、长期应用广谱抗生素或皮质类固醇及其他疾病使机体抵抗力降低有关。鸽群发病往往与鸽毛滴虫并发感染。

【临床症状】 病鸡精神不振，食量减少或停食，消瘦，羽毛粗乱，消化障碍。嗉囊胀满，但明显松软，挤压时有痛感，并有酸臭气体自口中排出。有时病鸡下痢，粪便呈灰白色。一般 1 周左右死亡。

火鸡雏多发，表现精神委顿，食欲减退。口腔内有黏液并黏附着饲料，擦去饲料在黏膜上见有一层白色的膜。病雏常伸颈甩头，张嘴呼吸。少部分雏有程度不同的下痢。火鸡一旦发病，死亡逐日增多，发病率、病死率高。

大小鸽均可感染，但尤以青年鸽最严重，成年鸽一般无明显症状。雏鸽感染率也较高，但症状不严重。口腔与咽部黏膜充血、潮红、分泌物稍多且黏稠。青年鸽发病初期可见口腔、咽部有白色斑点，继而逐渐扩大，演变成黄白色干酪样假膜。口气微臭或带酒糟味。个别鸽引起软嗉症，嗉囊胀满，软而无收缩力。食欲废绝，拉墨绿色稀粪，多在病后 2~3d 或 1 周左右死亡。一般可康复，但在较长时间内成为无症状带菌者。

幼鸭白色念珠菌病的主要症状是呼吸困难、喘气、叫声嘶哑，发病率和病死率都很高。

【病理变化】 病理变化主要集中在上消化道，可见喙缘结痂，口腔、咽和食管有干酪样假膜和溃疡。嗉囊黏膜明显增厚，被覆一层灰白色斑块状假膜，易刮落。假膜下可见坏死和溃疡。少数病禽引起胃黏膜肿胀、出血和溃疡，颈胸部皮下形成肉芽肿。

【诊断】 一般根据流行病学特点、典型的临诊症状和特征性的病理变化可以做出诊断。确切诊断必须刮取口腔、食管黏膜渗出物涂片，用显微镜检查菌体和菌丝或进行真菌的分离培养和鉴定。

【防制】 加强饲养管理，改善卫生条件，防止饲料和垫料发霉，减少应激，室内应干燥通风，防止拥挤及地面潮湿。种蛋表面可能带菌，在孵化前要严格消毒。

发生本病后，可选用下列药物进行治疗。

（1）常用按1:（2000～3000）倍稀释的硫酸铜溶液进行全群饮水，连用3d或在饮水中添加0.07%的硫酸铜连服1周。

（2）制霉菌素按50～100mg/kg饲料（预防量减半）连用1～3周，或每只每次20mg，2次/d连喂7d。投服制霉菌素时，还需适量补给复合维生素B，对大群防制有一定效果。

（3）个别治疗，可将鸡口腔假膜刮去，涂碘甘油。嗉囊中可以灌入数毫升2%硼酸水。

六、 鸡葡萄球菌病

鸡葡萄球菌病（Avian Staphylococcosis）是由金黄色葡萄球菌引起的鸡急性败血性或慢性传染病。临诊表现主要为急性败血症、关节炎、雏鸡脐炎等。雏鸡感染后多为急性败血症，中雏为急性或慢性，而成年鸡多为慢性经过。雏鸡和中雏病死率较高，是集约化养鸡场的重要传染病之一。

【病原】在葡萄球菌中，金黄色葡萄球菌是唯一对家禽有致病力的种。典型的致病性金黄色葡萄球菌是革兰阳性球菌。在固体培养基上培养的细菌呈葡萄串珠状排列，在液体培养基中可能呈短链状，培养物超过24h，革兰染色可能呈阴性。为需氧或兼性厌氧菌，在普通培养基上生长良好。

本菌的抵抗力较强，在干燥环境中可存活6个月，80℃条件下30min可被杀死，对常用的消毒剂敏感。理论上对青霉素、红霉素、庆大霉素、林可霉素、氟喹诺酮类等药物敏感，但由于抗生素的滥用，耐药菌株不断增多，往往出现抗药现象。因此，在临床用药前最好经过药敏试验，选择临床上最敏感的药物。

【流行病学】该病发生与鸡的品种有明显关系，肉种鸡及白羽产白壳蛋的轻型鸡种易发、高发。而褐羽产褐壳蛋的中型鸡种则很少发生，即使条件相同，后者较前者发病要少得多。多发于40～80日龄，成年鸡发生较少。葡萄球菌在自然环境中分布极为广泛，空气、尘埃、污水及土壤中都有存在，也是鸡体表及上呼吸道的常在菌。本病的传播途径有外伤、消化道、呼吸道及雏鸡的脐带传播。

鸡金黄色葡萄球菌病一年四季均可以发生，以多雨、潮湿的夏秋季节多发。本病发生与饲养管理水平、环境污染程度、饲养密度等因素有直接关系。鸡群密度过大、鸡舍通风不良（有害气体浓度过高）、饲料营养缺乏等应激因素及种蛋及孵化器消毒不严，可造成葡萄球菌病的发生。此外，蚊虫叮咬等均可成为发病的诱因。

【临床症状】

1. 脐炎型

新生雏鸡脐炎可由多种细菌感染所致，其中有部分鸡因感染金黄色葡萄球菌，可在1~2d内死亡。临床表现脐孔发炎肿大，腹部膨胀（大肚脐）等，局部呈黄色或黑紫色，触摸发硬；腹部皮下水肿时有波动感，穿刺有黄褐色液体流出。其他与大肠杆菌所致脐炎相似。

2. 败血型（浮肿性皮炎型）

该型以30~70日龄的幼鸡多发，肉鸡比蛋鸡发病率高。病鸡生前没有特征性临床表现，一般可见病鸡精神委顿、食欲缺乏，低头缩颈呆立，病后1~2d死亡。

典型症状是当病鸡在濒死期或死后可见到鸡体的外部表现。在鸡胸腹部、翅膀内侧皮肤，有的在大腿内侧、头部、下颌部和趾部皮肤可见皮肤湿润、肿胀，相应部位羽毛潮湿，用手一摸就能脱掉。皮肤呈青紫色或深紫红色，触摸有波动感。有时皮肤破溃，流出褐色或紫色有臭味的液体。有时仅见翅膀内侧、翅尖或尾部皮肤形成大小不等的出血斑。或局部形成糜烂或坏死，局部干燥呈红色或暗紫红色，无毛。病死率平均为5%~10%，严重的达100%。

3. 关节炎型

成年鸡和肉种鸡的育成阶段多发，常见于跗关节。可见关节肿胀，紫红色，有热痛感。病鸡站立困难，以胸骨着地，行走不便，跛行，喜卧。有的出现趾底肿胀，溃疡结痂。肉垂肿大出血，冠肿胀有溃疡结痂。

4. 眼炎型

发生鸡痘时可继发葡萄球菌性眼炎，导致头部肿大，眼睑肿胀，有炎性分泌物，结膜充血、出血等。眼球塌陷、失明。

5. 脑脊髓炎型

多见10日龄以内的鸡。表现为扭颈、歪头、两翅下垂、腿轻度麻痹等神经症状；以喙支地，侧向劈叉，趾严重弯曲等；3~5d死亡。

6. 肺炎型

多见于中雏。主要表现呼吸困难，病死率10%。

7. 卵巢囊肿型

无明显症状，只在剖检时可见到。

【病理变化】败血型的病死鸡胸部、前肢部羽毛稀少，脱落，皮肤呈黑紫色水肿。局部皮肤增厚、水肿。切开皮肤见皮下有数量不等的紫红色液体。胸腹肌出血、溶血色如红布。有的病死鸡皮肤无明显变化，但局部皮下（胸、腹或大腿内侧）有灰黄色胶冻样水肿液。水肿可自胸、前腹延至两腿内侧、后腹部，向前可达嗉囊周围。同时，胸、腹、腿内侧见有散在的出血斑点或条纹，特别是龙骨柄处肌肉弥散性出血更为明显，病程长的还可见轻度坏死。经呼吸道感染发病的死鸡，一侧或两侧肺脏呈黑紫色。病鸡可出现肝大，淡紫红色，有花纹或斑驳样变化，小叶明显。病程较长的病例，肝脏表面可见数量不等的白色坏死点。脾脏偶见大，紫红色，病程稍长者也有白色坏死点。心包扩张，积蓄有黄白色心包液，心冠脂肪和心外膜偶见出血点。腺胃黏膜有弥漫性出血和坏死。

关节炎型见关节肿胀处皮下水肿，关节液增多，关节腔内有白色或黄色絮状物。病程较长的病例，渗出物变为干酪样物，关节周围结缔组织增生及关节变形。

脐炎型葡萄球菌病的病鸡脐部肿大，呈紫红色或紫黑色，有暗红色或黄红色液体，时间稍久，则为脓样干涸坏死物。卵黄吸收不良，呈黄红或黑灰色，混有絮状物。

眼炎型病例病变与生前相似，其他剖检变化与大肠杆菌病相似。

【诊断】 根据流行病学、临床症状和剖检变化可初步诊断，金黄色葡萄球菌病的确切诊断需要进行细菌的分离培养。

【防制】 加强饲养管理，搞好鸡场兽医卫生防疫措施，尽可能做到消除发病诱因。切实做好鸡痘的预防接种是预防本病发生的重要手段。做好消毒，避免雏鸡早期感染而发病。在常发地区频繁使用抗生素，使疗效日渐降低，应考虑用疫苗接种来控制本病。国内研制的鸡葡萄球菌病多价氢氧化铝灭活疫苗，经多年实践证明，可有效地预防本病发生。

一旦鸡群发病，要立即全群给药治疗。金黄色葡萄球菌易产生耐药性，应通过药敏试验，选择敏感药物进行治疗。常用药物有：①庆大霉素，3000IU/kg（体重），肌内注射，2次/d，连用3d。②硫酸卡那霉素，10~15mg/kg（体重），肌内注射，2次/d，连用3d。③红霉素，0.02%，混饲，连用3~5d；或0.01%，混饮，连用3~5d。④盐酸环丙沙星，每千克饲料加入100mg，混饲；或每1000mL水加入50mg，混饮，连用3~5d。

七、 鸭传染性浆膜炎

鸭传染性浆膜炎（Infectious Serositis of Duck）又称鸭疫里氏杆菌病，原名鸭疫巴氏杆菌病，是鸭、鹅、火鸡和多种禽类的一种急性或慢性传染病。本病的临床特点为倦怠，眼与鼻孔有分泌物、绿色下痢、共济失调和抽搐。病变特征为纤维素性心包炎、肝周炎、气囊炎、干酪性输卵管炎和脑膜炎、关节炎及麻痹。急性型的病死率达75%。本病常引起小鸭大批死亡和生长发育迟缓，造成很大的经济损失，是危害养鸭业的主要传染病之一。

【病原】 病原为鸭疫里默杆菌属巴氏杆菌科里默杆菌属。本菌为革兰阴性小杆菌，无芽孢，不能运动，有荚膜。纯培养菌落涂片可见菌体呈单个、成对或偶呈丝状，菌体大小不一。用瑞特法染色时，菌体两端浓染，呈两极染色特性；用印度墨汁染色可见到荚膜。迄今为止，国际上已确认有21个血清型，各血清型之间无交叉反应（5型例外，它能与2型和9型有微弱交叉反应）。我国目前至少存在13个血清型，即1、2、3、4、5、6、7、8、10、11、13、

14 和 15 型。

本菌的抵抗力不强。在室温下，大多数鸭疫里默杆菌菌株在固体培养基上存活不超过 3～4d。4℃条件下，肉汤培养物可存活 2～3 周。55℃经 12～16h 细菌全部失活。长期保存菌种，需冻干保存。

【流行病学】 1～8 周龄的鸭均易感，但以 2～3 周龄的小鸭最易感。1 周龄以下或 8 周龄以上的鸭极少发病。除鸭外，小鹅也可感染发病。本病在感染群中的污染率很高，有时可达 90% 以上，病死率从 5%～75% 不等。本病主要经呼吸道或通过皮肤伤口（特别是脚部皮肤）感染而发病。

本病一年四季都可发生，尤以冬季为甚，常表现明显的"疫点"特征。在本病流行较为严重的鸭场，其周围鸭场也常有此病流行。此外，各种不良的应激因素，如育雏室密度过大、通风不良、卫生条件差、饲料中营养物质缺乏、转舍时受寒冷或雨淋的刺激等均可诱发本病。维生素、微量元素的缺乏和低蛋白等也可引起本病暴发流行。

【临床症状】

1. 最急性型

常见不到任何明显症状而突然死亡。

2. 急性型

多见于 2～4 周龄的小鸭。病初表现眼流出浆液性或黏性的分泌物，常使眼周围羽毛粘连或脱落，眼周围羽毛被黏湿形成"眼圈"。鼻孔流出浆液或黏液性分泌物，有时分泌物干涸，堵塞鼻孔。轻度咳嗽和打喷嚏。腹泻，粪便稀薄呈绿色或黄绿色。嗜睡、缩颈或嘴抵地面，腿软，不愿走动或行动跟不上群、步态蹒跚。濒死前出现神经系统症状，如不停地点头或左右摇摆，痉挛、背脖、前仰后翻，两腿伸直呈角弓反张状，尾部摇摆等，不久抽搐而死，病程一般 2～3d。幸存者生长缓慢。

3. 慢性型

多见于日龄较大的小鸭，病程 1 周以上。病鸭表现精神沉郁，少食，共济失调，痉挛性点头运动、双脚软弱、站立像犬坐一样，前仰后翻，翻转后仰卧，不易翻起。皮肤干瘪，有关节炎，呼吸困难等症状。少数鸭出现头颈歪斜，遇惊扰时不断鸣叫和转圈，倒退等。而安静时头颈稍弯曲，犹如正常，因采食困难，逐渐消瘦而死亡。

【病理变化】 主要病变是全身浆膜表面均附有渗出物，尤以心包腔内和肝脏的表面最明显，呈明显的纤维素性心包炎、肝周炎、气囊炎、脑膜炎等。

1. 纤维素性心包炎

心包液增多，心包膜外面覆盖纤维素性渗出物，使心外膜与心包膜形成粘连。

2. 纤维素性肝周炎

肝表面覆盖一层灰白色或灰黄色纤维素膜，易剥离。肝大呈土黄色或棕红色。病程较长者，纤维素性渗出物被肝被膜生长出的肉芽组织机化，呈淡黄色干酪样团块。

3. 纤维素性气囊炎

气囊混浊增厚，被覆纤维素性膜。

慢性病例可见到纤维素性化脓性肝炎和脑膜炎。脾大，表面有灰白色斑点，呈斑驳状。也可见干酪性输卵管炎和关节炎等。

【诊断】 根据流行病学资料、临床症状和病理变化可做出初步诊断，最后确诊需实验室诊断。可直接取病变器官涂片镜检或做细菌的分离与鉴定。如果有标准定型血清，可采用玻片凝集或琼扩反应进行血清型的鉴定，也可做荧光抗体法检查。

【防制】 加强饲养管理，注意育雏室的通风换气，干燥防寒，适宜饲养密度，使用柔软干燥的垫料，并勤换垫料，清洁卫生等是控制和预防本病的有效措施，消除发病的诱因。转群时全进全出，并经常消毒。出栏后应彻底消毒，并空舍 2~4 周。对于经常发生本病的鸭场，可在本病易感日龄使用敏感药物进行预防。

美国成功研制了包括 1、2、5 三种血清型的多价弱毒活疫苗，经气雾或饮水免疫 1 日龄雏鸭，可产生明显的保护作用。

我国学者郭玉璞、高福等人分离出鸭里默杆菌菌株，经鉴定属血清 2 型。并制出鸭里默杆菌灭活疫苗，给 1 周龄雏鸭 2 次免疫接种，保护率达 86% 以上。

多种抗生素及磺胺类药物对本病均有一定的防制效果。但由于鸭里默杆菌易产生抗药性，用药前最好能做药敏实验，筛选高敏药物，并注意药物的交替使用。

知识链接

一、 以消化道症状为主的禽传染病临床鉴别诊断

以消化道症状为主的禽传染病包括鸡白痢、禽伤寒、禽副伤寒、鹅口疮、禽梭菌性肠炎。

鸡白痢是由鸡白痢沙门菌所引起雏鸡的一种急性败血性传染病。对 2~3 周龄以内雏鸡最易感，呈流行性；成年鸡感染一般无临诊症状。

禽伤寒是由禽伤寒沙门菌引起的主要发生于青年鸡和成年鸡的一种急性败血性疾病。主要发生于成年鸡，也有 6 月龄以下的鸡发病。雏鸡和雏鸭症状与鸡白

痢相似；日龄较大的鸡或成年鸡突然发病，排黄绿色稀便，常突然发病死亡。

禽副伤寒是主要由鼠伤寒沙门菌和肠炎沙门菌等有鞭毛的沙门菌所引起的禽类的一种地方流行性传染病。2周龄以内雏鸡最易发病，呈地方流行性，成年鸡感染呈隐性带菌。剖检时雏鸡的鸡白痢、禽伤寒和禽副伤寒的共同特征是均有肝坏死灶。鸡白痢和禽伤寒雏鸡病变很相似，但禽副伤寒除肝有坏死灶外，以肝、脾、肺、肾出血和出血性炎症为特征。成年鸡均有卵黄性腹膜炎。不同点是成年鸡禽伤寒肝呈青铜色并有坏死灶，禽副伤寒以出血性坏死性肠炎为特征。

鹅口疮又称家禽念珠菌病，主要是由白色念珠菌引起禽类上消化道的一种真菌性疾病。患病雏鸡和雏鹅只在口腔黏膜上出现白色或黄色斑点，后融合成白膜，如干酪样，用力剥离后可见红色的出血性溃疡面。另外，在嗉囊常见到干酪样坏死性假膜。

禽梭菌性肠炎包括溃疡性肠炎、坏死性肠炎。溃疡性肠炎的特征性病变为小肠后段和盲肠的多发性坏死和溃疡，以及肝坏死。而坏死性肠炎病变局限于空肠和回肠，肝脏和盲肠很少发生病变。此外，球虫病与坏死性肠炎也有相似之处，但球虫病的病变以肠黏膜出血为特征，可通过粪便涂片镜检有无球虫卵即可鉴定。但要注意球虫病与坏死性肠炎常混合感染，在诊断和处理上要分清主次缓急。

根据以上特征可初步鉴别上述传染病。

二、 以呼吸道症状为主的禽传染病临床鉴别诊断

以呼吸道症状为主的禽传染病包括鸡毒支原体感染、传染性鼻炎、禽曲霉菌、传染性喉气管炎、传染性支气管炎。

鸡毒支原体感染是由鸡毒支原体引起的鸡和火鸡的一种慢性接触性呼吸道传染病。以4~8周龄的幼鸡最易感，剖检主要是鼻、气管、支气管和气囊内有黏稠渗出物，气囊膜变厚和混浊，表面有结节性病灶，内含干酪样物。

传染性鼻炎是由副禽嗜血杆菌引起的一种急性呼吸道疾病。病变限于鼻腔和鼻窦黏膜的卡他性炎症，表面有大量黏液，严重时有干酪样渗出物。

禽曲霉菌病是由烟曲霉菌和黄曲霉菌引起多种禽类和哺乳动物的一种霉菌性疾病。以4~12日龄幼禽最易感发病，一旦发病，很快波及全群。主要病变是肺、气囊和胸腹腔浆膜上有针帽大至小米粒大的灰白色或淡黄色的霉斑结节，内含干酪样物。

传染性喉气管炎是由传染性喉气管炎病毒引起的一种急性高度接触性传染病。病鸡呼吸困难，咳嗽，咳出血性黏液，喉头及气管黏膜充血、出血，喉部黏膜肿胀，有出血斑，并覆有纤维素性干酪样假膜，气管内有血性渗出物。

传染性支气管炎是由传染性支气管炎病毒引起鸡的一种急性高度接触性传染病。以1~4周龄雏鸡发病最严重，表现咳嗽，打喷嚏，张口呼吸，有啰音等呼

吸道症状。产蛋鸡产蛋下降,产软壳蛋、畸形蛋或粗壳蛋。肾病变型肾肿大,有尿酸盐沉积。

依据以上特征可初步鉴别上述传染病。

三、 以败血症为主的禽传染病临床鉴别诊断

以败血症为主的禽传染病包括禽大肠杆菌病、禽霍乱、禽葡萄球菌病、新城疫、禽流感、鸭瘟、小鹅瘟。

禽大肠杆菌病是由一定血清型致病性大肠杆菌引起禽的一种传染病。5～8日龄幼雏因急性败血症常突然死亡,其他日龄鸡常见气囊炎、心包炎、肝周炎、腹膜炎和全眼球炎等病变。

禽霍乱是由多杀性巴氏杆菌引起禽类的一种急性败血性传染病。感染鸡、鸭、鹅、火鸡等禽类,突然发病,腹泻,肝大,质变脆,肝表面散在许多灰白色、针头大的坏死灶。慢性型发生肉髯水肿和关节炎。

禽葡萄球菌病是由金黄色葡萄球菌引起禽的一种急性败血性或慢性传染病。发生常与外伤性感染因素有关,以40～60日龄鸡多发,表现胸、腹及股内皮下泛发性、出血性水肿,外观呈紫黑色,皮肤脱毛坏死和出血、关节炎和脐炎等。病程久的肝、脾有坏死灶。

新城疫是由新城疫病毒引起鸡和火鸡的一种急性高度接触性传染病。表现严重下痢,呼吸困难,或有神经症状。剖检时可见腺胃乳头和肌胃角质膜下出血,小肠出血性、坏死性炎症,扁桃体肿大、出血或坏死。

禽流感是由A型流感病毒引起禽类的感染或疾病综合征。急性型表现禽冠、肉髯、眼睑水肿,头肿大,眼、鼻有分泌物,腿部鳞片出血,有呼吸道症状和腹泻。剖检时见有黏膜和脏器出血,肠黏膜出血性炎症,腺胃乳头、腺胃与肌胃交界处出血,卵巢萎缩、出血,输卵管出血,管内充满黏液,肾肿大,直肠黏膜出血等,可以做出初步诊断。

鸭瘟是由鸭瘟病毒引起鸭、鹅、天鹅等雁形目动物的一种急性、热性败血性传染病。病鸭头颈部肿大,腿软行走无力,甚至麻痹,眼结膜坏死性出血性炎症和溃疡。剖检时可见全身浆膜、黏膜出血,食管和泄殖腔黏膜红肿、出血及有坏死性假膜和溃疡,肝有不规则、大小不等的出血点和坏死灶。

小鹅瘟是由小鹅瘟病毒引起雏鹅的一种急性或亚急性败血性传染病。主要侵害3～21日龄雏鹅,传染快而病死率高,雏鹅排黄绿或灰白色粪便,有神经症状,剖检以渗出性肠炎为主要病理变化,肠道出现肠道栓子,肠黏膜和脏器有明显的出血性变化。

依据以上特征可初步鉴别上述传染病。

四、 以神经症状为主的禽传染病临床鉴别诊断

以神经症状为主的禽传染病包括鸭传染性浆膜炎、禽脑脊髓炎、鸭病毒性肝炎。鸭传染性浆膜炎、禽脑脊髓炎和鸭病毒性肝炎均发生于3周龄以内的雏鸭，并有神经症状。仅根据流行病学和临床症状难以区别，但剖检变化各有特征性病变。

鸭传染性浆膜炎剖检时有纤维素性心包炎、肝周炎和气囊炎等。

禽脑脊髓炎剖检时可见肌胃有带白色的区域，它由浸润的淋巴细胞团块所致。

鸭病毒性肝炎剖检时可见病死雏鸭肝肿大，色淡或发黄，肝表面有出血点或出血斑。

五、 以贫血症状为主的禽传染病临床鉴别诊断

以贫血症状为主的禽传染病包括鸡包涵体肝炎、鸡传染性贫血。

鸡包涵体肝炎又称贫血综合征，是禽腺病毒引起鸡的一种急性传染病。多发于4~10周龄鸡，病鸡出现贫血和黄疸，肝大，有点状出血或血肿，并有坏死灶，常见肝破裂引起的内出血，腹腔积大量血块。

鸡传染性贫血是由鸡传染性贫血病病毒引起雏鸡的一种传染病。2~3周龄鸡易感，日龄越小，发病和死亡越严重，随着日龄增大，易感性迅速下降，贫血为主要特征。剖检见有贫血变化，即骨髓大腿骨的骨髓脂肪化呈淡黄红色，胸腺萎缩，腺胃黏膜出血，血液检查红细胞数、白细胞数及血小板均明显减少，血细胞比容值低于20%。

六、 以肿瘤为主的禽传染病临床鉴别诊断

以肿瘤为主的禽传染病包括鸡马立克病、禽白血病、网状内皮组织增生症。

马立克病是由马立克病病毒引起鸡的一种肿瘤性疾病。多发生于1月龄以上的鸡，2~7月龄为发病高峰时间，病鸡呈现特征性的翅膀下垂、"劈叉"、麻痹、法氏囊萎缩和内脏器官及外周神经肿瘤等。

禽白血病是由禽白血病/肉瘤病毒群中的病毒引起的禽类多种肿瘤性疾病的总称。多发生于16周龄以上的鸡，尤其以性成熟时发病率最高，肢体无麻痹症状，肝显肿大并有肿瘤，法氏囊一般不萎缩常有肿瘤。

网状内皮组织增殖症与马立克病和禽白血病仅根据临床症状和剖检变化难以区别，需做病理组织学检查可鉴别。马立克病肿瘤由小淋巴细胞到大淋巴细胞、成淋巴细胞、浆细胞和MD细胞等多型性细胞组成；禽白血病肿瘤细胞由形态大小一致的成淋巴细胞组成；网状内皮组织增生症是由网状内皮组织增生症病毒引

起的肿瘤性疾病。肿瘤细胞由大的空泡样淋巴网状内皮细胞组成。

七、 以免疫抑制为主的禽传染病临床鉴别诊断

以免疫抑制为主的禽传染病主要有传染性法氏囊病。另外，伴发免疫抑制的疾病还有网状内皮组织增生症、鸡马立克病、禽白血病、鸡传染性贫血病等，在此主要介绍传染性法氏囊病。传染性法氏囊病是由传染性法氏囊病病毒引起鸡的一种急性高度接触性传染病。3～6周龄的雏鸡最易感，常突然发病，并迅速波及全群，发病率高，腹泻和极度衰弱，法氏囊肿大和出血，黏膜皱褶多混浊不清，严重者法氏囊内有干酪样分泌物等，以此可做出初步诊断。

八、 以关节炎为主的禽传染病临床鉴别诊断

以关节炎为主的禽传染病主要有病毒性关节炎。另外，伴发关节炎的禽传染病有禽大肠杆菌病、慢性禽霍乱、禽葡萄球菌病和鸡滑液膜支原体感染。在此主要介绍病毒性关节炎。

病毒性关节炎是由呼肠孤病毒引起鸡的多种疾病。根据病鸡跛行和跗关节肿胀、腱鞘肿胀的表现，可怀疑为本病。但本病在临床上与下列疾病有类似之处，由滑膜支原体引起的鸡传染性滑膜炎、致病性葡萄球菌引起的鸡传染性骨关节炎、多杀巴氏杆菌引起的慢性型禽霍乱关节炎、大肠杆菌引起的关节炎等伴发性关节炎，均可根据相应的原发性临床症状和病理变化可做出初步鉴别诊断。

九、 以产蛋下降综合征为主的禽传染病临床鉴别诊断

以产蛋下降综合征为主的禽传染病主要有产蛋下降综合征。另外，伴发产蛋下降的禽传染病有成年鸡大肠杆菌病、成年母鸡沙门菌病（鸡白痢、禽伤寒、禽副伤寒）、禽霍乱、鸡毒支原体感染、传染性鼻炎、禽流感、传染性支气管炎、鸡马立克病、鸡新城疫、禽呼肠孤病毒感染、禽脑脊髓炎等传染病。这些病已在有关章节讲述，在此不予重复。

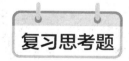

复习思考题

一、名词解释

禽传染性脑脊髓炎、传染性贫血病、鸡葡萄球菌病、鸡坏死性肠炎、传染性鼻炎、禽曲霉菌病、禽念珠菌病。

二、问答题

1. 鸡新城疫主要症状和病变特征有哪些？切实可行的预防措施是什么？

2. 鸡新城疫和高致病性禽流感的区别有哪些？

3. 禽流感、新城疫、传染性支气管炎和产蛋下降综合征均能引起产蛋下降，如何鉴别？

4. 鸡传染性支气管炎、鸡传染性喉气管炎的临床症状、病变有何异同？

5. 防制传染性支气管炎病时，应选择何种疫苗才能达到良好的免疫效果？其根据是什么？

6. 传染性法氏囊病发生的流行特点、病变及防制方法是什么？

7. 为什么接种过马立克病疫苗的鸡还会发生马立克病？

8. 引起病鸡出现肿瘤的主要病毒性传染病有哪些？如何鉴别？

9. 能够引起鸡发生免疫抑制性的病毒性传染病有哪些？

10. 简述鸭瘟的临床症状和病变特征。

11. 简述鸭病毒性肝炎的流行病学和病变特征和防制措施。

12. 小鹅瘟的流行病学特点是什么？简述其特征性的病理变化。

13. 如何从临诊症状与病理变化区分鸡新城疫与鸡霍乱？

14. 鸡毒支原体感染典型症状与病理变化有哪些？怎样防制鸡毒支原体感染？

15. 简述鸭传染性浆膜炎的流行病学、症状和病变的特征。

实训十四 鸡新城疫的实验室诊断技术

【技能目标】

掌握鸡新城疫的实验室诊断的操作方法，能正确判定实验结果。

【教学资源准备】

恒温培养箱、微量振荡器、离心机、离心管、普通天平、分析天平、微量加样器（配带滴头）、96孔V形反应板、注射器（1mL和5mL）、针头、试管、吸管、pH7.2 0.01mol/L磷酸盐缓冲溶液（PBS）、1%鸡红细胞悬液、灭菌生理盐水、青霉素、链霉素、鸡新城疫病毒悬液、鸡新城疫标准阳性血清、被检鸡。

【操作方法】

（一）病毒的分离培养

1. 样品采集

活禽可用气管拭子和泄殖腔拭子，后者需带有可见粪便，对雏禽采集拭子容易造成损伤，可采用收集新鲜粪便代替。病死禽以脑、肺脏、脾脏为主，也可采集其他病变组织。

2. 样品处理

将样品置于含抗生素的等渗磷酸盐缓冲液（PBS）中，抗生素视条件而定，但组织和气管拭子保存液中应含有青霉素（2000IU/mL）、链霉素（2mg/mL），而粪便和泄殖腔拭子保存液抗生素浓度应提高 5 倍。加入抗生素将 pH 调至 7.0 ~ 7.4。粪便和搅碎的组织，应用含抗生素的 PBS 溶液制成 10 ~ 20g/mL 悬浮液，在室温下静置 1 ~ 2h。将粪便或组织的悬浮液在 4℃ 下以 3000r/min 离心 5min，取上清液进行鸡胚接种。

3. 鸡胚接种

用 10mL 注射器吸取上清液按每枚 0.2mL，经尿囊腔接种至少 5 枚 9 ~ 11 日龄的 SPF 鸡胚，接种后，35 ~ 37℃ 孵育 4 ~ 7d。18h 后每 8h 观察鸡胚死亡情况。

4. 病毒收获

18h 后死亡的和濒死的及结束孵化时存活的鸡胚置 4℃ 冰箱 4 ~ 24h，无菌采集尿囊液，做血凝试验并与标准阳性血清做血凝抑制试验，确定有无新城疫病毒繁殖。

（二）鸡新城疫血凝及血凝抑制试验

本法确诊鸡新城疫有两种情况：检查病原体和检查抗体。检查病原体时，取可疑病料接种鸡胚的尿囊液，进行血凝试验检测其血凝性，如凝集再用鸡新城疫阳性血清进行血凝抑制试验可确诊。检查抗体时，需采取可疑新城疫急性期和康复后期的双份血清，即间隔 10d 的双份血清，用血凝抑制试验，证实抗体滴度增高可确诊。其原理主要是因有些病毒如新城疫病毒等能凝集某些动物的红细胞，利用病毒的这一特性通过红细胞凝集试验可检查被检材料中是否有病毒存在，或测定病毒的滴度。而病毒的红细胞凝集现象能被特异性的抗血清所抑制，通过病毒的血凝抑制试验可测定抗体的滴度，或用已知的抗血清鉴定未知病毒。

1. 试验准备

pH7.2 磷酸盐缓冲液（PBS）配制：氯化钠（NaCl）8.0g、氯化钾（KCl）0.2g、磷酸氢二钠（Na_2HPO_4）1.44g、磷酸二氢钠（NaH_2PO_4）0.24g，溶于 800mL 纯水中，用 HCl 调 pH 至 7.2，加纯水至 1000mL，分装，121℃ 条件下 15min 高压灭菌。

（1）1% 鸡红细胞悬液配制　采集至少 3 只健康无禽流感和新城疫抗体的非免疫鸡的抗凝血液，放入离心管中，加入 3 ~ 4 倍体积的 PBS 液混匀，以 2000r/min 离心 5 ~ 10min，去掉血浆和白细胞层，重复以上过程，反复洗涤 3 次（洗净血浆和白细胞），最后吸取红细胞用 PBS 配成 1% 的悬液，于 4℃ 保存备用。

（2）被检血清　采取被检鸡新鲜血液分离血清。每只鸡采血量不少于 1mL（大鸡翅下静脉、小鸡心脏采血），分离的血清要透明、微黄色，混浊、溶血或有异味的不可用于试验。万只以上的抽样率不少于 0.1%～0.2%，鸡群小的抽样率为 5%。

2. 操作方法

（1）微量血凝（HA）试验

①在 96 孔 V 型微量血凝反应板上，自第 1 孔至第 12 孔每孔各加入 25μLPBS。

②在第一孔中加入病毒悬液（新城设抗原）25μL，吹打 3～5 次，充分混合后移出 25μL 至第二孔，依次类推做等量倍比稀释至第 11 孔，第 11 孔弃去 25μL。设 12 孔为 PBS 对照，不加病毒液。

③每孔再加 25μLPBS。

④每孔各加入 25μL1% 鸡红细胞悬液。

⑤振荡混匀反应混合液，室温 20～25℃下静置 40min 后观察结果，如环境温度太高则置 4℃60min，PBS 对照孔的红细胞成明显的钮扣状沉到孔底时，判定结果，方法见表 5-2。

表 5-2　　　　　　　　　　　NDV 的 HA 试验术式　　　　　　　单位：μL

孔　号	1	2	3	4	5	6	7	8	9	10	11	12
稀释倍数	2^1	2^2	2^3	2^4	2^5	2^6	2^7	2^8	2^9	2^{10}	2^{11}	PBS 对照
生理盐水	25	25	25	25	25	25	25	25	25	25	25	25
病毒液	25	25	25	25	25	25	25	25	25	25	25	—
生理盐水	25	25	25	25	25	25	25	25	25	25	25	25
1% 鸡红细胞	25	25	25	25	25	25	25	25	25	25	25	25
感作	20～25℃ 40min 或 4℃60min											
结果举例	#	#	#	#	#	#	#	++	-	-	-	-

⑥结果判定：

#：红细胞完全凝集，呈网状铺于反应孔底端，边缘不整或呈锯齿状。

++：红细胞不完全凝集，下沉情况界于"#"与"-"之间。

-：红细胞不凝集，全部沉淀至反应孔最底端，呈圆点状，边缘整齐。

在 PBS 对照孔出现正确结果的情况下，将反应板倾斜，从背侧观察，看红细胞是否完全凝集。以完全凝集的病毒最大稀释度为该病毒的血凝滴度或血凝价。完全凝集的病毒的最高稀释倍数为 1 个血凝单位（HAU），如表 5-1 中的血凝滴度为 2^7（128）。

（2）微量血凝抑制（HI）试验

①4 个血凝单位的病毒液制备：根据 HA 试验测定的病毒的血凝效价，判定 4 个血凝单位的稀释倍数。方法举例为：如病毒 HA 效价为 2^7，其 4 个血凝单位

为 2^5（128÷4），则将病毒稀释 32 倍即可。即 1mL 病毒加 31mL PBS。

②在 96 孔 V 型血凝反应板上，1～11 孔各加入 25μL PBS。12 孔加入 50μL PBS。

③第一孔加入 25μL 被检血清，充分混匀后移出 25μL 至第 2 孔，依次类推，倍比稀释至第 10 孔，第 10 孔稀释混匀后弃去 25μL，第 11 孔为阳性对照，第 12 孔为 PBS 对照。

④1～11 孔每孔加入 25μL4 个血凝单位的病毒，轻叩反应板，使反应物混合均匀，置 20～25℃室温中静置不少于 30min 或 4℃不少于 60min。

⑤每孔各加入 25μL1% 鸡红细胞悬液，轻晃摇匀后放入 20～25℃室温中放置约 40min，如环境温度太高，则在 4℃放置 60min，当 PBS 孔的红细胞呈明显的纽扣状沉到孔底时判定结果，方法见表 5－3。

表 5－3 HI 试验操作术式 单位：μL

孔　号	1	2	3	4	5	6	7	8	9	10	11	12
稀释倍数	2^1	2^2	2^3	2^4	2^5	2^6	2^7	2^8	2^9	2^{10}	阳性对照	PBS 对照
等渗 PBS	25	25	25	25	25	25	25	25	25	25	25	50
被检血清	25	25	25	25	25	25	25	25	25	25	—	—
4 个血凝单位病毒	25	25	25	25	25	25	25	25	25	25	25	—
感　作	20～25℃不少于 30min，或 4℃不少于 60min											
1% 鸡红细胞	25	25	25	25	25	25	25	25	25	25	25	25
感　作	20～25℃约 40min，或 4℃60min											
结果举例	—	—	—	—	—	—	—	＋＋	＃	＃	＃	

⑥结果判定：在 PBS 对照孔出现正确结果的情况下，将血凝板倾斜，从背侧观察，看红细胞是否呈泪珠状流下。能完全抑制红细胞凝集的血清最大稀释度为该血清的血凝抑制滴度或抗体的血凝抑制效价。一般用 $lg2^x$ 表示，如表 5－2 中的血凝抑制滴度为 7lg2。若鸡群有 10% 左右的鸡出现 11lg2 或 11 以上的 HI 滴度，说明鸡群已发生新城疫强毒的感染。若监测鸡群的免疫水平，则血凝抑制滴度在 4lg2 的鸡群保护率为 50% 左右，在 4lg2 以下的非免疫鸡群约为 10%，免疫鸡群约为 40%；HI 滴度在 6～10lg2 的鸡群保护率达 90%～100%。

⑦注意事项：

a. 血凝反应板尤其是微量血凝反应板的清洗，对试验结果有很大的影响。一般清洗程序是：试验完毕后，立即用自来水反复冲洗，再用含洗涤剂的温水浸泡 30min，并在洗涤剂溶液中以棉拭子洗凹孔及板面，用自来水冲洗多次，最后以蒸馏水冲净 2～3 次，在 37℃温箱内烘干备用。

b. 试验感作温度在 4～37℃，随温度上升，HA 与 HI 滴度提高。感作温度常用 18～22℃。

c. 许多研究者认为来源不同个体鸡只的红细胞对新城疫病毒的敏感性不同，一般 HI 滴度相差 1～2 个滴度。所以试验时最好用 3～4 只鸡的红细胞。红细胞的浓度对本试验结果也有很大的影响，一般红细胞浓度增加（0.5%～1%），HA 滴度下降，HI 滴度有所上升。

d. 在血凝和血凝抑制试验中，当红细胞出现凝集以后，由于新城疫病毒囊膜上含有神经氨酸酶，其裂解红细胞膜受体上的神经氨酸，结果使病毒粒子重新脱落到液体中，红细胞凝集现象消失，此过程称为洗脱。试验时应注意，以免判定错误。

e. 试验用稀释液的 pH 对试验有影响，稀释液 pH < 5.8，红细胞易自凝，pH > 7.8，凝集的红细胞洗脱加快。

实训十五　IBD 抗体监测技术

【技能目标】

掌握鸡 IBD 抗体监测技术，能正确的判定实验结果。

【教学资源准备】

酒精灯、蒸馏水、琼脂粉、氯化钠、烧杯、微波炉、旧报纸、微量加样器、滴头、灭菌平皿（直径为 9mm）、打孔器、8 号针头、鸡传染性法氏囊病琼扩抗原、鸡传染性法氏囊病标准阳性及标准阴性血清、鸡传染性法氏囊病待检血清。

【操作方法】

1. 1% 琼脂平板的制备

琼脂粉	1.0g
pH7.4，0.01mol/L 磷酸盐缓冲生理盐水	100mL
（或 pH8.6 硼酸缓冲液）	
2% 叠氮钠（NaN_3）	1.0mL

将以上成分混合，微波炉反复加热，待琼脂融化均匀后倒入平皿内，使其厚度为 2.5～3mm。直径 90mm 平皿注入琼脂液 15～18mL，待琼脂冷凝后加盖，倒置平皿，防止水分蒸发，在 4℃ 冰箱中可保存 1 周左右。

也可根据待检血清样品的多少采用大、中、小三种不同规格的玻璃板。10cm × 16cm 的玻璃板，注入琼脂液 40mL；6cm × 7cm 的注入 11mL；3.2cm × 7cm 的注入 6mL。

2. 打孔

目前多采用组合打孔器直接打孔，孔图呈梅花形。用 8 号针头挑出孔内的琼脂，注意勿伤边缘或使琼脂层脱离皿底。

3. 封底

在酒精灯外焰上缓缓加热至孔底边缘的琼脂刚刚要熔化为止。以此封闭孔的底部，以防侧漏。

4. 编号、加样

按规定图形编号，中间孔加入鸡传染性法氏囊病琼扩抗原；外周孔加入标准阳性血清及被检血清。每孔均以加满为止，不要溢出。

5. 扩散

加样完毕，平皿加盖，待孔中抗原、血清吸收半量后，将平皿轻轻倒置，放入湿盒内，以防水分蒸发。放置37℃条件下，逐日观察3d，记录结果。

【结果与分析】

1. 结果判定

（1）阳性　当标准阳性血清孔与抗原孔之间有明显致密的沉淀线时，被检血清孔与抗原孔之间形成沉淀线，或标准阳性血清的沉淀线末端向毗邻的被检血清孔内侧偏弯者，此被检血清判为阳性。

（2）阴性　被检血清孔与抗原孔之间不形成沉淀线，或标准阳性血清孔与抗原孔之间的沉淀线向毗邻的被检血清孔直伸或向其外侧偏弯者，此被检血清判为阴性。

2. 应用

（1）确定最佳首免日龄　按总雏鸡数0.5%的比例采血分离血清，用标准抗原及阳性血清进行抗体测定。若10份血清中有8份检出抗体，阳性率即为80%。按照如下测定的结果制定活疫苗的首次免疫最佳日龄。鸡群在1日龄测定时阳性率不到80%的，在10~17日龄间首次免疫。若阳性率达80以上，应在7~10日龄再次监测1次，此次阳性率低于50%时，在14~21日龄首次免疫；如果阳性率在50%以上，在17~21日龄首次免疫。

（2）检查免疫效果　免疫后10d进行抗体监测，血清抗体阳性率达80%以上，证明免疫成功。

（3）确定卵黄抗体效价　将高免卵黄在96孔微量反应板做倍比稀释后，依次加到外周孔，反应后出现沉淀线的卵黄液最高稀释倍数为卵黄的抗体效价。法氏囊病卵黄抗体效价使用的最终浓度应达到64倍以上。

3. 注意事项

（1）制备的琼脂板放在4℃冰箱冷却后，打孔效果为佳。

（2）溶化的琼脂倒入平皿时，注意使整个平板厚薄均匀一致，不要产生气泡。在冷却过程中，不要移动平板，以免造成琼脂表面不平坦。

（3）加样后的琼脂板，切勿马上倒置以免液体流出，待孔中液体吸收一半后再倒置于湿盒内。

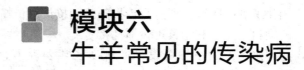

模块六
牛羊常见的传染病

单元一 │ 牛羊病毒性传染病

一、 牛病毒性腹泻——黏膜病

牛病毒性腹泻——黏膜病（Bovine Viral Diarrhea－Mucosal Disease，BVD－MD）又称牛黏膜病（Mucosal Disease）或牛病毒性腹泻（Bovine Viral Diarrhea），是由牛病毒性腹泻－黏膜病病毒引起牛的一种急性热性传染病。特征是体温升高、口腔黏膜发炎、糜烂、坏死，腹泻及胎儿发育异常。本病呈世界性分布，广泛存在于欧美等许多养牛发达国家。我国 1980 年首次发现，目前已发现许多地区有该病的存在。

【病原】该病毒属黄病毒科、瘟病毒属的成员，与猪瘟病毒有共同的抗原性。该病毒分为两个血清型，即细胞病变型和非细胞病变型；每个血清型又分许多毒株，每个毒株间具有明显的抗原性差异，每种毒株可能引起不同的临床表现和病理变化。

病毒对外界抵抗力不强，pH 3.0 以下和 56℃ 很快灭活，但血液和组织中的病毒在低温状态下稳定，在冻干状态下可存活多年，对一般消毒药敏感。

【流行病学】本病可感染多种动物，特别是偶蹄动物。患病动物和带毒动物为传染源，动物感染可形成病毒血症，患病动物急性期的血液、分泌物、排泄物和脾脏中含有病毒，感染怀孕母羊的流产胎儿也可称为传染源。持续感染的牛终生带毒，康复的牛可带毒 6 个月，都可成为重要的传染源。本病主要传播途径是消化道和呼吸道，通过直接接触或间接接触传播，也可垂直传播。被病原体污染的饲料、饮水和用具可传播病毒。

牛不论大小均可发病，新疫区常表现为急性经过，但发病率一般不超过5%，病死率可达到90%以上，发病牛集中于6~18月龄。而老疫区发病率和病死率都很低，隐性感染牛在50%以上。

本病无明显的季节性，但冬春季节多发。

【发病机制】 一般认为病毒侵入牛的呼吸道及消化道黏膜上皮细胞进行复制，然后进入血液形成病毒血症，再经血液和淋巴管进入淋巴组织。病毒血症一般结束于中和抗体的形成。在不给初乳的犊牛试验感染中，以循环系统中的淋巴细胞坏死，继而脾脏、集合淋巴结等淋巴组织损害为特征。由于上皮细胞变性和坏死及黏膜脱落而形成黏膜糜烂也是本病的特征。

【临床症状】 自然感染的潜伏期为7~14d，根据临床症状和病程可分为急性型和慢性型，临床上多数病牛表现为隐性感染。资料表明，绝大多数发病的牛群，临床表现相对固定，而不是多种症状同时出现。

1. 急性型

常见于幼犊，成年奶牛症状轻重不一。常突然发病，初期表现为畏食，鼻、眼流出浆液黏性液体，咳嗽，呼吸急促，流涎，磨牙，精神委顿，体温升高到40~42℃，持续4~7d，同时白细胞总数减少。经过几天的体温平稳期后体温再次升高，此时病牛鼻镜糜烂、表皮剥落，舌面上皮坏死脱落，流涎增多，呼出的气体恶臭。再后发生严重的腹泻，持续或间歇发生，可达几个月之久。开始粪便稀薄如水，灰色、恶臭，混有大量的黏液和小气泡，后期带有黏液和血液。有些病牛还伴有蹄叶炎、趾间皮肤糜烂、坏死，患肢出现明显的跛行。

某些毒株可引起病牛血小板减少，而表现为黏膜、浆膜广泛性出血，粪便带血被认为是血小板减少的结果。

2. 慢性型

一般体温不高，病牛被毛粗乱、消瘦和间歇性腹泻。常见的症状是鼻镜大面积糜烂，门齿齿龈明显发红。跛行，球节部皮肤充血，蹄壳变长而弯曲，步态蹒跚。病程2~6个月，多以死亡告终。

感染牛和发病牛会发生明显的免疫功能下降，发生严重的继发感染。原因在于白细胞总数减少，特别是淋巴细胞减少。

妊娠母牛感染本病时常发生流产，或产下有先天缺陷的犊牛，最常见的缺陷是小脑发育不全，有些患犊由于白内障而失明。妊娠感染的母牛可产下临床健康的犊牛，发病后康复的牛常被作为种用。实际上这些牛是最危险的，往往造成该病在牛群的广泛传播，经久不息。

【病理变化】 主要病理变化位于消化道和淋巴组织。鼻镜口腔黏膜、齿龈、舌、软腭、硬腭以及咽部黏膜有小的不规则的浅表烂斑，尤其是食道黏膜呈现纵行的糜烂斑具有特征性。偶尔可见瘤胃黏膜有出血和糜烂，真胃黏膜炎性水肿和糜烂，小肠黏膜弥漫性发红，盲肠、结肠和直肠黏膜水肿、充血和糜烂。集合淋巴结和整个消化道淋巴结可见水肿。运动失调的新生犊牛有严重的小脑发育不全及两侧脑室积水现象。蹄部皮肤出现糜烂、溃疡和坏死。

【诊断】　在本病的流行地区，可根据其发病史、症状及病理变化（如牛群同时出现发热、腹泻、黏膜损伤和趾部损伤的典型病例）做出诊断。确诊必须进行病毒鉴定或血清学检查。病毒分离应于病牛急性发热期间采取血液、尿、鼻液或眼分泌物，剖检时采取脾、骨髓、肠系膜淋巴结等病料，人工感染易感犊牛或用乳兔来分离病毒；也可用牛胎肾、牛睾丸细胞分离病毒。血清学试验目前应用最广的是血清中和试验，试验时采取双份血清（间隔 3～4 周），滴度升高 4 倍以上者为阳性，本法可用来定性，也可用来定量。此外，还可应用补体结合试验、免疫荧光抗体技术、琼脂扩散试验及聚合酶链反应（PCR）等方法来诊断本病。

同时应注意与类似疾病进行鉴别，如牛传染性鼻气管炎、恶性卡他热、蓝舌病等。

【防制】　对于未发病牛群应加强饲养管理，减少应激的发生，加强检疫。从国外引进种牛、种羊、种猪时必须进行血清学检查，防止引入带毒牛、羊和猪。国内在进行牛只调拨或交易时，要加强检疫，防止本病的扩大或蔓延。受威胁地区和牛场应考虑使用疫苗免疫接种，但由于疫苗可造成妊娠牛和持续感染牛发病，母牛应在空怀期接种。对绝大多数牛群，推荐使用灭活疫苗。近年来，猪对本病病毒的感染率日趋上升，不但增加了猪作为本病传染来源的重要性，而且由于本病病毒与猪瘟病毒在分类上同属于瘟病毒属，有共同的抗原关系，使猪瘟的防制工作变得复杂化，因此在本病的防制计划中对猪的检疫也不容忽视。

对发病牛没有特效治疗方法，一旦发生本病，对病牛要隔离治疗或急宰。针对腹泻使用收敛剂和补液疗法可缩短恢复期，减少损失。用免疫增强剂、抗生素和磺胺类药物，可减少继发细菌感染。

二、　牛传染性鼻气管炎

牛传染性鼻气管炎（Bovine Infectious Rhinotracheitis）又称牛传染性脓疱性外阴 - 阴道炎、"坏死性鼻炎"、"红鼻病"，是由传染性牛鼻气管炎病毒引起牛的一种高度接触性传染病。该病的典型症状主要在上呼吸道，表现为化脓性鼻气管炎、结膜炎，有时有脑膜炎；生殖道感染则导致疱疹性外阴 - 阴道炎、流产和龟头 - 包皮炎、乳房炎等多种病型。

本病自 1955 年美国首次报道以来，世界许多国家和地区都相继发生和流行。1980 年，我国首次发现本病，现在一些地区的牛群中发现有血清学阳性牛的存在。

【病原】　传染性牛鼻气管炎病毒属于疱疹病毒科甲型疱疹病毒亚科单纯疱疹

病毒属的成员。病毒粒子为正二十面体立体对称，直径为 130~180nm，有囊膜，对氯仿和酸敏感。该病毒的细胞培养物经浓缩后有明显的血凝活性，能凝集小鼠、大鼠、豚鼠、仓鼠和人的红细胞。

目前，世界各地分离的 IBRV 毒株至少几十个，经血清学试验证明只有 1 个血清型。经试验证明该病与马鼻肺炎病毒、马立克病病毒和伪狂犬病病毒间有某些共同的抗原成分。

该病毒对外界环境的抵抗力较强，4℃ 条件下可存活 30d；寒冷季节，相对湿度为 90% 时可存活 30d；在温暖季节，该病毒也能存活 5~13d，−70℃ 保存的病毒可存活数年。但在 pH4.5~5.0 的溶液中不稳定，对热敏感，56℃ 条件下 21min 可灭活，对一般常用消毒药敏感。

【流行病学】该病的感染谱较窄，自然宿主是牛，并且多见于育肥牛和奶牛。肉用牛群的发病有时可高达 75%，其中 20~60 日龄的犊牛最为易感，病死率也较高。山羊和猪也能感染并产生中和性抗体。

病牛和带毒牛为本病主要传染源，病毒存在于病牛的鼻腔、气管、眼睛及流产胎儿和胎盘等组织内。感染牛可不定期排毒，通过空气、媒介物及直接接触感染。在自然状态下则主要通过飞沫、交配传染，也能经胎盘感染而引起胎儿死亡和流产。

该病多发于秋季和寒冷的冬季，在过分拥挤、密切接触时更易迅速传播。

【临床症状】本病潜伏期一般为 3~6d，有时可达 20d 以上，人工滴鼻或气管内接种时为 18~72h。根据患病动物感染器官的不同，可分为多种临床类型，其中较为多见的病型是呼吸道感染，伴有结膜炎、流产和脑膜脑炎；其次是脓疱性外阴–阴道炎或龟头–包皮炎。

1. 呼吸道型

该病型在临床上最为常见，多发生于较冷的季节。急性病例可侵害整个呼吸道，病初发高热 39.5~42℃，精神极度沉郁，拒食。鼻黏膜高度充血呈火红色，故被称为红鼻病；鼻腔黏膜有浅表溃疡，鼻孔流出多量分泌物，初期为浆液性，后期转为黏液性，最后则带有脓汁和血液；鼻窦及鼻镜内组织高度发炎呈红色；因鼻黏膜坏死，病牛呼气时常有臭味。随着病情的发展，病牛出现不同程度的呼吸困难症状，患病乳牛初期产乳量明显减少，后期完全停止，经 5~7d 可能恢复。有时可见病牛腹泻，粪便中含有血液。此外，该型病例还常伴有结膜炎，可见眼睑浮肿、结膜充血及流泪，结膜上有黄色针尖大小的颗粒。无继发感染时病程 7~9d，随后逐渐好转并恢复正常。继发感染的重型病例可能死亡，妊娠中后期的母牛流产，犊牛则出现脑膜脑炎的变化。严重流行的牛群发病率可达 75% 以上，但病死率通常在 10% 以下。

2. 生殖道感染型

生殖道感染型又称传染性脓疱性外阴阴道炎。潜伏期很短，通常为 1~3d。

一般经配种传染，母牛及公牛均可感染发病。病初精神沉郁，发热呈轻度的波浪热型，可持续数天。外阴部轻度肿胀，并有少量黏稠的分泌物附着在局部皮毛上。病牛时常举尾，排尿时有痛感。病情缓和者，外阴黏膜上出现白色小脓疱，阴道黏膜轻度充血，阴道壁上附着淡黄色渗出物。重症病例的阴门阴道发炎充血，阴道底面上有黏稠无臭的黏液性分泌物，大量小脓疱使阴户前庭及阴道壁形成广泛性灰色坏死膜，当擦掉或脱落后遗留发红的擦破表皮，阴门流出黏液线条，污染附近皮肤被毛。急性期消退时开始愈合，经 10 ~ 14d 痊愈，但阴道内渗出物可持续排出数周。孕牛很少发生流产。

公牛感染时，潜伏期 2 ~ 3d，病牛精神沉郁、食欲废绝，有时出现一过性发热，数天后可痊愈。严重病例出现波浪热型以及包皮、阴茎上形成脓疱，随即包皮肿胀，几天后脓疱破溃，留下边缘不规则的溃疡，尤其当有细菌继发感染时更加严重。病程一般为 10 ~ 14d，随后开始恢复。有时公牛呈隐性感染，可从其精液中分离出病毒。

3. 脑膜炎型

主要发生于犊牛，表现为脑炎症状，体温升高达 40℃ 以上，共济失调，精神沉郁，随后兴奋、惊厥、口吐白沫，最终倒地，角弓反张，磨牙，四肢划动。病程短促，发病率高，病死率可达 50% 以上。

4. 眼结膜炎型

由于病毒对黏膜的亲嗜性，常可引起角膜炎和结膜炎，但一般不形成溃疡。临床上多数病牛缺乏明显的全身反应，主要表现为结膜充血、水肿，表面形成灰色的颗粒状坏死膜。角膜轻度混浊，眼和鼻流浆液性或脓性的分泌物。该型有时与呼吸道感染型同时出现，很少引起死亡。

5. 流产型

一般多见于初产母牛，可在怀孕的任何时期发生，但多发生于妊娠的第 5 ~ 8 个月。流产前常无前驱症状，也无胎衣滞留现象。该型多数是由于病毒在呼吸道黏膜增殖后形成了病毒血症，经血液循环进入胎膜、胎儿所致，因此胎儿感染常为急性过程，经 7 ~ 10d 死亡。

【病理变化】特征性病变见于呼吸道感染的严重病牛，可见呼吸道黏膜高度发炎，有浅溃疡，咽喉、气管及大支气管黏膜表面被覆腐臭黏脓性渗出物。内脏器官可见化脓性肺炎、脾脏脓肿、肝脏表面和肾脏包膜下具有灰白色或灰黄色的坏死灶、第四胃黏膜发炎及溃疡和大小肠出现卡他性肠炎。生殖道感染型则可见局部黏膜表面形成小的脓疱。流产胎儿的肝、脾有局部坏死，有时皮肤水肿。

组织学检查则在呼吸道上皮细胞中见有核内包涵体。脑膜脑炎型病例可见淋巴细胞性脑膜炎和以单核细胞为主的血管套。肺脏、肾脏、肝脏、脾脏及胸腺、淋巴结等出现弥散性的坏死灶。

【诊断】根据该病在流行病学、临床症状和病理剖检等方面的特点，可进行初步的诊断。要确诊本病，必须依靠病毒分离鉴定和血清学诊断。分离病毒所用的病料，可以是发热期的鼻腔洗涤物，也可以用流产胎儿的胸腔液或胎盘子叶，通常用牛肾细胞培养物进行分离，然后用中和试验及荧光抗体鉴定病毒。近年来，也用 DNA 限制性内切酶分析和 PCR 等方法进行病原学检测。

血清学试验多用中和试验、酶联免疫吸附试验、琼脂扩散试验或间接血凝试验等方法。OIE 推荐中和试验和 ELISA 方法进行抗体的检测。据报道，应用核酸探针、PCR 技术检测潜伏的病毒取得了较好的效果。

【防制】预防本病应在加强饲养管理的基础上，加强冷冻精液检疫、管理及检疫制度，不从有病地区或国家引进牛只或其精液，必须引进时需经过隔离观察和严格的病原学或血清学检查，证明未被感染或精液未被污染方准使用。在生产过程中，应定期对牛群进行血清学监测，发现阳性感染牛应及时淘汰。

由于本病缺乏特效的药物治疗，一旦发生本病应根据当地疫情的具体情况，可采取封锁、检疫、剖杀病牛或感染牛，并结合消毒等综合性措施扑灭该病。但若本地是老疫区，则可通过隔离病牛，消毒污染牛棚，应用广谱抗生素治疗而防止细菌继发感染，再配合对症治疗等方法来促进病牛的痊愈。

疫区或受威胁牛群可对未被感染牛进行弱毒疫苗或油佐剂灭活疫苗的免疫接种。但免疫接种时应注意免疫母牛后代血清中的母源抗体有时可持续 4 个月，对主动免疫力的产生可能有干扰作用。通常犊牛在半岁时进行疫苗接种，其免疫期可达半年以上。病愈康复牛可获得坚强的免疫力。

三、 牛流行热

牛流行热（Bovine Epizootic Fever）又称暂时热或三日热，是由牛流行热病毒引起牛的一种急性热性传染病，其临床特征是突发高热，流泪，流涎，鼻漏，呼吸促迫，后躯强拘或跛行。该病多为良性经过，发病率高，病死率低，2 ~ 3d 即可恢复。流行具有明显的周期性、季节性和跳跃性。本病广泛流行于非洲、亚洲及大洋洲。我国也有本病的发生和流行，而且分布面较广。

【病原】牛流行热病毒又称牛暂时热病毒，属于弹状病毒科暂时热病毒属的成员。病毒粒子呈子弹头形或圆锥形，长 130 ~ 220nm、宽 60 ~ 70nm，含单链RNA，有囊膜，对乙醚、氯仿等敏感。牛流行热病毒具有血凝性抗原，能凝集鹅、鸽、马、仓鼠、小鼠和豚鼠的红细胞，而且能被相应的抗血清抑制。虽然该病毒具有不同的名称，但各地分离的毒株在血清学上没有差异，只有一个血清型。

本病毒可在牛肾、牛睾丸、牛胎肾细胞上繁殖，并产生细胞病变；也可在仓鼠肾原代细胞和传代细胞（BHK - 21）、猴肾传代细胞（MS）、绿猴肾传代细胞（Vero）及按蚊细胞培养物上生长并产生细胞病变。

该病毒对外界的抵抗力不强，对热敏感，56℃ 条件下 10min，37℃ 条件下

18h 灭活；pH2. 5 以下或 pH9 以上于数十分钟内使之灭活，对一般消毒药敏感。但血液中的病毒 2~4℃储存 8d 后仍有感染性；感染鼠脑悬液 4℃放置 1 个月后，毒力仍无明显下降；反复冻融对病毒也无明显的影响；－20℃以下可长期保持毒力。

【流行病学】本病主要侵害牛，其中以奶牛和黄牛最易感，水牛的感受性较低，羚羊和绵羊也感染并产生中和抗体。在发病的年龄上 3~5 岁牛多发，1~2 岁牛及 6~8 岁牛次之，犊牛及 9 岁以上牛很少发生。膘情较好的牛发病时病情较严重，母牛尤以怀孕牛的发病率略高于公牛，产奶量高的奶牛发病率明显高于低产奶牛。患病牛是该病的主要传染源，通过吸血昆虫（蚊、蠓、蝇）叮咬而传播。实验还证明该病毒能在蚊子和库蠓体内繁殖，因此该类吸血昆虫对此病具有很强的传播和扩散能力。

牛流行热的发生和流行具有明显的季节性，一般在夏末到秋初、高温炎热、多雨潮湿、蚊蠓多生的季节流行。北方地区于多见于 7~10 月份；南方可在 7 月份以前发生。该病传播能力强、传播迅速，在短期内可使很多牛发病，呈流行性或大流行性，但通常于发病初期，传播较为缓慢，发病 1 周以后才出现流行高峰；在奶牛场中，成年母牛最先发病，后为育成牛；在牛群中，该病呈跳跃式传播，同一牛场或牛棚内的牛只不一定同时发病。此外，该病的发生还具有明显周期性，3~6 年流行 1 次；在大流行的间歇期常发生较小的流行。

【临床症状】潜伏期为 2~11d，一般为 3~7d。

病牛发病突然，体温升高达 39. 5~42. 5℃，持续 2~3d。同时，可见精神沉郁，目光呆滞，反应迟钝，食欲减退，反刍停止，流泪，畏光，眼结膜充血，眼睑水肿；多数病牛鼻腔流出浆液性或黏液性鼻涕；口腔发炎、流涎、口角有泡沫。心跳和呼吸加快，呈明显的腹式呼吸，并在呼吸时发出哼哼声；病牛运动时可见四肢强拘、肌肉震颤，有的患牛四肢关节浮肿、硬、疼痛，出现跛行，常因站立困难而卧地不起。触诊病牛皮温不整，特别是角根、耳、肢端有冷感。有的病牛出现便秘或腹泻，发热期尿量减少，尿液呈暗褐色，混浊；妊娠母牛可发生流产、死胎，泌乳量下降或停止。多数病例为良性经过，病程 3~4d，很快可恢复。病死率一般不超过 1%，但部分病牛常因跛行或瘫痪而被淘汰。

【病理变化】病死牛剖检可见胸部、颈部和臀部肌肉间有出血斑点；胃肠道黏膜淤血呈暗红色，各实质器官混浊肿胀，心内膜及冠状沟脂肪有出血点；胸腔积有多量暗紫红色液体，肺充血、水肿，并有明显的肺间质气肿现象，表现为气肿肺脏的高度膨隆，压迫有捻发音，切面流出大量的暗紫红色液体，间质增宽，内有气泡和胶冻样物浸润；气管内积有多量的泡沫状黏液，黏膜呈弥漫性红色，支气管管腔内积有絮状血凝块。淋巴结充血、肿胀和出血。

【诊断】根据流行病学特点（大群发生，传播快速，有明显的季节性，发病率高、病死率低等）结合临床表现可做出初步诊断。但确诊本病还要做病原分离鉴定，或用中和试验、补体结合试验、琼脂扩散试验、免疫荧光法、酶联免疫吸附试验等进行检验。必要时采取病牛全血，用易感牛作交叉保护试验。

此外，在诊断本病时，要注意与茨城病、牛病毒性腹泻——黏膜病、牛传染性鼻气管炎、牛副流行性感冒等相区别。

【防制】根据本病的流行特点，一旦发生该病应及时采取有效的措施，即发现病牛，立即隔离，并采取严格封锁、彻底消毒的措施，杀灭场内及其周围环境中的蚊虻等吸血昆虫，防止该病的蔓延传播。定期对牛群进行疫苗的计划免疫是控制该病的重要措施之一。中国农业科学院哈尔滨兽医研究所已经研制出该病的疫苗。

本病尚无特效的治疗药物。发现病牛时，病初可根据具体情况酌用退热药及强心药；停食时间较长时可适当补充生理盐水及葡萄糖溶液。治疗过程中可适当用抗生素类药物防止并发症和继发感染；呼吸困难时应及时输氧，也可用中药辨证施治。同时，对假定健康牛群及受威胁牛群可采用高免血清进行紧急预防接种。

经验证明，在该病流行期间，早发现、早隔离、早治疗，消灭蚊蝇是减少该病传染蔓延的有效措施。自然病例恢复后，可获得 2 年以上的坚强免疫力，而人工免疫尚未达到如此效果。

四、 地方性牛白血病

地方性牛白血病（Enzootic Bovine Leukaemia）是由反转录病毒属牛白血病病毒引起成年牛的一种慢性肿瘤性疾病。该病的临床特征是淋巴样细胞持续增生形成淋巴肉瘤及进行性的恶病质和高度的致死率。牛白血病可分为由牛白血病病毒引起的地方性牛白血病和未见与病毒感染有关的散发性白血病。后者主要见于犊牛皮肤型和胸腺型淋巴瘤，通常根据病牛年龄和肿瘤发生的部位确定，多数病因尚没有确定。

此病流行的历史记载始于 1869 年，从东欧始发逐渐向德国和北欧扩展，目前已呈世界性分布。我国自 1977 年发现本病以来，有不断扩大与蔓延的趋势，给养牛业造成了严重的威胁。

【病原】本病病原为牛白血病病毒（Bovine Leukemia Virus，BLV），属于反转录病毒科丁型反录病毒属的成员。病毒粒子呈球形，直径 90～120nm，电子显微镜下具有双层膜，外层膜是囊膜，表面有纤突；内层包裹有直径为 40～90nm 高电子密度的核心，与外被膜之间界限清晰，病毒含单股 RNA，能产生反转录酶。本病毒是一种外源性反转录病毒，存在于感染动物的淋巴细胞 DNA 中。本病毒具有凝集绵羊和鼠红细胞的作用。

该病毒具有囊膜糖蛋白抗原和内部结构蛋白抗原，BLV 与其他反转录病毒的囊膜糖蛋白抗原间无交叉免疫反应。本病毒可以在牛源和羊源的原代细胞内生长并传代。将感染本病毒的细胞与牛、羊、犬、人、猴细胞共同培养时，可使后者形成合胞体。近年来，先后育成了持续感染本病毒的胎羊肾细胞系和蝙蝠肺细胞系，为病毒抗原的制备创造了有利的条件。

本病毒对外界的抵抗力低，可经巴氏消毒灭活，将细胞培养的 BLV 置于 60℃ 和 73℃ 分别处理 0.5min 和 1min 即可使其灭活。

【流行病学】本病主要发生于成年牛，尤以 4～8 岁的牛最常见，人工接种可引起绵羊发病。病牛和带毒牛是主要的传染源。该病主要通过水平传播方式从感染牛传染给健康牛，其中医源性传播对本病具有重要的作用，如普查疫病使用的采血针，治疗其他疾病或衰弱牛的输血，不更换塑料手套直接进行的直肠检查、污染牛群使用同一条件挤奶、连续的断角或打耳标等均可造成牛白血病的蔓延。感染后的牛群并不立即出现临床症状，多数为隐性感染者而成为传染源。在自然条件下，该病则主要通过吸血昆虫传播。

肿瘤期的妊娠母牛可以经胎盘将 BLV 或肿瘤细胞转移给胎儿，造成胎儿感染或肿瘤形成。感染母牛也可在分娩时将病毒经子宫传染给胎儿，或在分娩后经初乳传染给新生犊牛。感染母牛所生的胎儿在摄食初乳前约 10% 抗体阳性，而在摄食初乳后 24h 则全部转阳，并且初乳在犊牛体内的维持时间也较长，故在诊断或检疫时应在犊牛 6 月龄以后进行。

【临床症状】各种年龄牛都可感染 BLV，一般为亚临床经过，表现为淋巴细胞增多症，少数病牛演变为淋巴肉瘤，但典型的淋巴肉瘤则常见于 3 岁以上牛。

1. 典型型

随瘤体生长部位的不同，可表现为消化紊乱，神经性斜视，食欲缺乏，体虚乏力，产奶量降低。从体表和骨盆内可触摸到一侧性或对称性肿大的淋巴结，体表淋巴结常常显著肿大，触摸时能够移动；单侧肩前淋巴结肿大时可见病牛头颈向一侧偏斜；眶后淋巴结肿大则出现眼球突出等。血液中出现大量的异型淋巴细胞。牛群淘汰率增加，对其他疫病的易感性增加，容易发生乳房炎、下痢和肺炎。

2. 犊牛型

主要见于 6 个月以下的犊牛，在伴有发热的同时，全身淋巴结肿大，呼吸困难。体表淋巴结肿大通常为对称性，多见于颈浅、股前、下颌和耳后淋巴结。

3. 胸腺型

多发生于 6～24 月龄的幼牛，颈部胸腺肿大时出现明显的症状，由于肿瘤的压迫可见颈静脉怒张和静脉波动；胸部肿大时则症状不明显。

4. 皮肤型

主要发生于 2～3 岁的牛，从颈部到背腹部乃至臀部或四肢上部、颜面部等处皮肤出现荨麻疹样肿胀，肿胀部敏感，病牛拒绝触摸，局部伴有硬结、脱毛、发红和轻度的渗出，有时病灶逐渐退化。病牛生长缓慢，体重减轻，多以死亡而告终。

5. 亚临床型

无肿瘤形成，特点是淋巴细胞增生，可持续多年或终生，也可转化成典型型。

【病理变化】 EBL 病牛的剖检可见淋巴结及其他组织器官的淋巴细胞浸润，最常受侵害的器官有皱胃、右心房、脾脏、肠道、肝脏、肾脏、肺、瓣胃和子宫等。脾脏结节状肿大；心脏肌肉出现界限不明显的白色斑状病灶；肾脏表面布满大小不等的白色结节；膀胱黏膜出现肿瘤块，伴有出血、溃疡；瓣胃浆膜部出现白色实体肿瘤；空肠系膜脂肪部形成肿瘤块。犊牛肠系膜淋巴结压片可见大量的淋巴样细胞和部分幼稚淋巴样细胞并出现细胞的有丝分裂。组织学检查可见肿瘤组织的基质致密，内部主要含有淋巴细胞和成淋巴细胞。多种组织和器官内都出现肿瘤组织的浸润。

【诊断】 根据临床症状和病理变化即可诊断，如触诊肩前、股前、后淋巴结肿大，直检骨盆腔及腹腔内有肿瘤块存在，腹股沟和髂淋巴结的肿大；血液学检查可见白细胞总数增加，淋巴细胞数量增加 75% 以上，并出现成淋巴细胞（瘤细胞）；活组织检查可见成淋巴细胞和幼稚淋巴细胞；尸体剖检及组织学检查具有特征性病变等。亚临床型病例或症状不典型的病例则需要通过病原学检查或血清学试验才能确诊。目前多用琼脂扩散试验和 ELISA 法进行检测。

【防制】 本病尚无特效疗法，一般以预防为主。无本病的牛场，应严格执行检疫制度，对引进的种牛或其精液、受精卵进行认真检查，发现阳性者及时淘汰、禁止使用；阴性牛也必须隔离 3~6 月以上方能混群。加强牛场的防疫消毒制度，防止工具器械带毒传播，并要保持场内清洁卫生，消灭吸血昆虫及其滋生地。疫场每年应进行 3~4 次临床、血液和血清学检查，不断剔除阳性牛；对感染不严重的牛群，可借此净化牛群，如感染牛只较多或牛群长期处于感染状态，应采取全群扑杀的坚决措施。对检出的阳性牛，如因其他原因暂时不能扑杀时，应隔离饲养，控制利用；肉牛可在肥育后屠宰。阳性母牛可用来培养健康后代，犊牛出生后即行检疫，阴性者单独饲养，喂以健康牛乳或消毒乳，阳性牛的后代均不可留作种用。

五、 牛恶性卡他热

牛恶性卡他热（Malignant Catarrhal Fever）是由恶性卡他热病毒引起多种反刍动物如牛、水牛和鹿等的一种急性高度致死性传染病。临床上以持续性发热、全眼球炎、口鼻流出黏脓性鼻汁、伴发严重神经症状、淋巴结肿大、全身性单核细胞浸润及血管炎为特征。该病通常为散发性，对养牛业可造成一定的损失。目前本病呈世界性分布，中国有该病的报道。

【病原】 恶性卡他热病毒属疱疹病毒科，r－疱疹病毒亚科的成员，核衣壳直径为100nm，囊膜直径为140～220nm。该病毒分为两型，即狷羚疱疹病毒Ⅰ型和绵羊疱疹病毒Ⅱ型。前者的自然宿主是角马，常呈隐性感染，对牛的致病力较强，为非洲区域内的牛及世界范围内动物园多种反刍动物恶性卡他热的病原；后者则可引起绵羊的亚临床感染，是世界绝大多数地区反刍动物恶性卡他热的病原。有关抗原性方面的研究主要是在来源于角马的狷羚疱疹病毒Ⅰ型毒株中进行的，结果认为该病毒存在抗原性不同的亚型。

本病毒是疱疹病毒中最为脆弱的成员，不能抵抗冷冻和干燥，无论是低温冷冻或在冻干条件下，只能存活数天，故该病毒难以保存。但也有试验表明，用柠檬酸盐脱纤的含毒血液保存于5℃环境下可以较好地保存病毒；将适于卵黄囊培养的病毒在卵黄中于 -10℃ 保存 8 个月仍具有感染力。

【流行病学】本病的易感动物是牛（水牛、黄牛）和鹿（驼鹿、驯鹿、长颈鹿）。各种年龄和品种的牛都易感，但以 6 月龄至 4 岁牛发病较多。角马和绵羊感染不表现出任何临床症状，但因其携带病毒可引起牛及鹿的感染。因此当牛直接接触到感染角马或绵羊时，即可引起发病。本病的传染源在非洲主要是角马，在欧洲主要是绵羊。感染牛为终末宿主，不能在牛和牛之间进行传播。该病的发生主要是牛与绵羊、角马接触而感染，通过吸血昆虫传播病毒的可能性比较小。

本病一年四季均可发生，但冬季和早春多发，主要与角马分娩有关，并且与分娩角马、山羊、绵羊胎盘或胎儿接触的牛群最易发生本病。且多呈散发性，有时呈地方流行性。多数地区发病率较低，而病死率可高达 60%～90%。

【临床症状】自然感染的潜伏期长短变动很大，一般 20 周或更长，最多见的是 28～60d。人工感染犊牛通常 10～30d。根据本病的临床表现可以分为最急性型、头眼型、肠型和轻症型四种。

1. 最急性型

此型主要表现为口腔和鼻腔黏膜的剧烈炎症和出血性胃肠炎，经 1～3d 死亡。

2. 头眼型

为本病的典型症状，初期发热，体温常高达40～42℃，持续至死亡。鼻腔分泌物增多，逐渐变为黏性至脓性，末期鼻孔部形成痂皮，阻塞鼻孔而导致呼吸困难，出现张口呼吸和流涎；鼻甲部黏膜出血和坏死，口腔黏膜充血、糜烂、坏死，在口唇、齿龈、硬腭、软腭、舌等部位出现大量的浅在性溃疡；口腔内乳头坏死，部分舌乳头尖端脱落，黏膜有点状出血。眼的症状以流泪开始，逐渐形成眼炎、眼睑肿胀，角膜混浊从周边逐渐向中央发展，并且多为双侧性，也有一侧眼角膜较对侧发展迅速的情况，出现角膜混浊的牛常闭眼避光。病牛渴欲亢进和持续便秘，但也有的出现腹泻。后期病牛食欲废绝、关节肿胀、兴奋不安，个别病例出现震颤和运动失调等神经症状。该型的病程 1～2 周，几乎所有的感染牛均以死亡告终。

3. 肠型

病牛主要表现为发热、腹泻，口腔及鼻腔黏膜充血，流泪、流鼻汁，淋巴结肿大。经 4～9d 死亡。

4. 轻症型

轻症型见于由弱毒病毒所引起的实验性感染病例，自然感染牛无此型。水牛发病后，主要表现为持续高热、颌下及颈胸部皮下水肿，并出现全身性败血症的变化。发病率不高，但病死率可达 90% 以上。水牛发病与其接触山羊有关，水牛和水牛间不能直接传播。

【病理变化】 最急性死亡的病牛通常无明显的眼观病变。

肠型和头眼型：鼻黏膜充血水肿，有大量渗出液，并附有脓性分泌物。咽喉黏膜充血性肿胀和溃疡。支气管及气管黏膜充血、点状出血和溃疡，消化系统的主要症状是食道黏膜充血、糜烂形成伪膜；瘤胃、网胃和瓣胃充血，皱胃充血水肿、糜烂、有点状出血；小肠水肿发硬、浆膜有点状和线状出血及糜烂，小肠的病变向后逐渐减轻；大肠沿纵轴黏膜皱襞呈线状充血。肾脏表面有 2～4mm 的圆形白色病灶。肝略大，有粟粒大小的白色病灶。脾大。心脏外膜点状出血，心肌部分颜色变淡。膀胱充血、出血和溃疡。出现神经症状时，存在脑膜脑炎。所有病例的淋巴结出血、肿大，其体积可增大 2～10 倍，并以头、颈和腹部淋巴结最明显。

【诊断】 本病可以根据流行病学、典型临床症状及病理剖检变化做出诊断，但本病易与牛瘟、蓝舌病、牛传染性鼻气管炎、运输热、牛病毒性腹泻黏膜病、口蹄疫、牛传染性角结膜炎、丘疹性口炎及巴氏杆菌病等相似，故应进行实验室诊断确定。

1. 实验室诊断

病毒分离用的血液用 EDTA 或肝素抗凝，脾、淋巴结、甲状腺等组织应无菌采集，冷藏下迅速送检；分离的病毒可以应用荧光抗体试验进行鉴定。病理组织学检查用的肾、肝、脾、肾上腺、淋巴结等组织制成小片放入福尔马林液中固定。也可以将病料接种于家兔的腹腔或静脉，接种后可产生神经症状，并于 28d 内死亡。应用 PCR 技术对该病毒进行检测的实际意义正在确定。

2. 血清学试验

主要用于绵羊、山羊和角马等动物血清中特异性抗体的检测，对临床发病动物的检测没有实际意义。常用的方法包括病毒中和试验、间接荧光抗体法、ELISA 等。

【防制】 防制该病的主要措施是使牛、水牛、鹿不接触媒介动物角马、山羊和绵羊，特别是在媒介动物的分娩期，更应阻止相互接触。当动物园和养殖场必须引进媒介动物时，必须经血清中和试验证明其为阴性，并隔离观察一个潜伏期后才能允许其活动。

本病目前尚无有效的治疗方法。一旦发现应及时扑杀并销毁，污染的场地应用卤素类消毒药物进行彻底消毒。

六、 牛海绵状脑病

牛海绵状脑病（Bovinne Spongiform Encephalopathy，BSE）又称疯牛病，是牛的一种慢性退行性、高度致死性神经系统疾病。临床和病理特征为运动失调、感觉过敏和惊恐，死后大脑呈海绵状病理变化。BSE 于 1985 年在英国首次发现，1992—1993 年间达到最高峰，呈大规模暴发。目前，本病在英国、爱尔兰、法国、阿根廷、葡萄牙、加拿大、丹麦、德国和日本等国均有发生。

【病原】是一类无核酸具有传染性的蛋白颗粒，又称朊病毒或朊粒。它是由宿主神经元细胞表面正常的一种糖蛋白（PrP^{SC}）在翻译后发生某些修饰而形成的异常蛋白。一般认为单个朊病毒无侵袭力，而三个朊病毒蛋白结合后则具有较高的侵袭力。

该病毒对理化因素抵抗力很强。常用消毒药、醛类、醇类、非离子型去污剂及紫外线消毒无效；对强氧化剂较敏感，在 NaOH 溶液中 2h 以上、134 ~ 138℃高温 1h 可使其灭活。该病毒在感染动物体中以脑组织含量最高，其次是脊髓。

【流行病学】该病的易感动物主要是牛，其易感性与品种、性别、遗传等因素无关，多发于 3 ~ 5 岁成年牛，但奶牛比肉牛易感，杂种牛比纯种牛易感。

本病主要经消化道传播，现已清楚本病的发病原因是牛吃了被痒病病毒污染的肉骨粉，以及牛摄入了被疯牛病污染的蛋白饲料、饲料添加剂、肉骨粉等而将该病迅速传播开来。疯牛病有很强的感染性，1g 感染病牛的脑组织经口服给易感牛就可引起发病。

【临床症状】疯牛病的潜伏期长，一般为 2 ~ 8 年，平均为 4 ~ 5 年。病程多为 1 ~ 4 个月，少数长达一年，最终死亡。

病牛初期表现食欲、体温正常，但体质差，体重减轻，产奶量下降，常离群独居，不愿走动，随着中枢神经系统渐进性退行性变化的加剧，神经症状逐渐明显，主要表现为行为异常，不安，感觉或反应敏感，运动失调，易惊恐，狂暴，肌肉抽搐、震颤或痉挛，似发疯状，所以称"疯牛"。后期病牛站立困难，姿势异常，转圈，后肢麻痹，易摔倒，常因极度衰竭而死亡。

【病理变化】病尸肉眼病变不明显，组织学检查主要病变是脑组织呈海绵样外观（脑组织空泡化）。脑干灰质区神经元呈双侧对称性空泡变化，在神经网和神经元细胞中均含有数量不等的空泡，无任何炎症变化。因此认为脑组织的空泡化是疯牛病的特征性病理变化。

【诊断】根据流行病学、临床症状可作出初步诊断。确诊尚需进行病理组织学检查。此外，还可以进行免疫组织化学方法、细胞膜糖蛋白检测、酶检测法诊断。

【防制】目前该病尚无有效的治疗方法，也无疫苗，主要采取积极的预防措施。加强对动物和动物源性产品的进出口审批和检疫监管，禁止从病源国进口动物性饲料产品。特别是严格禁止以反刍动物为原料制成蛋白饲料添加剂喂牛；尽早扑杀病牛，对疑似感染牛，应进行脑组织病理学检查，尽快诊断，对尸体一律销毁。

七、 蓝舌病

蓝舌病（Blue Tongue）是由蓝舌病病毒引起反刍动物的一种急性病毒性传染病。主要发生于绵羊，其临床特征是发热，口、鼻、唇和胃黏膜的糜烂性炎症、蹄叶炎及心肌炎等变化。由于病羊，特别是羔羊长期发育不良、死亡、胎儿畸形、羊毛的破坏，造成的经济损失很大。

本病最早在 1876 年发生于南非的绵羊。1949 年后，该病在全世界 50 多个国家或地区陆续发生。1979 年我国云南省曾经发生过该病，1990 年在甘肃省又从黄牛分离出蓝舌病病毒。

【病原】蓝舌病病毒属于呼肠孤病毒科环状病毒属蓝舌病病毒亚群的成员。病毒颗粒呈圆形，二十面体对称，直径 60～69nm，有囊膜，是一种双股 RNA 病毒。现已知病毒有 24 个血清型，各型之间无交互免疫力。本病毒具有血凝素，能凝集绵羊和人 O 型红细胞，血凝抑制试验具有型特异性。

病毒对外界理化因素的抵抗力很强，可耐干燥与腐败。病毒在 50% 甘油内于室温下可存活多年，血液中的病毒经 60℃、30min 不能完全灭活，对乙醚、氯仿有抵抗力。但对 3% 氢氧化钠溶液、2% 过氧乙酸溶液很敏感，在 pH3.0 或更低时则迅速灭活。

【流行病学】几乎所有反刍动物对该病都易感，包括家养和野生，但以绵羊最易感，且不分品种、性别和年龄，尤以 1 岁左右的绵羊易感最强，吃奶的羔羊有一定的抵抗力。牛和山羊的易感性较低，多为隐性感染。患病动物和病毒携带者是本病的传染源，病毒存在于感染动物血液和各器官中，康复动物带毒时间可长达 4～5 个月。

该病主要通过吸血昆虫传播，库蠓是本病的主要传染媒介，当库蠓吸吮患病动物的带毒血液后，病毒可在虫体内繁殖并通过再次叮咬牛而使易感动物感染；此外，绵羊虱蝇也能机械传播本病。本病也可垂直传染，经胎盘感染胎儿，导致母畜的流产、死胎或胎儿先天性异常。

本病的发生具有明显的地区性和季节性，这与传染媒介的分布、活动区域及季节密切相关。本病多发生于湿热的晚春、夏季和早秋，特别多见于池塘、河流多的低洼地区及多雨季节。

【临床症状】潜伏期为 3～8d。

病初体温升高达 40.5～41.5℃，稽留 5～6d，表现畏食、精神委顿，落后于羊群。流涎、口唇水肿，蔓延到面部和耳部，甚至颈部、腹部。口腔黏膜充血，后发绀，呈青紫色。在发热几天后，口腔连同唇、齿龈、颊、舌黏膜糜烂，致使吞咽困难；随着病情的发展，在溃疡损伤部位渗出血液，唾液呈红色，口腔发臭。鼻流炎性、黏性分泌物，鼻孔周围结痂，引起呼吸困难和鼾声。有时蹄冠、蹄叶发生炎症，触之敏感，呈不同程度的跛行，甚至膝行或卧地不动。病羊消瘦、衰弱，有的便秘或腹泻，有时下痢带血，早期有白细胞减少症。病程一般为 6～14d，发病率 30%～40%，病死率 2%～3%，有时可高达 90%。耐过的经 10～15d 痊愈，6～8 周后蹄部也恢复。怀孕 4～8 周的母羊受感染时，其分娩的羔羊中约有 20% 发育缺陷，如脑积水、小脑发育不足、回沟过多等。

山羊的症状与绵羊相似，但一般比较轻微。

牛通常缺乏症状，约有 5% 的病例可显示轻微症状，其临床表现与绵羊相同。

【病理变化】 主要见于口腔、瘤胃、心、肌肉、皮肤和蹄部。口腔黏膜和舌部青紫、水肿和糜烂；皮肤有充血性斑块，继而出现局限性皮炎；蹄冠周围皮肤出现线状充血带；肌肉出血，肌纤维变性，有时肌间有浆液和胶冻样浸润；瘤胃、真胃和肠道黏膜充血，严重时有坏死或溃疡；心肌、心内外膜均有小点出血；通常脾大；肾和淋巴结轻度发炎和水肿。

【诊断】 根据本病的典型症状与病理变化，结合流行病学可作出临床初步诊断。但确诊该病还有赖于实验室检验。如病毒分离和鉴定、特异性血清学试验等。

【防制】 蓝舌病是世界性分布的动物传染病，许多国家将此列为重点检疫对象之一。为防止本病的传入，应严禁从有该病的地区和国家购买牛羊，对需引进的牛羊要严格进行检疫，阳性予以扑杀，以杜绝传染源的引入。同时加强国内疫情监测，做好冷冻精液及胚胎的管理与检疫等是控制本病传入的有效措施。有本病发生的地区，可避免在昆虫活动较多的晚间和低洼带放牧，以减少感染机会。每年在媒介昆虫库蠓活动之前做好灭虫工作，消灭传染媒介。

在流行地区可在每年发病季节前 1 个月接种疫苗；在新发病地区可用疫苗进行紧急接种。目前所用疫苗有弱毒疫苗、灭活疫苗和亚单位疫苗，以弱毒疫苗比较常用，二价或多价疫苗可产生相互干扰作用，因此二价或多价疫苗的免疫效果会受到一定影响。

本病无特异治疗方法。对病畜要精心护理，严格避免烈日风雨，给以易消化的饲料，每天用温和的消毒液冲洗口腔和蹄部。预防继发感染可用磺胺药或抗生素，有条件时病畜或分离出病毒的阳性畜应予以扑杀；血清学阳性畜，要定期复检，限制其流动，就地饲养使用，不能留作种用。

八、 梅迪－维斯纳病

梅迪－维斯纳病（Maedi－Visaa）是成年绵羊的一种不表现发热症状的接触性传染病。临床特征是经过一段漫长的潜伏期之后，表现间质性肺炎或脑膜炎。病羊衰弱、消瘦，最后死亡。

本病最早发现于南非绵羊中，以后在荷兰、美国、冰岛、法国、印度、匈牙利、加拿大等国均有本病报道。我国于 1966、1967 年，从澳大利亚、英国、新西兰进口的边区莱斯特成年羊中发现一种以呼吸道障碍为主的疾病，病羊逐渐瘦弱、衰竭死亡。

【病原】 梅迪－维斯纳病毒是两种在许多方面具有共同特性的病毒，在分类上被列入反录病毒科慢病毒属。含有单股 RNA，病毒粒子呈球形或六角形，有囊膜，核芯存在反转录酶。

本病毒对外界环境的抵抗力不强，55℃条件下 15min 可灭活，一般的消毒药能迅速将其杀死。

【流行病学】 梅迪－维斯纳主要是绵羊的一种疾病，山羊也可感染。本病发生于所有品种的绵羊，无性别的区分。本病多见于 2 岁以上的成年绵羊，一年四季均可发生。可经胎盘和乳汁而垂直传染。吸血昆虫也可能成为传播媒介。

本病多呈散发，发病率因地域而异。从世界各地分离到的病毒经鉴定都是相同的。

【临床症状】 潜伏期为 2 年或更长。

1. 梅迪（呼吸道型）

体温一般正常，听诊时在肺的背侧可闻及啰音，叩诊时在肺的腹侧发现实音。病羊常落群，不愿行走。当病情恶化时，呼吸次数在活动时达 80 ~ 120 次/min，在休息时也表现呼吸频数。病羊鼻孔扩张，头高仰，有时张口呼吸。血常规检查，发现轻度的低血红素性贫血，持续性的白细胞增多症。死亡由于缺氧和并发急性细菌肺炎。发病率因地区而异，病死率可高达 100%。

2. 维斯纳（神经型）

病羊经常落群，后肢易失足、发软。同时体重有些减轻，随后距关节不能伸直，休息时经常用跗骨后段着地。四肢麻痹并逐渐发展，带来行走困难，用力后容易疲乏。有时唇和眼睑震颤。头微微偏向一侧，然后出现偏瘫或完全麻痹。

自然和人工感染病例的病程均很长，通常为数月，有的可达数年。病程的发展有时呈波浪式，中间出现轻度缓解，但最终死亡。

【病理变化】 梅迪的病变主要见于肺和肺淋巴结。病肺体积膨大 2 ~ 4 倍，打开胸腔时肺不塌陷，各叶之间以及肺和胸壁粘连，触摸有橡皮感觉，质地坚韧，以膈叶的变化最重，心叶和尖叶次之。肺小叶间隔增宽，呈暗灰细网状花纹，在网眼中显出针尖大小暗灰色小点，肺的切面干燥。病变在膈叶外侧区发生得比较早些。

死于维斯纳的病羊，剖检时见不到特异变化。病期很长的，其后肢肌肉经常萎缩。少数病例的脑膜充血，白质的切面上会有灰黄色小斑。中枢神经的初发性显微损害是脑膜下和脑室膜下出现浸润和网状内皮系统细胞的增生。病重的羊脑、脑干、脑桥、延髓及脊髓的白质里广泛存在着损害。髓磷脂性变是继发的，通常比较轻微，轴索很完整。细胞内外的嗜苏丹产物并不常见。由胶原纤维形成的机化总是比较轻微，病部伴有广泛的由淋巴细胞、浆细胞和组织细胞构成的血管嵌边。外周神经有弥漫性淋巴细胞浸润，而髓磷脂的变化则较轻。

【诊断】2 岁以上的绵羊无体温反应，呼吸困难逐渐增重，可怀疑为本病。肺的前腹区坚实，仔细观察，肺胸膜下散有无数针尖大小的青灰色小点，这是重要的肉眼变化。在这种小点看不清楚的时候，可以用 50% ~ 98% 的醋酸涂擦于肺表面，2min 后于灰黄色背景上出现十分明显的乳白色小点，可作为一种简易的辅助诊断方法。必要时，可采取病料送检验单位做病理组织学检查、病毒分离、病毒颗粒的电镜观察及中和试验、琼脂扩散试验、补体结合试验、酶联免疫吸附试验、免疫荧光法等进行确诊。

【防制】本病目前尚无疫苗和有效的治疗方法，因此防制本病的关键在于防止健康羊接触病羊。加强进口检疫，引进种羊应来自非疫区，新进的羊必须隔离观察，经检疫确认健康时方可混群，避免与病情不明羊群共同放牧。每 6 个月对羊群做一次血清学检查。凡从临床和血清学检查发现病羊时，最彻底的办法是将感染群绵羊全部扑杀。病尸和污染物应销毁或用石灰掩埋。圈舍、饲管用具应用 2% 氢氧化钠或 4% 碳酸钠消毒。

严格隔离饲养，羔羊产出后立即与母羊分开，实行严格隔离饲养，禁止吃母乳，喂以健康羊乳或消毒乳。经过几年的检疫和效果观察，认为能培育出健康羔羊。

九、 山羊病毒性关节炎 - 脑炎

山羊病毒性关节炎 - 脑炎（Caprine Arthritis - encephalitis）是一种病毒性传染病。临床特征是成年羊为慢性多发性关节炎，间或伴发间质性肺炎或间质性乳房炎；羔羊常呈现脑脊髓炎症状。

本病分布于世界很多国家。1985 年以来，我国先后在甘肃、贵州、四川、陕西和山东等省发现本病。

【病原】山羊关节炎 - 脑炎病毒属于反录病毒科慢病毒属。病毒的形态结构和生物学特性与梅迪 - 维斯纳病毒相似，含有单股 RNA，有囊膜。病毒的主要抗原成分是囊膜蛋白 gp^{135} 和核芯蛋白 P^{30}，这两种抗原与梅迪 - 维斯纳病毒的 gp^{135}、P^{30} 抗原之间有强烈的交叉反应，因此可用梅迪 - 维斯纳病毒抗原来诊断山羊病毒性关节炎 - 脑炎。

本病毒对外界环境的抵抗力不强，56℃经10min可灭活，对多种消毒药物如甲醛、苯酚和乙醇溶液等敏感。

【流行病学】患病山羊、潜伏期隐性患羊是本病的主要传染源。感染途径以消化道为主。在自然条件下，绵羊不感染。无年龄、性别、品系间的差异，但以成年羊感染居多。水平传播至少同居放牧12个月以上；带毒公羊和健康母羊接触1~5d不引起感染。呼吸道感染和医疗器械接种传播本病的可能性不能排除。感染本病的羊只，在良好的饲养管理条件下，常不出现症状或症状不明显，只有通过血清学检查，才能发现。一旦改变饲养管理条件、环境或长途运输等应激因素的刺激，则会出现临床症状。

【临床症状】依据临床表现可分为脑脊髓炎型、关节型和间质性肺炎型三种。多为独立发生，少数有所交叉。但在剖检时，多数病例具有其中两型或三型的病理变化。

1. 脑脊髓炎型

潜伏期53~131d。主要发生于2~4月龄羔羊。有明显的季节性，80%以上的病例发生于3~8月间，显然与晚冬和春季产羔有关。病初病羊精神沉郁、跛行，进而四肢强直或共济失调。一肢或数肢麻痹、横卧不起、四肢划动，有的病例眼球震颤、惊恐、角弓反张。少数病例兼有肺炎或关节炎症状。

2. 关节炎型

发生于1岁以上的成年山羊，病程1~3年。典型症状是腕关节肿大和跛行。膝关节和跗关节也有罹患，病情逐渐加重或突然发生。透视检查，轻型病例关节周围软组织水肿；重症病例软组织坏死，纤维化或钙化，关节液呈黄色或粉红色。

3. 肺炎型

较少见。无年龄限制，病程3~6个月。患羊进行性消瘦、咳嗽、呼吸困难，胸部叩诊有浊音，听诊有湿啰音。

除上述三种病型外，哺乳母羊有时发生间质性乳房炎。

【病理变化】主要病变见于中枢神经系统，四肢关节及肺脏，其次是乳腺。

中枢神经主要发生于小脑和脊髓的灰质，在前庭核部位将小脑与延脑横断，可见一侧脑白质有一棕色区。肺脏呈间质性肺炎变化，肺轻度肿大，质地硬，呈灰色，表面散在灰白色小点，切面有大叶性或斑块状实变区。支气管淋巴结和纵隔淋巴结肿大，支气管空虚或充满浆液及黏液。关节病变为关节周围软组织肿胀波动，皮下浆液渗出。关节囊肥厚，滑膜常与关节软骨粘连。关节腔扩张，充满黄色粉红色液体，其中悬浮纤维蛋白条索或血瘀块。滑膜表面光滑，或有结节状增生物，透过滑膜可见到组织中钙化斑。乳腺有增生性结节，切面灰白色。少数病例肾表面有灰白小点。

【诊断】依据病史、病状和病理变化可对临床病例做出初步诊断，确诊需进行病原分离鉴定和血清学试验。目前广泛使用的血清学试验是琼脂扩散试验、酶联免疫吸附试验和免疫印迹试验。

【防制】本病目前尚无疫苗和有效治疗方法。防制本病主要以加强饲养管理和采取综合性防疫卫生措施为主。加强进口检疫，禁止从疫区（疫场）引进种羊；引进种羊前，应先做血清学检查，运回后隔离观察 1 年，其间再做 2 次血清学检查（间隔半年），均为阴性时方可混群。

对感染羊群采取检疫、扑杀、隔离、消毒和培育健康羔羊群等方法实行净化。羊群严格分圈饲养，一般不予调群；怀孕母羊加强饲养管理，使胎儿发育良好，羔羊产后立刻与母羊分离，用消毒过的喂奶用具喂以消毒羊奶或消毒牛奶，至 2 月龄时开始进行血清学检查，阳性者一律淘汰。羊圈除每天清扫外，每周还要消毒 1 次（包括饲管用具），羊奶一律消毒处理；在全部羊只至少连续 2 次（间隔半年）呈血清学阴性时，方可确认该羊群已经净化。

单元二　牛羊常见的细菌性传染病

羊梭状芽孢杆菌性疾病

羊梭状芽孢杆菌性疾病（Clostridiosis of Sheep）是由梭状芽孢杆菌属中的微生物所致的一类疾病，包括羊快疫、羊猝狙、羊肠毒血症、黑疫、羔羊痢疾等病。

（一）羊快疫（Braxy，Bradsot）

羊快疫是由腐败梭状芽孢杆菌引起羊的一种急性、致死性毒血症。病的特征是发病突然、病程极短、病死率高，真胃和十二指肠呈出血性、炎性损害。

【病原】本病的病原为厌气梭状芽孢杆菌属的腐败梭状芽孢杆菌。采取病羊血液或病料涂片染色镜检时，可见革兰阳性、两端钝圆的粗大杆菌，单个或两三个相连，其中一部分已形成卵圆形芽孢，位于菌体中央或偏端。本菌能产生 α、β、γ、δ 4 种毒素。α 毒素为卵磷脂酶，具有坏死、溶血和致死作用；β 毒素是一种脱氧核糖核酸酶，有杀白细胞作用；γ 毒素为透明脂酸酶；δ 毒素是一种溶血素。

常用的消毒剂能杀死腐败梭状芽孢杆菌的繁殖体，但芽孢抵抗力很强，一般消毒剂长时间作用才能杀死；20% 漂白粉、3%～5% 硫酸石炭酸合剂、1%～3% 氢氧化钠等强力消毒剂，可在短时间内杀灭。

【流行病学】绵羊最易感，也侵害山羊和鹿等，但发病较少。以 6～18 月龄、膘情好的多发。发病季节多在初春和秋末。

腐败梭状芽孢杆菌主要存在于低洼草地、熟耕地、沼泽地、污水及人畜粪便中。羊采食污染的饲料和饮水，芽孢随口进入经消化道感染。许多羊的消化道平时也有这种细菌，但不发病。当存在不良外界因素，如气候骤变、风雪交加、阴雨连绵等情况时，可使机体抵抗力减弱，诱发本病。本病多呈地方流行性，发病率一般为20%，有的高达97%，病死率达90%~100%。

【临床症状】潜伏期为12~72h。

本病常突然发生，往往未出现临床症状，就急性死亡，常见放牧时死在牧场上或早晨发现死于圈内。有的病羊离群独处、卧地、不愿走动，强迫行走时，表现虚弱，步态蹒跚，运动失调。腹部膨胀，痛感不安，排黑色稀粪。有的便秘，体温升高到41.5℃，进而病羊呼吸迫促，精神抑郁，磨牙呻吟，口流清水或白沫，逐渐陷入昏迷而死亡。

【病理变化】尸体迅速腐败膨胀，剖开有恶臭。天然孔流出血样液体，可视黏膜充血呈蓝紫色，皮下出血性胶样浸润。主要变化是真胃的出血性炎症。真胃黏膜充血和黏膜下层水肿，尤其是胃底部及幽门附近，常有大小不等的出血斑，表面发生坏死和溃疡。肠道充满气体，浆膜下出血。胸腹腔及心包腔大量积液，遇到空气就会凝固，心内外膜有出血点。肝大，土黄色，质脆，肝被膜下及深层有坏死病灶。多数胆囊肿大，有"胆胀病"之称。肺浆膜下出血。

【诊断】由于病程短，缺乏特征症状，生前诊断甚为困难，应结合流行病学特点和真胃变化等综合诊断，确诊需要进行微生物学检查。其微生物学诊断，是根据死亡羊只均有菌血症而检查心血和肝、脾等脏器中的病原菌。本菌在肝脏的检出率较其他脏器为高。由肝脏被膜做触片染色镜检，除可发现两端钝圆、单在及呈短链的细菌之外，常常还有呈无关节的长丝状者。在其他脏器组织的涂片中，有时也可发现。但并非所有病例都能发现这种特征表现。必要时可进行细菌的分离培养和实验动物（小鼠或豚鼠）感染。据报道，荧光抗体技术可用于本病的快速诊断。

【防制】由于本病病程短促，往往来不及治疗，因此，必须加强平时防疫措施。对常发地区应每年定期预防接种羊快疫-羊猝疽-羊肠毒血症三联菌苗或羊快疫-羊猝疽-羊肠毒血症-羊黑疫-羔羊痢疾五联菌苗，一律皮下或肌内注射5mL，免疫期三联苗为1年，五联苗半年。

一旦发生本病，须将病羊隔离，严禁屠宰和剥皮利用；尸体及排泄物在消毒后深埋处理。同时加强饲养管理，防止受寒感冒。被污染的棚圈、地面和用具，用20%含氯石灰或3%氢氧化钠溶液等消毒。同群其他绵羊紧急接种，并灌服0.5%的高锰酸钾溶液250mL或1%硫酸铜溶液100mL，或10%生石灰水溶液100~150mL，在短期内可显著降低发病数。严重时，可转移牧地，不在低洼潮湿的沼泽地区放牧。

（二）羊肠毒血症（Enterotoxaemia）

羊肠毒血症又称软肾病、类快疫，是由D型魏氏梭状芽孢杆菌在肠道产生毒素引起羊的急性非接触性毒血症。病的特征为突然死亡，搐搦、惊厥、麻痹、腹泻、死后肾组织多软化如泥。

【病原】魏氏梭状芽孢杆菌又称产气荚膜杆菌，是厌气性粗大杆菌，革兰阳性，单个或成短链，无鞭毛，不能运动，能形成荚膜，多在肠道或体外形成芽孢，位于菌体中央或近端。

本菌能产生强烈的外毒素，已知有 12 种之多。在传染病学中重要者为 α、β、ε、ι 四种，对动物具高度溶血、坏死和致死作用。根据毒素 - 抗毒素中和试验，本菌分为 A、B、C、D、E 五型。其中 A 型引起人和动物的气性坏疽，B 型引起羔羊痢疾，C 型引起羊猝疽和仔猪红痢，D、E 型引起肠毒血症。

一般消毒药易杀死本菌繁殖体，但芽孢抵抗力强，95℃需 2.5h 方可杀死，在土壤中可存活 4 年。

【流行病学】D 型魏氏梭状芽孢杆菌为土壤常在菌，也存在于污水中，正常情况下不引起发病。当饲料突然改变，特别是从干草改吃大量谷类或青嫩多汁和富有蛋白质的草料之后，导致羊的抵抗力下降和消化功能紊乱，本菌在肠道内大量繁殖，产大量 ε 原毒素，经胰蛋白酶的作用下转变成 ε 毒素，引起肠毒血症。因此，病羊作为传染源的意义有限。

本病具有明显的季节性和条件性，多呈散发，且绵羊发生较多，山羊较少，尤以 2 ~ 12 月龄的羊最易发病，发病的羊多为膘情较好。

【临床症状】本病的特点为突然发作，很少能见到症状。病状可分为两种类型：一类以搐搦为其特征，另一类以昏迷和静静地死去为其特征。前者在倒毙前，四肢出现强烈的划动，肌肉颤搐，眼球转动，磨牙，口水过多，随后头颈显著抽缩，往往死于 2 ~ 4h 内。后者病程不太急，其早期症状为步态不稳，以后卧倒，并有感觉过敏，流涎，上下颌 "咯咯" 作响，继以昏迷，角膜反射消失，有的病羊发生腹泻，排黄褐色水样便，通常在 3 ~ 4h 内死去。搐搦型和昏迷型在症状上的差别是由于吸收的毒素多少不一的结果。病羊体温一般不高，血、尿常规检查有血糖、尿糖升高现象。

【病理变化】病变常限于消化道、呼吸道和心血管系统。真胃含有未消化的饲料，肠道特别是小肠充血、出血，严重者整个肠段肠壁呈血红色或有溃疡；心包常扩大，内含灰黄色液体和纤维素絮块，左心室的心内外膜下有多数小点出血；肺脏出血和水肿；胸腺常发生出血；肾脏软化如泥样，一般认为是一种死后的变化。

【诊断】初步诊断可以依据本病发生的情况和病理变化，发现高血糖和糖尿也有诊断意义。但据报道，绵羊患地方性黄疸的末期，以及当绵羊食入过量尿素后，也可出现类似情况，应注意区别。确诊本病需依靠实验室检验。确诊本病根据是肠道内发现大量 D 型魏氏梭状芽孢杆菌；小肠内检出 ε 毒素；肾脏和其他实质脏器内发现 D 型魏氏梭状芽孢杆菌；尿内发现葡萄糖。

【防制】加强羊只的饲养管理，增强羊只的运动，合理搭配日粮。在牧区夏初发病时，应该少抢青，而让羊群多在青草萌发较迟的地方放牧，秋末发病时，可尽量到草黄较迟的地方放牧；在农区针对引起发病的原因，减少或暂停抢茬，少喂菜根菜叶等多汁饲料。当羊群中出现本病时，可立即搬圈，转移到高燥的地区放牧。在常发地区，每年应定期注射羊肠毒血症菌苗，羊快疫－羊猝疽－羊肠毒血症三联苗，或厌气菌七联干粉苗。本病病程短促，往往来不及治疗。羊群出现病例多时，对未发病羊只可内服 10% ~20% 石灰乳 500~1000mL 进行预防。

（三）羊猝疽（Struck）

羊猝疽是 C 型魏氏梭状芽孢杆菌引起的成年羊的一种急性非接触性传染病。病的特征为急性死亡、腹膜炎和溃疡性肠炎。

【病原】本病病原为 C 型魏氏梭状芽孢杆菌，C 型菌产 β 主要毒素和 α 次要毒素。本菌可在 10% 血琼脂培养基上进行厌氧培养。

【流行病学】本病发生于成年绵羊，以 1~2 岁绵羊发病较多。多发生于冬、春季节。常呈地方流行性。

【临床症状】病程短促，常未及见到症状即突然死亡。有时发现病羊掉群、卧地、表现不安、衰弱、痉挛、眼球突出、在数小时内死亡。

【病理变化】病变主要见于消化道和循环系统。十二指肠和空肠黏膜严重充血、糜烂，有的区段可见大小不等的溃疡。胸腔、腹腔和心包大量积液，可形成纤维素絮块。浆膜上有小点出血。死后骨骼肌出血，有气性裂孔。

【诊断】据成年绵羊突然死亡，剖检时发现糜烂性和溃疡性胃肠炎、腹膜炎、体腔和心包腔积液，可做出初步诊断。因本病常和羊快疫合并发生，剖检肌肉变化和黑腿病相似等。为确诊可采取体腔积液和脾脏进行细菌分离鉴定及从小肠内容物中检查 β 毒素。

【防制】可参照羊快疫和羊肠毒血症的防制措施进行。

（四）羊黑疫（Blackdisease）

羊黑疫又称传染性坏死性肝炎（Lnfectious Necrotic Hepatitis），是由 B 型诺维梭状芽孢杆菌引起的绵羊、山羊的一种急性高度致死性毒血症。本病以肝实质发生坏死性病灶为特征。

【病原】诺维梭状芽孢杆菌（Cl. novyi）和羊快疫、羊猝击、肠毒血症的病原一样，同属于梭状芽孢杆菌属，是革兰阳性菌。本菌严格厌氧，能形成芽孢，不产生荚膜，具有周身鞭毛，能运动。根据本菌产生的外毒素，通常分为 A、B、C 三型。A 型菌能产生 α、γ、ε、δ 四种外毒素；B 型菌产生 ε、β、η、ζ、θ 五种外毒素；C 型菌不产生外毒素，一般认为无病原学意义。

【流行病学】本菌能使 1 岁以上的绵羊感染，以 2~4 岁营养好的肥胖绵羊多发，山羊也可感染，牛偶可感染。实验动物中以豚鼠为最敏感，家兔、小鼠易感性较低。本病主要发生于低洼、潮湿地区，以春、夏季节多发，发病常与肝片吸虫的感染侵袭密切相关。本菌存在于自然界特别是土壤之中，羊采食被芽孢体污染的饲草后，芽孢由胃肠壁经目前尚未阐明的途径进入肝脏。当羊感染肝片吸虫时，肝片吸虫幼虫游走损害肝脏使其氧化-还原电位降低，存在于该处的诺维梭状芽孢杆菌芽孢即获适宜的条件，迅速生长繁殖，产生毒素，进入血液循环，引起毒血症，导致急性休克而死亡。

【临床症状】本病在临床上与羊快疫、肠毒血症等极其类似。病程十分急促，绝大多数情况未见有病而突然发生死亡。少数病例病程稍长，可拖延1~2d，但没有超过3d的。病畜掉群，不食，呼吸困难，体温41.5℃左右，呈昏睡俯卧，并保持在这种状态下毫无痛苦地突然死去。

【病理变化】病羊尸体皮下静脉显著充血，其皮肤外观呈暗黑色。胸部皮下组织经常水肿。浆膜腔有液体渗出，暴露于空气易于凝固，液体常呈黄色，但腹腔液略带血色。左心室心内膜下常出血。真胃幽门部和小肠充血和出血。肝脏充血肿胀，从表面可看到或摸到有一个到多个凝固性坏死灶，坏死灶的界限清晰，灰黄色，不整圆形，周围常为一鲜红色的充血带围绕，坏死灶直径可达2~3cm，切面成半圆形。羊黑疫肝脏的这种坏死变化是很典型的，具有一定的诊断意义。

【诊断】在肝片吸虫流行的地区发现急死或昏睡状态下死亡的病羊，剖检见特殊的肝脏坏死变化，有助于诊断。必要时可做细菌学检查和毒素检查。毒素检查可用磷脂酰胆碱酶试验，此法检出率和特异性均较高。

【防制】预防此病首先应做好肝片吸虫的感染工作。特异性免疫可用黑疫-快疫二联苗或厌气菌七联干粉苗进行预防接种。

发生本病时，应将羊群移牧于高燥地区。对病羊可用抗诺维梭状芽孢杆菌血清（每毫升含7500IU）治疗，必要时重复1次。病程稍缓的羊只，肌内注射青霉素80万~160万IU，2次/d，连用3d；或者发病早期静脉或肌内注射抗诺维梭状芽孢杆菌血清50~80mL，必要时重复用药1次。

（五）羔羊痢疾（Lambdysentery）

羔羊痢疾主要是由B型产气荚膜梭状芽孢杆菌引起初生羔羊的一种急性毒血症。以剧烈腹泻和小肠发生溃疡为其特征。本病常可使羔羊发生大批死亡，给养羊业带来重大损失。

【病原】本病病原为B型魏氏梭状芽孢杆菌。本菌广泛存在于自然界，健康羊的肠道中也有分布，主要产生β毒素，具有坏死和致死作用。其次是ε毒素。

【流行病学】本病主要危害7日龄以内的羔羊，其中又以2~3日龄的发病最多，7日龄以上的很少患病。传染途径主要是通过消化道，也可能通过脐带或创伤。当外界不良因素导致羔羊抵抗力减弱（如羊怀孕期间营养不良导致所产羔羊体质瘦弱、气候骤变、寒冷、哺乳不当等），促使消化道内细菌大量繁殖，产生毒素，从而诱发本病发生。当毒素经血液扩散到全身时，则引起毒血症。此外，细菌的代谢产物及组织分解产物，在本病发生上也有重大作用。

【临床症状】自然感染的潜伏期为 1 ~ 2d。

病羔初期精神委顿，低头拱背，不想吃奶。不久就发生腹泻，粪便恶臭，有的稠如面糊，有的稀薄如水；后期，有的还混有血液，直到成为血便。病羔逐渐虚弱，卧地不起。若不及时治疗，常在 1 ~ 2d 内死亡。有些病羔腹胀但无下痢，或仅排少量稀粪，主要表现神经症状，四肢瘫软，呼吸急促，口流血沫，最后昏迷，头向后仰，体温降至常温以下，常在数小时到十几小时内死亡。

【病理变化】尸体脱水现象严重。最显著的病理变化是在消化道。真胃内往往存在未消化的凝乳块。小肠（特别是回肠）黏膜充血发红，溃疡周围有一出血带环绕；有的肠内容物呈血色。肠系膜淋巴结肿胀充血，间或出血。心包积液，心内膜有时有出血点。肺常有充血区域或瘀斑。

【诊断】在常发地区，依据流行病学、临床症状和病理变化一般可以作出初步诊断。确诊需进行实验室检查，以鉴定病原菌及其毒素。

沙门菌、大肠杆菌和肠球菌也可引起初生羔羊下痢，应注意区别。

【防制】本病发病因素复杂，应加强初生羔羊的卫生及饲养管理，实施抓膘保暖、合理哺乳、防止动物受凉感冒。在本病流行地区，每年按免疫计划定期注射羊快疫－羊猝疽－羊肠毒血症－羔羊痢疾－羊黑疫五联疫苗；也可在羔羊出生后 12h 内，灌服土霉素 0.15 ~ 0.2g，1 次/d，连续灌服 3d，有一定的预防效果。发病时消毒隔离病羔，同时配合药物治疗，并用疫苗进行紧急接种等措施可有效地予以控制。

治疗羔痢的方法很多，各地应用效果不一，应根据当地条件和实际效果，试验选用。

一、 羊快疫及羊猝疽混合感染

根据在我国观察所见，羊快疫及羊猝疽混合感染有最急性型和急性型两种临床表现。

1. 最急性型

一般见于流行初期。病羊突然停止采食，精神委顿。四肢分开，弓腰，头向上。行走时后躯摇摆。喜伏卧，头颈向后弯曲。磨牙，不安，有腹痛表现。眼畏光流泪，结膜潮红，呼吸促迫。从口鼻流出泡沫，有时带有血色。随后呼吸愈加困难，痉挛倒地，四肢做游泳状，迅速死亡。从出现症状到死亡通常为 2 ~ 6h。

2. 急性型

一般见于流行后期。病羊食欲不振，行走不稳，排粪困难，有里急后重表现。喜卧地，牙关紧闭，易惊厥。粪团变大，色黑而软，其中杂有黏稠的炎症产物或脱落的黏膜；或排油黑色或深绿色的稀粪，有时带有血丝；一般体温不升高。从出现症状到死亡通常为 1d 左右，也有少数病例延长到数天的。发病率6% ~25%，个别羊群高达 97%；山羊发病率一般比绵羊低。病死率几乎 100%。

混合感染死亡的羊，营养多在中等以上。尸体迅速腐败，腹围迅速胀大，可视黏膜充血，血液凝固不良，口鼻等处常见有白色或血色泡沫。最急性的病例，胃黏膜皱襞水肿，增厚数倍，黏膜上有紫红斑，十二指肠充血、出血。急性病例前三胃的黏膜有自溶脱落现象，第四胃黏膜坏死脱落，黏膜水肿，有大小不一的紫红斑，甚至形成溃疡；小肠黏膜水肿、充血，结肠和直肠有条状溃疡，并有条、点状出血斑点，小肠内容物呈糊状，其中混有许多气泡，并常混有血液。肝脏多呈水煮色，混浊，肿大，质脆，被膜下常见有大小不一的出血斑，肝小叶结构模糊，多呈土黄色，有出血，胆囊胀大，胆汁浓稠呈深绿色。肾盂常储积白色尿液。大多数病例出现腹水，带血色。脾多正常，少数淤血。膀胱积尿，量多少不等，呈乳白色。部分病例胸腔有淡红润色液体。肌肉出血，肌肉结缔组织积聚血样液体和气泡。肩前、股前、尾底部等处皮下有红黄色胶样浸润，在淋巴结及其附近尤其明显。

羊快疫和羊猝疽病程急速，生前诊断比较困难。如果羊突然发病死亡，死后又发现第四胃及十二指肠等处有急性炎症，肠内容物中有许多小气泡，肝肿胀而色淡，胸腔、腹腔、心包有积水等变化时，应怀疑可能是这一类疾病。确诊需进行微生物学和毒素检查。

二、 副结核病

副结核病（Paratuberculosis）又称副结核性肠炎，是主要发生于牛的一种慢性传染病。病的显著特征是顽固性腹泻和逐渐消瘦；肠黏膜增厚并形成皱襞。本病分布广泛，一般养牛地区都可能存在。

【病原】副结核分枝杆菌为革兰阳性菌，具抗酸染色的特性，与结核杆菌相似。在组织和粪便中多排列成团或成丛。初次分离培养比较困难，所需时间也较长；培养基中加入一定量的甘油和非致病性抗酸菌的浸出液，有助于其生长。属于分枝杆菌科、分枝杆菌属。

本菌对热和消毒药品的抵抗力较强。本菌在蒸馏水中保持活力 270d，尿中7d，粪便中 246d。在厩肥和泥土中 11 个月仍有活力。在牛乳和甘油盐水中可保持 10 个月。在干燥状况下生存 47d，−14℃冻结保存 1 年以上。10% ~20%含氯石灰液、5%甲醛、5%来苏儿、3% ~5%苯酚等 10min 内致死；对 4% 的盐酸和4%氢氧化钠有一定的抵抗力。

【流行病学】副结核分枝杆菌主要引起奶牛发病，尤其是幼牛最易感染。此外，绵羊、骆驼、猪、马、驴、鹿等动物也可感染。本病的传播途径主要是采食了被污染的饲料、饮水，经消化道感染。一部分病例病菌还可随乳汁和尿排出体外。部分母牛还可通过子宫感染而传染给犊牛。

本病的传播比较缓慢，在感染初期不出现任何症状，经过 6 个月到数年的潜伏期后，由于不良因素的刺激，在牛体抵抗力降低的情况下才发病。表面上似乎呈现散发，实际上是一种地方流行性疾病。本病虽也发生于公牛，但一般多发于 2 ~ 6 岁的高产奶牛，老牛很少发生。

【临床症状】病牛体温正常，早期症状为间断性腹泻，以后变为经常性的顽固腹泻。排泄物稀薄，恶臭，带有气泡、黏液和血液凝块。起初食欲正常，精神良好，以后食欲有所减退，逐渐消瘦，眼窝下陷，精神委顿，经常躺卧。泌乳逐渐减少，最后全部停止。皮肤粗糙，被毛粗乱，下颌及垂皮可见水肿。尽管病畜消瘦，但仍有性欲。腹泻有时可暂时停止，排泄物恢复常态，体重有所增加，然后再度发生腹泻。给予多汁青饲料可加剧腹泻症状。如腹泻不止，一般经 3 ~ 4 个月因衰竭而死亡。

绵羊和山羊的症状相似。潜伏期数月至数年。病羊体重逐渐减轻。间断性或持续性腹泻，但有的病羊排泄物较软。保持食欲，体温正常或略有升高。发病数月以后，病羊消瘦、衰弱、脱毛、卧地。病的末期可并发肺炎。染疫羊群的发病率为 1% ~ 10%，多数归于死亡。

【病理变化】病畜的尸体消瘦。主要病变在消化道和肠系膜淋巴结。消化道的损害常限于空肠、回肠和结肠前段，特别是回肠。有时肠外表无大变化，但肠壁常增厚。浆膜下淋巴管和肠系膜淋巴管常肿大，呈索状。浆膜和肠系膜都有显著水肿。肠黏膜常增厚 3 ~ 20 倍，并发生硬而弯曲的皱褶，黏膜色黄白或灰黄，皱褶突起处常呈充血状态，黏膜上面常附有黏液，稠而混浊，但无结节和坏死，也无溃疡。肠腔内容物甚少。肠系膜淋巴结肿大变软，切面浸润，上有黄白色病灶，但无干酪样变。

羊的病变与牛基本相似。

【诊断】根据症状和病理变化，一般可做出初步诊断。但顽固性腹泻和消瘦现象也可见于其他疾病，如冬痢、沙门菌病、内寄生虫、肝脓肿、肾盂肾炎、创伤性网胃炎、铅中毒、营养不良等，因此，应进行实验室诊断加以区别，如细菌学诊断、变态反应诊断及血清学诊断等。

此外，还有间接血凝试验、免疫荧光抗体及对流免疫电泳等均可用来诊断本病。

【防制】因病牛往往在感染后期才出现症状，因此用药治疗已无意义。目前对本病尚无有效的免疫菌苗可以用于牛。预防本病在于加强饲养管理，特别对幼年牛更要注意给以足够的营养，以增强其抵抗力；不要从疫区引进牛只，如已引进则必须进行检查确认健康时方可混群。

对曾有过病牛的假定健康牛群，在随时做好观察、定期进行临床检查的基础上，对所有牛只，每年隔 3 个月做 1 次变态反应，变态反应阴性牛方可调出，连续 3 次检查不出现阳性的牛，可视为健康牛，对变态反应阳性和临床症状明显的排菌牛应隔离分批扑杀。

被病牛污染过的牛舍、栏杆、饲槽、用具、绳索和运动场等要用生石灰、来苏儿、氢氧化钠、漂白粉、苯酚等消毒液进行喷雾、浸泡或冲洗。粪便应堆积高温发酵后作肥料用。

三、 传染性角膜结膜炎

传染性角膜结膜炎（Keratocon Junctivitis Infecsa）又称红眼病（Pink Eye），是主要危害牛羊的一种急性传染病。临床主要以结膜炎、角膜炎，并伴有大量流泪，角膜浑浊或呈乳白色为特征。本病广泛分布于世界各国。

【病原】本病是一种多病原的疾病。已经报道的病原有牛摩勒杆菌（又称牛嗜血杆菌）、立克次体、支原体、衣原体和某些病毒。较近的研究证明，牛摩勒杆菌是牛传染性角膜结膜炎的主要病原，但需在强烈的太阳紫外光照射下才产生典型的症状。有人认为，牛传染性鼻气管炎病毒可加强牛摩勒杆菌的致病作用。

羊传染性角膜结膜炎也是一种多病原的疾病，目前一般认为主要由衣原体（鹦鹉热衣原体）引起。

【流行病学】牛、绵羊、山羊、骆驼、鹿等，不分性别和年龄，均对本病易感，但幼年动物发病较多。自然传播的途径还不十分明确，同种动物可以通过直接或密切接触而感染，蝇类或某种飞蛾可机械传递本病。引进病牛或带菌牛，是牛群暴发本病的一个常见原因。据观察，牛和羊之间一般不能交互感染。

本病主要发生于天气炎热和湿度较高的夏秋季节，其他季节发病率较低。一旦发病，传播迅速，多呈地方流行性或流行性。青年牛群的发病率可高达 60% ~ 90%。刮风、尘土等因素有利于病的传播。

【症状与病变】潜伏期一般为 3 ~ 7d。

病畜一般无全身症状，很少发热，初期患眼畏光、流泪、眼睑肿胀、疼痛，其后角膜凸起，角膜周围血管充血、舒张，结膜和瞬膜红肿，或在角膜上发生白色或灰色小点。严重者角膜增厚，并发生溃疡，形成角膜瘢痕及角膜翳。有时发生眼前房积脓或角膜破裂，晶状体可能脱落。多数病例起初一侧眼患病，后为双眼感染，病程一般为 20 ~ 30d。多数可自然痊愈，但往往招致角膜云翳、角膜白斑和失明。由于眼结膜角膜的炎症，患畜采食受到明显影响，生长发育受阻，奶牛产奶量明显下降，但发病动物很少死亡。

由衣原体致病的羊，尚可见瞬膜和结膜上形成直径为 1 ~ 10mm 的淋巴样滤泡。有的病羊发生关节炎、跛行（详见衣原体病）。

【诊断】 根据流行特点与特征性症状，不难对本病做出诊断。必要时可做微生物学检查或应用沉淀反应试验、凝集反应试验、间接血凝反应试验、补体结合反应试验及荧光抗体技术进行确诊。但应与恶性卡他热、维生素 A 缺乏及吸吮线虫引起的角膜结膜炎相区别。

【防制】 在本病常发的地区，应做好圈舍周围环境的消毒、灭虫。患过本病的动物对重复感染有一定抵抗力，这也许是成年动物发病较少的原因之一。新引进的动物在合群饲养前经局部或全身给予抗生素，可减少本病的发生。牛摩勒杆菌有许多免疫性不同的菌株，用具有菌毛和血凝性的菌株制成多价苗才有预防作用。犊牛注苗后大约经过 4 周产生免疫力。

发现病牛应立即隔离并进行治疗，彻底清除厩肥、消毒畜舍。夏秋季应注意灭蝇，畜群应避免强烈日光刺激。病畜可用 2%～4% 硼酸水洗眼，拭干后再用 3%～5% 弱蛋白银溶液滴入结合膜囊，2～3 次/d；也可滴入青霉素溶液（每 mL 含 5000IU），或涂四环素眼膏。如有角膜混浊或角膜翳时，可涂 1%～2% 黄降汞软膏。严重病例可在局部用药的同时，采用青霉素、氯霉素肌内注射可提高治愈率。

四、 牛放线菌病

放线菌病（Actinomycosis）又称大颌病、木舌症，是由多种致病性放线菌引起牛的一种非接触性的慢性传染病。临床上以头、颈、颌下和舌形成明显的肉芽肿或脓肿为特征。

【病原】 该病的病原菌较多，主要包括牛放线菌（*Actinomyces bouis*）、伊氏放线菌（*Actinomyces israelii*）。此外，林氏放线杆菌（*Actinobacillus lignieresii*）感染牛、羊时，也能引起类似的病变。

放线菌的种类繁多，但只有牛放线菌、伊氏放线菌等少数几种具有致病性。该类细菌是一种不运动、无芽孢的革兰阳性菌，在牛的组织能形成带有辐射状菌丝的颗粒性聚集物，外观似硫黄颗粒，大小如别针头呈灰色、灰黄色或微棕色，质地柔软或坚硬。

该菌对外界的抵抗力较低，一般消毒药均可迅速将其杀灭。放线菌对青霉素、链霉素、四环素、林可霉素和磺胺类等药物敏感。

【流行病学】 本病呈散发性，牛、猪、羊、马、鹿均可感染，但主要侵害于牛，尤以 2～5 岁牛多发。患病动物和带菌动物是该病的主要传染源；这种细菌一般作为正常细菌群中的一种存在于健康牛的口腔中，也可以存在于被病原体污染的饲料、土壤和饮水中，只要黏膜或皮肤上有破损，放线菌病便可以自行发生，因此，本病是内因性感染的疾病。当给牛喂饲带刺芒的饲料时，损伤口腔黏膜感染而致病。

【临床症状】 病牛常见下颌骨有界限明显、不能移动的肿胀，肿胀通常进展较慢，一般经过几个月才出现一个小而坚实的硬块。初期肿胀疼痛，后期则无痛。随着病情的发展，病牛牙齿松动，甚至脱落，吞咽和咀嚼都感到困难，常因采食困难而迅速消瘦。肿块逐渐增大，突出于皮肤表面致使局部皮肤增厚、被毛脱落，有时破溃流出黄白色的脓汁，并形成瘘管长久不愈。头、颈部组织也常发生硬结，不热不痛。舌和咽部组织变硬时称为"木舌病"，病牛流涎，咀嚼困难。乳房患病时，呈弥散性肿大或有局灶性硬结，乳汁黏稠混有脓液。该病的病程较长，病死率很低。

【病理变化】受害器官有扁豆粒至豌豆粒大小的结节样物，小结节可集聚形成大结节，最后变为脓肿；结节或脓肿内常含有乳白色或乳黄色的脓液，其中有放线菌或放线杆菌。当细菌侵入骨骼，如颌骨、鼻甲骨、腭骨等时则骨骼逐渐增大，切面状似蜂窝，其中镶有细小脓肿；也可在病变部位发现瘘管或在口腔黏膜上出现溃烂。

【诊断】牛感染时，根据临床表现和病理剖检变化不难做出初步诊断，但必须结合实验室检查的结果进行综合分析后判断。

【防制】为预防本病的发生，应避免在低洼地放牧。舍饲时最好将干草、谷糠等饲草浸后再饲喂，避免刺伤口腔黏膜，尤其是要防止皮肤、黏膜发生损伤，如有损伤应及时处理治疗，以防止该病的发生。

发生该病后应及时进行治疗，硬结可用外科手术切除，若有瘘管形成要连同瘘管彻底切除，然后用碘酊纱布填塞，1～2d 更换 1 次，伤口周围注射 10% 碘仿乙醚或 2% 碘的水溶液；内服碘化钾，成牛 5～10g/d，犊牛 2～4g/d，可连服 2～4周；重症可静脉注射 10% 碘化钠，50～100mL/d，隔日 1 次，共用 3～5 次。在用药过程中如出现皮肤发疹、脱毛、流泪、消瘦和食欲缺乏等碘中毒现象，应暂停用药 5～6d 或减少剂量；抗生素对本病也有效，常用的抗菌药物包括青霉素、红霉素、氯霉素、四环素、林可霉素等。

知识
链接

一、 以消化道症状为主的牛传染病临床鉴别诊断

以消化道症状为主的牛传染病包括牛产肠毒素性大肠杆菌病、牛沙门菌病、牛产气荚膜梭状芽孢杆菌肠毒血症、副结核病、弯曲杆菌性腹泻、牛病毒性腹泻－黏膜病、牛轮状病毒感染、牛冠状病毒感染。

牛产肠毒素性大肠杆菌病是由产肠毒素大肠杆菌引起的新生犊牛肠道传染病。以 1～2 周龄的犊牛最易感发病，真胃、小肠和直肠黏膜充血、出血等卡他

性炎症变化，肝和肾有时出血。

牛沙门菌病在犊牛多发于 30 ~ 40 日龄以后，真胃、小肠、膀胱黏膜和腹膜有出血点，脾脏充血肿大，肝和肾有时有坏死灶；在成年牛小肠和大肠见有出血性炎症病变，大肠黏膜局灶性坏死，脾大，肝脂变或有坏死灶。

牛产气荚膜梭状芽孢杆菌肠毒血症是由鼠伤寒沙门菌、纽波特沙门菌、都柏林沙门菌及肠炎沙门菌引起的人畜共患病。不分年龄均可突然发病猝死，十二指肠和空肠高度出血性肠炎变化，呈血肠样外观，肝脏褪色，并散在充血斑，心肌和脾脏有出血点。副结核病是由产气荚膜梭菌引起的急性传染病。表现顽固性腹泻，消瘦，病变常限于空肠、回肠和结肠前段，肠壁增厚，比正常增厚 3 ~ 30 倍，呈硬而弯曲的皱褶。

弯曲杆菌性腹泻是由空肠弯曲杆菌引起的人畜共患病。不分年龄均可发病，传播迅速，常于冬季发生，虽有水样腹泻，但预后良好，胃肠卡他性炎症病变。

牛病毒性腹泻－黏膜病是由牛病毒性腹泻病毒引起的接触性传染病。多数为隐性感染，仅有少数发病，但病死率很高。主要病变在整段消化道黏膜充血、出血、糜烂或溃疡等，其中食道黏膜有大小和形状不等的直线排列的糜烂为特征性病变。

牛轮状病毒感染是由轮状病毒属成员引起的急性肠道传染病。以 1 周龄以内的犊牛多发病，主要病变为小肠卡他性炎症。

牛冠状病毒感染是由冠状病毒引起牛的消化道传染病。新生犊牛和成年牛常发，排水样便，乳牛泌乳量明显减少或停止，小肠和结肠段肠绒毛萎缩，肠上皮细胞脱落或呈扁平状。

二、 以呼吸道症状为主的牛传染病临床鉴别诊断

以呼吸道症状为主的牛传染病包括牛巴氏杆菌病－肺炎型、犊牛地方流行性肺炎、牛结核病、牛流行热、牛传染性鼻气管炎、牛副流行性感冒。另外，昏睡嗜血杆菌也能引起肺炎，因此诊断上述疾病时，应予以考虑。1997 年，我国宣布在全国范围内消灭了牛传染性胸膜肺炎。

牛巴氏杆菌病－肺炎型是由多杀性巴氏杆菌引起牛的一种急性热性传染病。纤维素性大叶性胸膜肺炎病变。犊牛地方流行性肺炎为纤维素性支气管肺炎。以上两种病常互为混合感染，不易鉴别，需做病原分离和鉴定才能确诊。

牛结核病是由溶血性曼氏杆菌引起犊牛的呼吸道传染病。在肺脏、淋巴结、乳房、肠道等部位有其特征性的灰白色结核结节和干酪样坏死，因此易区别于其他呼吸道传染病。

牛流行热是由牛流行热病毒引起牛的急性热性传染病。大群发病，传播迅速，发病率高，病死率低，有明显的季节性（蚊、蠓出现季节），一过性高热（3 日热），呼吸促迫，因关节疼痛而引起跛行。

牛传染性鼻气管炎是由牛传染性鼻气管炎病毒引起牛的急性接触性传染病。主要是以发热，流鼻汁，流泪，鼻镜高度充血，呼吸困难，鼻、咽喉、气管黏膜见有坏死性纤维素性假膜，并常见糜烂和溃疡为特征的呼吸道疾病，另外还伴有结膜角膜炎和生殖道感染。

牛副流行性感冒是由副流感病毒 3 型引起牛的急性接触性呼吸道传染病。多在运输后发生呼吸道症状时，应首先怀疑为本病；另外在感染细胞胞浆和核内同时检出包涵体时，也可怀疑本病。

三、 以败血症为主的牛传染病临床鉴别诊断

以败血症为主的牛传染病包括炭疽、牛巴氏杆菌病－败血型、牛肺炎链球菌病、牛大肠杆菌败血症。

炭疽是由炭疽芽孢杆菌引起的一种人畜共患的急性、热性、败血性传染病。在临诊上突然高热发病死亡或体表上出现"炭疽痈"，濒死期天然孔流出凝固不全的血液，全身浆膜、皮下、肌间、咽喉及肾周围结缔组织有黄色胶冻样浸润，并有出血点，脾大，质脆，软化呈泥状。

牛巴氏杆菌病－败血型是由多杀性巴氏杆菌引起牛的一种急性、热性传染病。在皮下、肌肉、浆膜、黏膜均有出血点，胸腔内积有大量渗出物，脾有出血点，但不肿胀。以上两种病不分年龄均可发生。

牛肺炎链球菌病是由肺炎链球菌引起的一种急性、败血性传染病。主要发生于 3 周龄以内的新生犊牛，虽可见黏膜、浆膜、心包出血，胸腔积有渗出液，并含有血液，但脾脏充血肿大，脾髓呈黑红色，质地韧如硬橡皮，即所谓"橡皮脾"，是本病特征性病变。

牛大肠杆菌败血症是由败血症大肠杆菌引起牛的败血性传染病。发生于 2 周龄以内的新生犊牛，常突然发病死亡，缺乏特征性肉眼病变；病程稍长的病例，胸腔、腹腔及心包腔积有纤维素性渗出液。脾脏有时见有点状出血。脑膜炎时，可见脑膜充血并有小出血点。

四、 以口腔及鼻腔黏膜出现水疱糜烂或溃疡症状为主的牛传染病临床鉴别诊断

口腔及鼻腔黏膜出现水疱糜烂或溃疡的牛传染病包括茨城病、口蹄疫。另外，伴发口腔鼻腔黏膜出现糜烂或溃疡的还有牛病毒性腹泻、牛传染性鼻气管炎、恶性卡他热、牛瘟，应注意鉴别。

茨城病由茨城病病毒引起牛的一种急性、热性传染病。该病的发生与季节、地理分布、气候条件及节肢动物的传递密切相关。病牛表现为结膜充血、水肿，部分病牛口唇黏膜和鼻腔黏膜不经过水疱病变而直接发生糜烂或溃疡，病牛腿部常有疼痛性的关节肿胀。20% ~30% 的病牛呈咽喉麻痹，吞咽困难。

口蹄疫是由口蹄疫病毒引起的急性、热性高度接触性传染病。此病一年四季均可发生，常呈流行性或大流行性，并有一定的周期性，主要侵害多种偶蹄兽，患病动物的口腔和蹄部有特征性的水疱和烂斑，死后剖检可见"虎斑心"和出血性胃肠炎病变。以此初步鉴别上述传染病。

五、 以体表肉芽肿或恶性肿瘤为主的牛传染病临床鉴别诊断

以体表肉芽肿或恶性肿瘤为主的牛传染病包括放线菌病、结节性皮肤病和地方流行性牛白血病。

放线菌病又称"大颌病"，是由放线菌引起的非接触性慢性传染病。无发热等全身反应。病的特征是肉芽肿性无痛硬结几乎局限在头部和颈部，易诊断。

结节性皮肤病是由结节性皮肤病病毒引起的牛的皮肤传染病。病牛体温升高达41℃以上，并稽留1周左右，全身皮肤及呼吸道、消化道、生殖道黏膜上出现许多小结节，结节硬而突起，界限清楚，触膜有痛感，结节切面有干酪样灰白色的坏死组织。

地方流行性牛白血病是由牛白血病病毒引起牛的慢性恶性肿瘤疾病。病牛体表淋巴结显著肿大（淋巴结核牛有时体表淋巴结如肩前淋巴结和肌前淋巴结显著肿大，应注意鉴别），直肠检查内脏淋巴结明显肿大，血液学检查白细胞总数明显增高，血液涂片染色镜检可见大量成淋巴细胞。

六、 以繁殖障碍综合征为主的牛传染病临床鉴别诊断

以繁殖障碍综合征为主的牛传染病有牛布氏杆菌病、牛生殖道弯杆菌病、牛地方流行性流产、赤羽病。此外，伴发流产引起繁殖障碍性牛传染病还有成年牛沙门菌病、牛无浆体病、牛病毒性腹泻－黏膜病、牛流行热、牛传染性鼻气管炎和牛瘟等，对这些疾病也应加以区别。

牛布氏杆菌病是由布氏杆菌引起的急性或慢性人畜共患病。家畜中牛、羊、猪经常发生，还可经其传染给人和其他家畜。以生殖道和胎膜发炎，引起流产、不育和各种组织的局部病灶为主要特征。

牛生殖道弯曲杆菌病是由胎儿弯曲杆菌引起牛、羊繁殖障碍性传染病，以不育、胚胎早死及流产为特征。

牛地方流行性流产是由鹦鹉热亲衣原体引起的疾病，以母牛流产、成年公牛精囊炎等为特征。

赤羽病又称阿卡斑病，是由赤羽病病毒引起的传染病。以牛、羊的流产、早产、死胎、胎儿畸形、木乃伊胎、新生胎儿体形异常及大脑缺损为特征。

根据流行病学、症状和病理变化可做出初步鉴别诊断，确诊需做病原分离和鉴定。

七、 以消化道症状为主的羊传染病诊断

以消化道症状为主的羊传染病（梭菌性疾病）是由梭状芽孢杆菌属中的微生物所致的一类疾病，包括羊快疫、羊肠毒血症、羊猝疽、羊黑疫、羔羊痢疾。

羊快疫、羊肠毒血症、羊猝疽只根据流行病学、临床症状及病理变化很难鉴别，但这些疾病具有共同的特征，即一般无前驱症状而突然发病死亡，濒死期均有痉挛、抽搐等神经症状，胃和小肠黏膜有出血性炎症和溃疡，胸、腹腔及心包腔积液等可疑为这三种病，确诊需做病原分离鉴定，用肠内容物做毒素试验，同时用抗血清做毒素中和试验。

羊黑疫肝脏有坏死灶，其周围有充血带是本病的特征性病变。

羔羊痢疾发生于 1 周龄以内的羔羊，以腹泻和小肠出血性炎症为特征。以此区别羊快疫、羊肠毒血症和羊猝疽。羔羊痢疾应与羔羊大肠杆菌病（肠型）、羔羊沙门菌病（下痢型）加以区别。羔羊大肠杆菌病（肠型）也是 1 周龄以内的羔羊发病，根据临床症状和病理变化不易区别，但如果发病羔羊群中有化脓性纤维素性关节炎，则可疑为本病。羔羊沙门菌病（下痢型）主要发生于 4 月龄断乳前后的羔羊，真胃和肠道黏膜充血、水肿，以鉴别上述两种疾病。

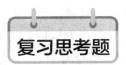

复习思考题

1. 阐述牛病毒性腹泻的流行特点、症状和病理变化，怎样进行综合防制？
2. 阐述牛流行热的流行病学的什么特点，如何进行防制？
3. 牛海绵状脑病有哪些病理变化？
4. 怎样预防羊梭状芽孢杆菌性疾病？如何进行免疫？
5. 牛放线菌病的主要症状有哪些？
6. 试述副结核的临床和剖检特点。
7. 试述牛传染性角膜结膜炎的临床表现和防制措施。

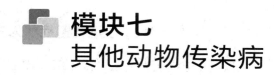

模块七
其他动物传染病

一、犬瘟热

犬瘟热（Newcastle Disease，ND）是由犬瘟热病毒引起的犬科、鼬科及一部分浣熊科动物的一种高度接触性、致死性传染病。病犬初期表现为双相热型、白细胞减少、急性鼻卡他，随后以支气管炎、卡他性肺炎、严重胃肠炎为特征。病后期可见有神经症状如痉挛、抽搐。部分病例可出现鼻部和脚垫高度角质化（硬脚垫病）。

犬瘟热已分布于全世界，是对养犬业和毛皮动物养殖业危害最大的传染病。

【病原】犬瘟热病毒（CDV）属于副黏病毒科麻疹病毒属成员，是单股不分节段的负链 RNA 病毒，病毒粒子呈圆形或多形性，直径为 150~330nm，病毒粒子中心含有螺旋形核衣壳，核衣壳内包裹有基因组 RNA。该病毒只有一个血清型。病毒存在于肝、脾、肺、脑、肾、淋巴结等多种器官和组织中。

该病毒对寒冷有较强的抵抗力，-10℃条件下存活几个月，-70℃或冻干条件下可长期存活，但病毒对热和干燥敏感，0℃以上感染力迅速丧失，这也可能是犬瘟热多流行于冬春寒冷季节的原因。病毒对可见光、紫外线、有机溶剂和碱性溶液敏感。临诊上常用3%氢氧化钠溶液、3%福尔马林、5%石炭酸作为消毒剂，有较好的杀灭作用。

【流行病学】在自然条件下，犬科和鼬科以及浣熊科的浣熊和小熊猫等均有易感性。本病不分性别、年龄和品种均可发病。以1岁内的犬多发，特别是3~6月龄的幼犬。纯种犬发病率高于土种犬。犬瘟热一年四季均可发病，但以冬春寒冷季节多发。

病犬和带毒犬是主要的传染源，其次是患有本病的其他动物和带毒动物。传播途径主要经呼吸道感染，其次为消化道感染，也可经眼结膜、口鼻腔黏膜、阴道和直肠黏膜感染。也有人提出，犬瘟热病毒还能通过胎盘垂直传播，造成流产和死胎。耐过犬可获得坚强的免疫力。仔犬可通过初乳获得母犬70%~80%的被动免疫。

本病流行常有一定的周期性，一般每隔2~3年有一次大的流行。近年来，由于养犬业发展迅猛，犬的调运交流频繁，以致犬群的免疫水平不定，发病周期已不再明显。

【临床症状】犬瘟热潜伏期为3~5d，来源于异种动物的野毒株，由于需要一段时间适应，潜伏期可拖延到30~90d。

病初精神不振，食欲下降或不食。眼、鼻流出浆性分泌物，体温升至39.5~41.0℃，持续约2d，然后消退至常温。此时病犬精神良好，食欲恢复。2~3d后体温再次升高，并持续数周，即所谓的双相型发热。此时病情加重，以呼吸道炎症为主的病犬，可见鼻镜干裂，排出脓性鼻液。眼睑肿胀，有脓性分泌物，后期可发生角膜溃疡。病犬咳嗽、打喷嚏，肺部听诊有啰音和捻发音，出现严重的肺炎症状，腹式呼吸，呼吸急促。以消化道炎症为主的病犬，病初可见眼、鼻流水样分泌物，几天后转为脓性，食欲废绝，呕吐，尿黄，排带有黏液的稀便或干粪，严重时排高粱米汤样的血便，病犬迅速脱水、消瘦。以神经症状为主的病犬，有的开始就出现神经症状，有的先表现呼吸道或消化道症状，7~10d后再呈现神经症状，轻者口唇、眼睑局部抽搐，重者表现空嚼、转圈、口吐白沫，牙关紧闭，倒地抽搐，呈癫痫样发作。此种神经性犬瘟热多预后不良。也有的病犬表现四肢、后躯麻痹、行走摇摆、共济失调，甚至出现癫痫状惊厥和昏迷等神经症状，这样的病犬常留有麻痹后遗症。还有少数病犬在下腹部或股内侧出现有水疱性或脓性皮疹，足垫肿胀、增生、角化，形成所谓的硬脚掌病。妊娠母犬感染本病可发生流产、死胎和仔犬成活率下降等现象。

【病理变化】犬瘟热病理解剖缺乏特征性变化，可见有不同程度的上呼吸道和消化道卡他性炎症．上呼吸道有黏液或脓性渗出物，肺充血、出血。胃肠黏膜肿胀、充血和出血，大肠常有过量黏液。肝脾大、淤血。胸腺萎缩并有胶冻样浸润。脑膜充血出血，脑室扩张及脑脊液增多，呈非化脓性脑膜炎变化。肾上腺皮质变性。轻度间质性附睾炎和睾丸炎。

【诊断】根据本病的流行特点、临床症状和病理变化可作出初步诊断。如传染性强，患犬年龄多在2月龄至1岁，3~6月龄幼犬最易感；呈双相热型，体温40℃以上；结膜充血，有眼分泌物，鼻流清涕或流黏性或脓性分泌物，有咳嗽、呼吸急促等支气管肺炎症状；病后期出现神经症状，如局部抽搐，后躯麻痹、转圈运动等。病程长的患犬在下腹部或股内侧出现有水疱性或脓性皮疹，足垫角质层增生即硬跖症。但确诊需进行实验室诊断，如包涵体的检查、病毒分离。

此外，也可采用中和试验、补体结合试验、荧光抗体试验、酶标抗体技术和

CDV 抗原快速检测试纸进行诊断。

【防制】本病的预防办法是定期进行免疫接种犬瘟热疫苗。免疫程序是：首次免疫时间 50 日龄进行，第二次免疫时间 80 日龄进行，第三次免疫时间 110 日龄进行。3 次免疫后，以后每年免疫 1 次，目前市场上出售的六联苗、五联苗、三联苗均可按以上程序进行免疫。

一旦发生犬瘟热，为了防止疫情蔓延，必须迅速将病犬严格隔离，病舍及环境用氢氧化钠、次氯酸钠、来苏儿等彻底消毒。严格禁止病犬和健康犬接触。对尚未发病有感染可能的假定健康犬及受疫情威胁的犬，应立即用犬瘟热高免血清进行被动免疫或用小儿麻疹疫苗做紧急预防注射，待疫情稳定后，再用犬瘟热疫苗进行免疫。在出现临诊症状之后，用大剂量的犬瘟热高免血清进行注射，可控制本病的发展。但对于犬瘟热临诊症状明显，出现神经症状的中后期，即使注射犬瘟热高免血清也很难治愈。同时做好对症治疗，如补糖、补液、退热，防止继发感染，加强饲养管理等方法，对本病有一定的治疗作用。

二、 犬传染性肝炎

犬传染性肝炎（Infectious Canine Hepatitis，ICH）是由犬传染性肝炎病毒引起的犬的一种急性、高度接触传染性败血性的传染病。临诊上以体温升高（回归热）、严重血凝不良、肝脏受损、角膜混浊等为主要特征。

【病原】犬传染性肝炎病毒又称犬腺病毒，属于腺病毒科，哺乳动物腺病毒属成员。犬的腺病毒分为 CA–Ⅰ 和 CA–Ⅱ 2 种类型。前者是引起犬传染性肝炎的病原，称为犬传染性肝炎病毒（1CHV）；后者是引起犬传染性喉气管炎的病原。但两者具有 70% 的基因亲缘关系，所以在免疫上能交叉保护。

犬传染性肝炎病毒与人的病毒性肝炎无关。该病毒对外界抵抗力较强，对氯仿和乙醚有抵抗力，污染的注射器和针头仅用酒精消毒仍可传播本病。但紫外线照射可灭活病毒，来苏儿和有机碘类消毒剂可杀灭病毒。病毒不耐高温，在 $50 \sim 60{}^{\circ}\text{C}$ 时 5min 即失去活力。常用消毒剂为苯酚、碘酊和 2% 的氢氧化钠。

【流行病学】犬和狐狸均是自然宿主，尤其是病犬及带毒犬是本病的重要传染源。该病的传播途径主要是直接接触性传染；也可发生胎内感染造成新生幼犬死亡。此外体外寄生虫也有传播本病的可能性。

本病可发生于任何季节，无年龄和品种的差异，但常见于 1 岁以内的幼犬，尤以断奶前后的仔犬发病率最高，幼犬的病死率高达 25% ~ 40%。成年犬很少出现症状，康复犬可产生坚强的免疫力。

【临床症状】自然感染犬传染性肝炎的犬潜伏期 6 ~ 9d。病程较犬瘟热短，大约在 2 周内恢复或死亡。根据临床症状和感染宿主种类可分为三种病型。

1. 犬肝炎型

病初体温高达 41℃，持续 1d，然后降至接近常温，持续 1d，接着又第 2 次体温升高，呈马鞍形体温曲线（持续 2～6d）。在此期间，血液学检查可见白细胞减少，常在 2 500 个/mm³ 以下。随后病犬食欲缺乏，饮欲增加，常见呕吐、腹泻、眼和鼻流浆液性黏液性分泌物。右腹有压痛，某些病例头颈和下腹部水肿；有的病例出现步态跟踉、过敏等神经症状，黄疸较轻。病犬凝血不良，一旦出血，往往流血不止。约有 20% 的恢复期病犬出现一眼或两眼呈现暂时性角膜混浊，甚至呈蓝白色的角膜翳，称之为"肝炎性蓝眼病"。也有由于角膜损伤造成犬永久视力障碍。

2. 犬呼吸型

病犬体温升高，呼吸加快，心跳快，节律不齐，咳嗽。流有浆性或脓性鼻液。有的病犬呕吐或排稀便。有的病犬扁桃体肿大伴有咽喉炎。

3. 狐脑炎型

发生于狐狸和黑熊等野生动物，潜伏期 6～7d。常突然发生，呈急性经过。病初发热、流鼻涕、食欲废绝、腹泻、眼球震颤。之后出现神经症状，动物过度兴奋、肌肉痉挛、共济失调，最后麻痹、昏迷死亡。有的病例有截瘫和偏瘫。几乎所有出现症状的病狐难免死亡。病程短促，2～3d 即死。本病一旦传入养狐场，可持续多年，呈缓慢流行，每年反复发生。

【病理变化】

1. 犬肝炎型

剖检见有血样腹水，肝大，色淡呈黄褐色并混有多量暗红色斑点。胆囊壁水肿、出血和肥厚。肝细胞及窦状隙内皮细胞有核内包涵体，一个细胞核内只有一个包涵体。

2. 犬呼吸型

病死犬肝炎型可见腹腔积有多量浆性或血样液体。肝大，有出血点或斑。胃肠道可见有出血。全身淋巴结肿大、出血。呼吸型病例可见肺膨大、充血，支气管淋巴结出血，扁桃体肿大、出血等变化。

3. 狐脑炎型

剖检可见心内膜、脑膜、脑脊髓膜、唾液腺、肺脏等脏器组织点状出血。脑脊髓和软脑膜呈袖套现象。在脏器的内皮细胞和肝上皮细胞中有核内包涵体。

【诊断】根据流行病学，临诊症状和病理解剖可做出初步诊断，突然发病和出血时间延长是犬传染性肝炎的暗示，确诊必须进行病毒分离鉴定和血清学诊断等特异性诊断。

本病应注意与犬瘟热进行鉴别诊断。肝炎病例易出血，且出血后凝血时间延长，而犬瘟热没有这种现象；肝炎病例解剖时有特征性的肝和胆囊病变以及腹腔中的血样渗出液，而犬瘟热无此现象；肝炎病毒感染后在感染组织中发现核内包涵体，而犬瘟热主要为胞质内包涵体；肝炎病毒人工感染能使犬、狐发病，而不能使雪貂发病，而犬瘟热极易使雪貂发病，且病死率高达 100%。

【防制】 预防本病主要依靠定期进行免疫接种和实施一般的兽医卫生措施。使用的疫苗有甲醛灭活苗和弱毒苗两类。由于本病常与犬瘟热等病毒性疫病并发，故实际工作中常将其与犬瘟热、副流感及细小病毒性肠炎等弱毒株研制成不同的弱毒联合疫苗。防止盲目由国外及外地引进犬，防止病毒传入，患病后康复的犬一定要单独饲养，最少隔离半年以上。

本病治疗无特效药物，因此一旦发病，主要采取对症治疗和加强饲养管理。初期可用传染性肝炎高免血清治疗有一定的作用；但出现明显的临诊症状时，即使使用大剂量的高免血清也很难有治疗作用。对严重贫血的病例采用输血疗法有一定的作用。对于表现肝炎病状的犬，可按急性肝炎进行治疗。对患有角膜炎的犬可用 0.5% 利多卡因和眼药水交替点眼。同时，静脉补葡萄糖及三磷腺苷、辅酶 A 对本病康复有一定作用。全身应用抗生素及磺胺类药物可防止继发感染。

三、 犬细小病毒感染

犬细小病毒感染（Canine Parvovirus Infection） 又称犬传染性肠炎，是由犬细小病毒引起的犬的一种具有高度接触性传染的烈性传染病。以剧烈呕吐、腹泻、体温升高、白细胞减少和非化脓性心肌炎为特征。多发生于幼犬，病死率为 10% ~ 50%。

【病原】 犬细小病毒，属细小病毒科细小病毒属成员。病毒粒子呈二十面体立体对称，直径 18 ~ 26nm，无囊膜，病毒的基因组为单股 DNA。CPV 与猫的泛白细胞减少症病毒（FPV）有极近的亲缘关系，抗原性也很相近，因此 FPV 疫苗具有抗本病毒感染的效能。

本病毒对各种理化因素有较强的抵抗力。病毒在室温下能存活 3 个月，60℃耐受 1h，在酸性环境 pH3 中处理 1h 后仍有感染性。但对福尔马林、氧化剂和紫外线敏感；对胰蛋白酶、乙醚、氯仿等有机溶剂不敏感。

【流行病学】 犬是本病的主要宿主，其他犬科动物如狼、狐等也可感染。犬细小病毒对犬具有高度的传染性，各种年龄、性别、品种的犬都有易感性，特别是断奶后至 3 月龄的幼犬最易感，其发病率和病死率都高于其他年龄组，往往以同窝暴发为特征。且纯种犬和外来犬比土种犬发病率高。病犬的粪便中含毒量最高。

病犬、隐性带毒犬是本病的主要传染源，主要通过直接或间接接触感染。感染后 7 ~ 14d 可经粪便向外界排毒。康复犬也可长期带毒。3 ~ 4 周龄犬感染后呈急性致死性心肌炎的为多；8 ~ 10 周龄的犬以肠炎为主。小于 4 周龄的仔犬和大于 5 岁龄的老犬发病率低，分别为 2% 和 16%。

本病一年四季均可发生，但以冬、春季多发。饲养管理条件骤变、长途运输、寒冷、拥挤等因素可促本病的发生。犬细小病毒病多为散发，在养犬比较集中的单位常呈地方流行性。

【临床症状】 自然感染的潜伏期为 7～14d。根据临诊表现可分为肠炎型和心肌炎型。

1. 肠炎型

病初表现发热（40℃以上）、精神沉郁、不食、呕吐。初期呕吐物为食物，之后为黏稠、黄绿色黏液或有血液。发病 1d 左右开始腹泻。初期粪便为黄色或灰黄色稀粪，常覆有多量黏液和伪膜，随病情发展，粪便呈咖啡色或番茄酱汁样的含血稀粪。以后排便次数增加，出现里急后重，血便带有特殊的腥臭气味。血便数小时后病犬表现严重脱水症状，眼球下陷、鼻镜干燥、皮肤弹力高度下降、体重明显减轻。对于肠道出血严重的病例，由于肠内容物腐败可造成内毒素中毒和弥散性血管内凝血，使机体休克、昏迷死亡。血象变化，病犬的白细胞数可减少 60%～90%（由正常犬的 12 000 个/mm³ 减至 4 000 个/mm³ 以下）。病程短的 4～5d，长的 1 周以上。成年犬发病一般不发热。

2. 心肌炎型

多见于 50 日龄以下的幼犬。常发病突然，数小时内死亡。病犬常发无先兆性症状的心力衰竭，脉搏快而弱，心律不齐。心电图 R 波降低，ST 波升高。有的突然呼吸困难，有的犬可见有轻度腹泻后而死亡，病死率 60%～100%。

【病理变化】

1. 肠炎型

自然死亡犬极度消瘦、脱水，腹部蜷缩，眼球下陷，可视黏膜苍白，肛门周围附有血样稀便或从肛门流出血便。主要以胃肠道广泛出血性变化，可见小肠明显出血，肠腔内含有大量血液。特别是空肠和回肠的黏膜潮红，肿胀，散布有斑点状或弥散性出血，严重时肠管外观为紫红色。淋巴结充血、出血和水肿，切面呈大理石样。在小肠黏膜上皮细胞中可见有核内包涵体。

2. 心肌炎型

可见心脏扩大，心房和心室有淤血块，心肌或心内膜有非化脓性坏死灶和出血斑纹，心肌纤维严重损伤，肺水肿，局灶性充血和出血，肺表面色彩斑驳。在病变的心肌细胞中有时可发现包涵体。

【诊断】 根据本病的流行特点、临床症状和病理变化可作出初步诊断。要确诊需进行实验室诊断。实验室检测方法有病毒分离鉴定、血凝及血凝抑制试验、荧光抗体实验、酶联免疫吸附试验、包涵体检查、PCR 技术和细小病毒核酸探针技术等。此外，CPV 抗原快速检测试纸也常用于诊断。

【防制】 严格执行兽医卫生防疫措施，做好免疫接种是预防细小病毒最有效的手段。目前细小病毒疫苗主要有灭活疫苗、弱毒疫苗、亚单位疫苗、核酸疫苗及重组疫苗，但最为常用的是细小病毒弱毒疫苗。在本病流行季节，严禁将个人养的犬带到犬集结的地方。

当犬群暴发本病后，应及时隔离，对犬舍和饲具应反复消毒，常用 2% 氢氧化钠或 10% ~20% 漂白粉等反复消毒。对轻症病例，应采取对症疗法和支持疗法（主要采用强心、补液、纠正酸中毒、止血等疗法）。为了防止继发感染，应配合注射抗生素等。早期可应用犬细小病毒高免血清进行治疗。

四、 犬冠状病毒病

犬冠状病毒病（Canine Coronavirus Disease）是由犬冠状病毒引起的一种急性肠道性传染病，以呕吐、腹泻、脱水及易复发为特征。本病病毒于 1971 年首次在美国发生腹泻军犬的粪便中电镜检出，于 1974 年首先由 Binn 在德国报告分离获得。

【病原】犬冠状病毒（Canine Coronavirus，CCV）属冠状病毒科冠状病毒属成员。病毒具有冠状病毒的一般形态特征，呈圆形或椭圆形，长径 80 ~ 120nm、宽径为 75 ~ 80nm，有囊膜，囊膜表面有花瓣状纤突，长约 20nm，冻融极易脱落，失去感染性。核衣壳呈螺旋状。病毒基因型为单股 RNA。病毒在 CsCl 中的浮密度为 1.15 ~ 1.16g/cm^3。

病毒对氯仿、乙醚、脱氧胆酸盐敏感，对热也敏感。用甲醛、紫外线能灭活。对胰蛋白酶和酸有抵抗力，病毒在粪便中能存活 6 ~ 9d。本病毒与猪传染性胃肠炎病毒、猫传染性腹泻病毒和人冠状病毒 229E 株有相关抗原，但至今犬冠状病毒似乎只有 1 个血清型。

【流行病学】本病可感染犬、貉和狐狸等犬科动物，不同品种、性别和年龄犬都可感染，但幼犬最易感，发病率几乎 100%，病死率约 50%。病犬和带毒犬是主要传染源。病毒通过直接接触和间接接触，经呼吸道和消化道传染给健康犬及其他易感动物。本病一年四季均可发生，多见于冬季。气候突变、卫生条件差、犬群密度大、断奶转舍及长途运输等可诱发本病。

【临床症状】潜伏期 1 ~ 5d，临床症状轻重不一。主要表现为呕吐和腹泻，严重病犬精神不振，呈嗜眠状，食欲减少或废绝，多数无体温变化。口渴、鼻镜干燥，呕吐，持续数天后出现腹泻。粪便呈粥样或水样，呈红色、暗褐色或黄绿色，恶臭，混有黏液或少量血液。白细胞数正常，病程 7 ~ 10d，有些病犬尤其是幼犬发病后 1 ~ 2d 内死亡，成年犬很少死亡。

【病理变化】剖检病变主要是胃肠炎。肠壁菲薄、肠管内充满白色或黄绿色、紫红色血样液体，胃肠黏膜充血、出血和脱落，胃内有黏液。其他如肠系膜淋巴结肿大，胆囊肿大。组织学检查主要见小肠绒毛变短、融合、隐窝变深，绒毛长度与隐窝深度之比发生明显变化。上皮细胞变性，细胞质中出现空泡，黏膜固有层水肿，炎性细胞浸润，上皮细胞变平，杯状细胞的内容物排空。

【诊断】根据流行病学、临床症状及剖检变化可怀疑本病，确诊则依靠实验室检查，如病毒分离鉴定。

此外，中和试验、乳胶凝集试验、ELISA 等方法也可用于诊断本病检测血清抗体。

【防制】目前本病尚无有效疫苗预防和特效疗法。预防主要是加强一般的兽医卫生防疫措施，减少各种诱因，对犬舍、用具和工作服坚持定期消毒，禁止外人参观。一旦发生本病，立即隔离病犬，并采取对症治疗，以减少病死率。隔离病犬用 0.2% ~ 1% 甲醛或 1:30 含氯石灰，彻底消毒场地。

五、 猫泛白细胞减少症

猫泛白细胞减少症（Feline Panleucopenia，FP）又称猫传染性肠炎或猫瘟热、猫瘟，是由猫细小病毒引起的猫的一种急性、高度接触性、致死性传染病。主要发生于 1 岁以内的幼猫。临诊表现为突发高热、呕吐、腹泻、高度脱水和明显的白细胞数减少，是家猫最常见的传染病。

【病原】猫泛白细胞减少症病毒（FPV）在分类学上属细小病毒科（Parvovirus）细小病毒属成员。本病病毒仅有一个血清型，与犬细小病毒（CPV）、水貂肠炎病毒（MEV）有抗原相关性。

病毒对乙醚、氯仿、胰蛋白酶、0.5% 苯酚及 pH3.0 的酸性环境具有一定抵抗力，耐热，50℃经 1h，66℃经 30min 可被灭活。低温或甘油缓冲液内能长期保持感染性。0.2% 甲醛处理 24h 即可失活，次氯酸对其有杀灭作用。

【流行病学】本病主要感染猫，但猫科其他动物（野猫、虎、豹）均可感染发病。各种年龄的猫都可感染发病，但主要发生于 1 岁以下的幼猫，尤其是 2 ~ 5 月龄的幼猫最易感。

病猫和康复带病毒猫是本病主要传染源。病毒随呕吐物、唾液、粪便和尿液排出体外，污染食物、食具、猫舍及周围环境，使易感猫接触后感染发病。本病主要经消化道和呼吸道传染。本病一年四季均可发生，但以冬末至春季多发，其中以 3 月份发病率最高，达 19.5%，病程多为 3 ~ 6d。如能耐过 7d，多能康复。病死率一般为 60% ~ 70%，最高可达 90% 以上。

【临床症状】潜伏期一般为 2 ~ 6d。

在易感猫群中，感染率高达 100%，但并非所有感染猫都出现症状。有的病猫不表现任何症状而突然死亡。但多数病猫在发病初期，表现精神委顿、食欲不振，体温高达 40℃以上，有的在 24h 内死亡；未死亡 24h 后下降到常温。2 ~ 3d 后，体温再度上升到 40℃以上，呈明显的双相热。第 2 次发热时，症状加剧，病猫高度沉郁，衰弱，伏卧，头搁于前肢，并发生顽固性剧烈性呕吐，每天呕吐数十次，是该病的主要特征。多数猫在 24 ~ 48h 内发生腹泻，排带血的水样稀粪，并迅速脱水。当病猫高温时，白细胞数可减少到 2 000 个/mm³ 以下（正常猫为 15 000 ~ 20 000 个/mm³）。一般减少到 5 000/mm³ 以下为重症，2000/mm³ 以下多预后不良。妊娠母猫感染后可发生胚胎吸收、死胎、流产、早产或产出小脑发育不全的畸形胎儿。

【病理变化】病死猫可见病尸明显脱水，主要病变在消化道。可见小肠黏膜肿胀、炎症、充血、出血，严重的呈假膜性炎症变化，特别是空肠和回肠更为显著。内容物灰黄色水样，恶臭。肠系膜淋巴结肿胀、充血、出血、坏死，肝大呈红褐色，脾出血，肺充血、出血、水肿，长骨红髓呈液状或胶冻样。

【诊断】临诊症状明显，顽固性呕吐（用止吐药无效），呕吐物黄绿色，双相体温，白细胞数明显减少，可初步诊断。确诊应进行实验室诊断，该病毒具有凝集猪红细胞的特性，可采用血凝抑制试验进行血清学诊断。

【防制】平时应搞好猫舍及其周围环境的卫生，新养的猫必须经过免疫接种，隔离观察 6d 未见异常时，方可混群饲养。病死猫和中后期病猫扑杀后均应深埋或焚烧。用 1% 甲醛溶液彻底消毒污染的料、水、用具和环境，以切断传播途径，控制疫情发展。

目前对本病尚无特效药物，也缺乏有效疗法，一般多采取综合措施。通常在病初注射大剂量猫瘟免疫血清，多可获一定疗效；同时配合对症疗法和支持疗法。

六、 猫白血病

猫白血病（Feline Leukemia，FeL）是由猫白血病病毒引起的一种猫常见的非创伤性恶性淋巴瘤性传染病。主要特征是骨髓造血器官破坏性贫血、免疫系统极度抑制和全身淋巴系统恶性肿瘤。

本病主要分为两种：一种表现为淋巴瘤、红细胞性或成髓细胞性白血病；另一种是免疫缺陷性疾病，这种疾病与前一种细胞异常增殖相反，主要以细胞损害和细胞发育障碍为主，表现胸腺萎缩、淋巴细胞减少、嗜中性粒细胞减少、骨髓红细胞发育障碍而引起贫血，免疫反应低下，易继发感染。

【病原】猫白血病病毒（FeLV）属反转录病毒科（Reteroviridae）哺乳动物C 型反转录病毒属成员。该病毒对乙醚、氯仿和胆盐等有机溶剂敏感，加热 56℃约 30min 可灭活。常用消毒剂及酸性环境 pH < 4.5 以下也可使其灭活。病毒对紫外线有一定的抵抗力。

【流行病学】本病仅发生于猫，无品种、性别、季节差异，多呈散发。4 月龄以内的幼猫易感，随着年龄的增长其易感性降低。

本病主要以水平方式传播为主。一般认为，在自然条件下，消化道比呼吸道传播更容易。此外，也可垂直传播，妊娠母猫可经子宫感染胎儿。吸血昆虫也可起到传播媒介作用。本病病程短，病死率高，约有半数的病猫在发病后 4 周死亡。

【临床症状】本病潜伏期较长，约为 2 个月，属于慢性消耗性疾病，通常表现为精神沉郁、食欲减退、体重下降、黏膜苍白等临床症状。其他临床症状随肿瘤存在部位不同而表现多种病型。常见主要症状如下。

1. 消化道淋巴瘤型

该型主要以肠道淋巴组织或肠系膜淋巴结出现 B 细胞淋巴瘤组织为特征。腹部触诊，可感觉到有不同形状的肿块，肝、肾、脾大。临诊上可见黏膜苍白、贫血、体重减轻、食欲减退，有时有呕吐、腹泻。此型约占全部病例的 30%。

2. 多发淋巴瘤型

全身多处淋巴结肿大，体表淋巴结均可触及到（颌下、肩前、膝前及腹股沟等）肿大的硬块。患猫表现消瘦、贫血、减食、精神沉郁等症状。

3. 胸腺淋巴瘤型

该型多见于青年猫。瘤细胞常具有 T 细胞特征，严重的整个胸腺组织被肿瘤组织所代替。有的波及纵隔前部和隔淋巴结，由于肿瘤形成，压迫胸腔形成胸水，进而压迫心脏及肺，可造成严重呼吸困难，使患猫张口呼吸，心力衰竭。进行 X 射线照相可见胸腔有肿物存在。临诊解剖可见猫纵膈淋巴肿瘤达 200~500g。

4. 淋巴白血病

该类型常有典型临诊症状。初期表现为骨髓细胞异常增生。由于白细胞引起脾脏红髓扩张，会导致恶性病变细胞的扩散，脾大、肝大、淋巴结轻度至中度肿大。临诊上常出现间歇热、食欲下降、机体消瘦、黏膜苍白、黏膜及皮肤上出现出血点，血液检查可见白细胞总数增多。

【病理变化】病死猫尸检时，可见鼻腔、鼻甲骨、喉和气管黏膜有弥散性出血及坏死灶。扁桃体及颈部淋巴结肿大，并有出血小点。慢性病例常有鼻窦炎病变。有的在相应脏器上可见到肿瘤。本病致病模式与 AIDS 病毒类似，均会引发免疫抑制作用，并导致肿瘤的形成及细胞病变。

【诊断】通常根据流行特点、临诊症状和剖检变化可以做出初步诊断。由于病型和症状不同，使诊断非常困难，必须借助血液检验来判断。

本病主要发生在 4 月龄以内的仔猫，随着年龄的增长其易感性降低。

本病具有非特异性的慢性消耗性消瘦、贫血、嗜眠、食欲不振，有的有咳嗽、呕吐等症状。消化型的病猫，外观无明显的症状，但腹部触诊可触摸到肿块。胸腺型病猫，肿瘤压迫食管、气管和肺，常导致呼吸困难、吞咽困难、胸腔积液等症状。

【防制】目前尚无特效药物进行治疗。现已研制出 FeLV 活疫苗，该苗可诱导产生高滴度的中和抗体及 FOCMA（猫肿瘤病毒相关细胞膜抗原）抗体，但个别猫不能抵抗野毒感染和强毒攻击。发现病猫都要扑杀，对可疑病猫应在隔离条件下进行反复检查，尽量做到尽早确诊。国外多用血清学疗法，大剂量输注正常猫的全血浆和血清，或小剂量输注含高滴度 FOC-MA 抗体血清可使患猫淋巴肉瘤完全消退。但有学者不赞成治疗，因患猫可带毒和散毒，建议施行安乐死。

七、 兔病毒性出血症

兔病毒性出血症（Rabbit Viral Hemorrhagic Disease，RHD）俗称"兔瘟"，又称兔出血症，是由兔病毒性出血症病毒引起的兔的一种急性、高度接触性传染病。特征为呼吸系统出血、肝坏死、实质脏器水肿、淤血及出血性变化。

【病原】兔病毒性出血症病毒属杯状病毒科杯状病毒属成员。病毒颗粒无囊膜，直径 25～35nm，表面有短的纤突。本病毒有 VP1、VP2 和 VP3 三条结构多肽，VP2 为主要多肽。病毒能凝集人的 O 型红细胞，不凝集马、牛、羊、犬、猪、鸡、鸭、兔、大鼠、豚鼠、棕鼠和仓鼠等动物的红细胞。凝集特性较稳定，除被抗 RHDV 血清特异性抑制外，一般在一定范围内不受温度、pH、有机溶剂及某些无机离子的影响。病毒存在于病兔所有的器官组织、体液、分泌物和排泄物中，以肝、脾、肺、肾及血液含量最高。

该病毒对氯仿和乙醚不敏感，能耐受 pH3 和 50℃40min 处理。含毒病料（如肝）保存于 −8～20℃冰箱中 560d 和室内污染环境经 135d 仍有致病性，本病毒对紫外线和干燥等不良环境的抵抗力较强。1%氢氧化钠 4h，1%～2%甲醛、1%含氯石灰 3h，2%农乐 1h 才被灭活。生石灰水和草木灰水对病毒几乎无作用。

【流行病学】本病只发生于家兔和野兔，不分品种、性别均可感染，但以长毛兔、60 日龄以上的青年兔和成年兔易感性最高。未断乳的幼兔很少发病死亡。本病常呈暴发性流行，发病率及病死率极高。病兔、带毒兔是主要的传染源，可通过呼吸道、消化道、皮肤等多种途径感染。

本病一年四季都可发生，但北方一般以冬、春寒冷季节多发，这可能与气候寒冷、饲料单一、机体抵抗力下降有关。在新疫区多呈暴发性流行。

【临床症状】自然感染的潜伏期为 2～3d，人工接种为 38～72h。根据症状分最急性、急性和慢性 3 型。最急性型和急性型多发生于青年兔和成年兔。

1. 最急性型

多发生在流行初期，无任何明显症状即突然死亡。死前多有短暂兴奋，如尖叫、挣扎、抽搐、狂奔等。有些患兔死前鼻孔流出泡沫状血液。一般在感染后 10～12h，体温升高到 41℃，稽留，经 6～8h 死亡。有的死前还在吃食，突然抽搐几下即刻死亡。

2. 急性型

多在流行中期发生。感染后 24～40h，体温升高到 41℃以上，病兔食欲减退，渴欲增加。精神委顿，被毛无光泽，迅速消瘦。死前有短期兴奋、挣扎、狂奔、咬笼架，继而前肢俯伏，后肢支起，全身颤抖，倒向一侧，四肢划动，惨叫几声而死。少数病死兔鼻孔中流出泡沫样血液。病程 1～2d。

以上两型死前肛门常松弛，肛门四周被毛、粪球附有淡黄色黏液。

3. 慢性型

多见于老疫区或流行后期，潜伏期和病程较长。病兔体温升高到41℃左右，精神委顿，食欲缺乏，喜饮冷水，被毛杂乱无光泽，最后消瘦、衰弱而死。病程2d以上，耐过者生长发育迟缓，粪便排毒至少1个月。

【病理变化】剖检可见鼻腔、喉头和气管黏膜淤血和出血。气管和支气管内有泡沫状血液。肺有不同程度充血，一侧或两侧有数量不等的粟粒至绿豆大的出血斑点。切面多汁，流红色泡沫状液体。肝火淤血、质脆，表面呈淡黄或灰白色条纹，切面粗糙，流出大量暗红色血液。胆囊胀大，充满稀薄胆汁。脾有的变化不明显，有的充血增大2~3倍。肾皮质有散在的针尖状出血点。心脏扩张淤血，少数心内外膜有出血点。胸腺肿大，常出现水肿，并有散在的针尖至粟粒大出血点。胃肠充盈，胃黏膜脱落，小肠黏膜充血、出血。怀孕母兔子宫充血、淤血和出血。多数雄性病例睾丸淤血。肠系膜淋巴结水样肿大，其他淋巴结多数充血。脑和脑膜血管淤血，松果体和脑下垂体常有血肿。此外，有些病例眼球底部常有血肿，胸腔积增多。

【诊断】在疫区根据流行病学特点、典型的临诊症状和病理变化，一般可以作出诊断。在新疫区可进行病原学检查和血清学试验确诊。

此外，间接血凝试验、琼脂扩散试验、ELISA及荧光抗体等试验对本病也有诊断价值。

【防制】目前，有效的预防措施是定期预防注射脏器组织灭活疫苗。1年免疫2次，剂量1mL/只。注射后4d即可产生高滴度的内源性干扰素，而阻止病毒复制；注苗后7~10d产生免疫力，保护力可靠。仔兔20日龄开始首次免疫。平时坚持自繁自养，认真执行兽医卫生防疫措施，定期消毒，禁止外人进入兔场，更不准商贩进兔舍购兔、剪毛。新引进的兔需要隔离饲养观察至少2周，无病时方可入群饲养。

发生疫情时，应立即封锁疫点，停止兔及兔产品交易。疫群中未病兔应紧急接种疫苗，轻病兔注射高免血清，剂量为成年兔3~4mL，仔兔及青年兔2~3mL，疗效较好。重病兔扑杀，尸体和病死兔深埋。病死兔污染的环境和用具等要彻底消毒。

八、 兔梭状芽孢杆菌性下痢

兔梭状芽孢杆菌性下痢（Clostridil Diarrhea of Rabbit）是由A型魏氏梭菌引起兔的一种以消化道为主的全身性疾病，特征为水样腹泻和脱水死亡。

【病原】A型魏氏梭状芽孢杆菌属梭状芽孢杆菌属成员，革兰阳性，有荚膜，产芽孢，一般为单个或成双存在。在羊血琼脂平板厌氧培养20~24h，菌落圆形，边缘整齐，表面光滑隆起，直径2mm，四周有双溶血圈；内圈为透明溶血，直径4~5mm；外圈较暗为α溶血，直径4~6mm。本菌为厌氧菌，接种在厌氧肉汤中 37℃ 培养，培养基很快出现一致性混浊，产生气体。

本菌在动物机体或培养基中产生强烈的外毒素。根据毒素–抗毒素中和试验，本菌主要产生 α 毒素，具有坏死、溶血和致死作用。

【流行病学】各品种的兔均有易感性，各种年龄（除未开料的乳兔外）的兔都可感染发病，但以 1~3 月龄的仔兔发病率最高，一般在冬春季节青饲料缺乏时容易发病。这与青饲料显著减少，而饲喂过多的谷类饲料有关。

【临床症状】潜伏期较短的为 2~3d，长的为 10d。

急剧腹泻是本病特征性的临诊症状。病初排灰褐色软便，随后出现水泻。粪便黄绿、黑褐或腐油色，水样或呈胶冻样，具特殊的腥臭味。病兔精神委顿、拒食、消瘦、脱水，大多于出现水泻的当天或次日死亡，少数可延至 1 周，极个别的拖至 1 个月最终死亡。发病率为 90%，病死率几乎达 100%。

【病理变化】尸体肛门附近和后肢关节下端被毛染粪，剖开腹腔可嗅到特殊臭味。胃多充满饲料，胃底黏膜脱落，常见有出血或黑色溃疡点，小肠和盲结肠充满气体。小肠卡他性炎症，管壁薄且透明。盲结肠内容物稀薄呈黑绿色，有腐败味，肠黏膜弥散性充血或出血。肝质脆，脾深褐色，膀胱积有茶色尿。

【诊断】根据流行病学特点、临诊症状和病理变化的特征，可以做出初步诊断。确诊则需做微生物学诊断或血清学试验。

【防制】平时加强兔场的饲养管理，减少应激因素，做好兽医防疫卫生工作，可以减少发病。有本病史的兔场可用 A 型魏氏梭菌甲醛氢氧化铝灭活苗，肌内注射 2 次，间隔 1 周，剂量成兔 2mL，青年兔 1.5mL，仔兔 1mL，第 2 次注苗后 1~2 周产生免疫力，免疫期 6 个月。因此预防本病每年春秋两季须预防接种 2 次。乳兔以在 15~30 日龄时每 7 天注射 1 次抗血清，剂量 5mL，断乳后立即接种疫苗。

发现病兔及早用抗血清配合抗菌药物（如抗生素、磺胺类、小檗碱等）、收敛药和补液治疗，方可收到良好的效果。

九、 兔密螺旋体病

兔密螺旋体病（Rabbtit Treponemosis）又称兔梅毒病，是由兔类梅毒密螺旋体所致的成年家兔和野兔的一种常见的慢性传染病。特征为外生殖器、肛门和颜面等部的皮肤和黏膜发生炎症、结节和溃疡。本病在世界各地兔群中都有发生，我国也很普遍。

【病原】兔类梅毒密螺旋体属螺旋体科密螺旋体属成员，在形态上和人梅毒苍白密螺旋体相似，很难区别。暗视野显微镜检查可见其呈旋转运动。病原主要存在于病兔的外生殖器官病灶中，不能在人工培养基、鸡胚和组织培养中培养。

本菌抵抗力不强，3% 来苏儿、1%~2% 氢氧化钠和 1%~2% 甲醛都可使其在短时间内失去感染性。在厌氧条件下，在 4℃ 条件下可存在 4~7d，-2℃ 可存活 24d。

【流行病学】病兔和痊愈带菌兔是主要传染源。交配是主要的传染途径，因此发病的绝大多数是成年兔。间或也可由污染的垫料、笼架和饲料传播，所以也有少数 6 月龄以内未配过种的兔发病，但其具体的传播途径尚不清楚。兔群中流行本病时，发病率较高，但几乎无死亡。

【症状与病变】潜伏期 2 ~ 10 周不等。最早的症状是见于阴茎包皮、阴囊皮肤以及阴户边缘和肛门四周红肿，继而形成小结节和溃疡，偶尔见有微细的小水疱和浆液性渗出，其上盖有紫红色、棕色痂皮。剥去痂皮，溃疡面凹陷，高低不平，边缘不整齐，易于出血。因局部疼痒，故兔多以爪搔抓或舔咬患部而引起自家接种，使感染扩散到颜面、下颌、鼻等处，但不引起内脏变化，一般无全身症状；有时腹股沟淋巴结和腘淋巴结肿大病孕兔有时流产、产弱仔兔及无乳症，一般无全身症状；间或可以见到病原侵入脊髓引发的麻痹，可自愈；康复兔无免疫力，可复发或再度感染。

【诊断】根据流行病学和临诊症状特点可以做出初步诊断。如需进一步确诊，则应采取病变部的汁液或溃疡面的渗出液，用暗视野显微镜检查，或做涂片用姬姆萨染色镜检密螺旋体。另外，免疫荧光试验、玻片沉淀试验及快速血浆反应素凝集试验等均可诊断本病。

【防制】本病目前尚无疫苗，预防主要靠加强一般的兽医卫生防疫措施。健康兔群自繁自养。新购进的种兔应严格检疫隔离饲养观察，阴性者方可合群。病场定期或配种前详细检查公母兔的外生殖器，发现病兔和疑似病兔，停止其配种，隔离饲养，治疗观察。重病兔坚决淘汰，彻底清除污染物，消毒场地和用具。

一旦发病，可用新胂凡钠明（914）40 ~ 60mg/kg（体重）以灭菌蒸馏水配成 5% 溶液静脉注射。必要时隔 2 周重复 1 次。同时配合青霉素进行治疗，效果更佳。青霉素 50 万 IU/d，分 2 次肌内注射，连用 5d。除全身治疗外，局部可涂搽碘酊甘油或青霉素油膏。

十、兔黏液瘤病

兔黏液瘤病（Rabbit Myxomatosis）是由兔黏液瘤病毒引起的一种高度接触传染性和高度致死性传染病，特征为全身皮肤尤其是面部和天然孔周围发生黏液瘤样肿胀。

【病原】兔黏液瘤病毒属痘病毒科兔痘病毒属成员。病毒粒子呈砖形，大小 280nm × 230nm × 70nm，有囊膜。兔黏液瘤病病毒为 DNA 病毒。本病毒包括几个不同毒株，具有代表性的是南美毒株和美国加州毒株。各毒株间的毒力和抗原性互有差异，这与病毒基因组大小有关。

病毒不耐 pH4.6 以下的酸性环境。对热敏感，55℃经 10min、60℃以上几分钟内灭活，但病变部皮肤中的病毒可在常温下存活几个月；如置 50% 甘油盐水中，可长期保持其活力。对乙醚敏感但能抵抗去氧胆酸盐和胰蛋白酶，这是本病毒的特有性质。

【流行病学】 本病只侵害家兔和野兔，人和其他动物无易感性。病兔和带毒兔是本病的主要传染源。本病的主要传染方式是与病兔或带毒兔的直接接触，或与其污染物的间接接触而感染。在自然界中最主要的传播方式，是通过节肢动物媒介，最常见的是蚊和蚤，病毒在媒介昆虫体内并不繁殖，仅起单纯的机械传播作用，黏液瘤病毒在蚊体内可越冬，在兔蚤体内能存活 105d 以上，在蚊体内可存活达 7 个月之久。

本病多呈季节性发生，夏秋季蚊虫大量滋生时为发病高峰季节，尤其是湿洼地域发病最多，蚊、蝇等多在夏季传播，而蚤、蜱等则可越冬传播。近年来，在一些集约化养兔业较发达的疫区，常为接触传染，无媒介昆虫参与时，一年四季都可发生。本病流行还有周期性趋向，每 8 ～ 10 年流行 1 次。

【临床症状】 潜伏期 4 ～ 11d，平均约 5d。由于病毒不同，毒株间毒力差异较大和兔的不同品种及品系间对病毒的易感性高低不同，所以本病的临诊症状比较复杂。

感染强毒力南美毒株的易感兔，3 ～ 4d 即可看到最早的肿瘤，但要第 6 ～ 7 天才出现全身性肿瘤。病兔眼睑水肿，黏脓性结膜炎和鼻漏，头部肿胀呈"狮子头"状。耳根、会阴、外生殖器和上下唇显著水肿。身体的大部分、头部和两耳，以及偶尔在腿部出现肿块。初硬而凸起，边界不清楚，进而充血，破溃流出淡黄色的浆液。病兔直到死前仍保持食欲。病程一般 8 ～ 15d，死前出现惊厥，病死率 100%。感染毒力较弱的南美毒株或澳大利亚毒株，轻度水肿，有少量鼻漏和眼垢及界限明显的结节，病死率低。

【病理变化】 特征性的病变是皮肤肿瘤（美国加利福尼亚州毒株所致的黏液瘤除外）。皮肤和皮下组织显著水肿，尤其颜面和天然孔周围的皮下组织水肿，切开病变皮肤，有黄色胶冻液体流出。液体中含有处于分裂期的黏液瘤细胞和白细胞，皮肤可见出血，胃肠浆膜和黏膜下有淤血斑点，这在加州毒株所致的黏液瘤尤为常见，心内外膜下出血，有时脾大，淋巴结水肿出血，偶尔可见肺气肿。肝可呈花斑状或含有黄色斑点。脾正常或增大，在增大的脾内有突起的脾小体，脾可见黑色软化。

【诊断】 根据本病的特征性症状和病变，结合流行病学资料不难做出诊断。但是要想确诊需要做实验室诊断。我国科学家研究证明，琼脂凝胶双向扩散试验无论用已知病毒检测病兔体内特异性抗体，或用标准阳性血清检测病毒抗原，都可在 12 ～ 24h 内判定结果，准确率极高，不仅可用于临诊诊断，更适用于口岸检疫。

【防制】 严禁从有黏液瘤病发生和流行的国家或地区进口兔及兔产品。毗邻国家发生本病流行时，应封锁国境。新引进的兔须在防昆虫动物房内隔离饲养14d，检疫合格者方可混群饲养。在发现疑似本病发生时，应向有关业务单位报告疫情，并迅速做出确诊。本病目前无特效的治疗方法，预防主要靠注射疫苗。国外使用的疫苗有 Shope 氏纤维瘤病毒疫苗，预防注射 3 周龄以上的兔，4～7d产生免疫力，免疫保护期 1 年，免疫保护率达 90% 以上。近年来，推荐使用的MSD/S 株和 MmL6005 株疫苗，都安全可靠，免疫效果更好。

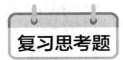

复习思考题

1. 犬瘟热有哪些临床特征？怎样防制？
2. 细小病毒感染的诊断要点有哪些？如何防制？
3. 犬病毒性肝炎的临床特征是什么？
4. 如何鉴别猫瘟和猫白血病？
5. 试述兔病毒性出血症的临床表现及防制措施。
6. 分别叙述兔梭状芽孢杆菌性下痢、兔密螺旋体病的主要特征及防制措施。
7. 简述兔黏液瘤病的临床表现。

参 考 文 献

［1］ 蔡宝祥．家畜传染病学．第四版．北京：中国农业出版社，2001

［2］ 吴清民．兽医传染病学．北京：中国农业大学出版社，2002

［3］ 朴范泽．家畜传染病学．北京：中国科学文化出版社，2004

［4］ 赵德明，张促秋，沈建忠主译．猪病学．第九版．北京：中国农业大学出版社，2008

［5］（美）塞弗主编，苏敬良，高福，索勋主译．禽病学．第十一版．北京：中国农业出版社，2005

［6］ 李金岭．禽病防制技术．北京：中国轻工业出版社，2012

［7］ 邵明东，李金岭．动物疫病与动物食品卫生．哈尔滨：东北林业大学出版社，2003

［8］ 杨慧芳．养禽与禽病防制．北京：中国农业出版社，2006

［9］ 李生涛．禽病防制．北京：中国农业出版社．2008

［10］ 张进国．牛羊病防制．北京：中国农业出版社，2006

［11］ 王宝英．禽病防制．北京：高等教育出版社，2002

［12］ 陆承平．兽医微生物学．第三版．北京：中国农业出版社，2001

［13］ 张树芳，岳文斌等．牛病防控与治疗技术．北京：中国农业出版社，2004